W0072109

Kohlhammer

Herwig Scholz
Hans Georg Zapotoczky

Manual zur mehrdimensionalen Therapie der Depression

Psychotherapeutische Selbst-Rekonstruktion
Antidepressive Standardtherapie
Ressourcenorientierte Psychoedukation

Verlag W. Kohlhammer

Pharmakologische Daten verändern sich fortlaufend durch klinische Erfahrung, pharmakologische Forschung und Änderung von Produktionsverfahren. Verlag und Autor haben große Sorgfalt darauf gelegt, dass alle in diesem Buch gemachten Angaben dem derzeitigen Wissensstand entsprechen. Eine Gewährleistung können Verlag und Autor hierfür jedoch nicht übernehmen. Daher ist jeder Benutzer angehalten, die gemachten Angaben, insbesondere in Hinsicht auf Arzneimittelnahmen, enthaltene Wirkstoffen, spezifische Anwendungsbereiche und Dosierungen anhand des Medikamentenbeipackzettels und der entsprechenden Fachinformationen zu überprüfen und in eigener Verantwortung im Bereich der Patientenversorgung zu handeln. Aufgrund der Auswahl häufig angewendeter Arzneimittel besteht kein Anspruch auf Vollständigkeit.

Die Wiedergabe von Warenbezeichnungen, Handelsnamen oder sonstigen Kennzeichen in diesem Buch berechtigt nicht zu der Annahme, dass diese von jedermann frei benutzt werden dürfen. Vielmehr kann es sich auch dann um eingetragene Warenzeichen oder sonstige gesetzlich geschützte Zeichen handeln, wenn sie nicht eigens als solche gekennzeichnet sind.

Wichtiger Hinweis: Aus Gründen des Datenschutzes sind alle persönlichen Daten und Angaben der in diesem Buch enthaltenen Fallvignetten verändert worden.

1. Auflage 2009

Alle Rechte vorbehalten
© 2009 W. Kohlhammer GmbH Stuttgart
Gesamtherstellung:
W. Kohlhammer Druckerei GmbH + Co. KG, Stuttgart
Printed in Germany

ISBN: 978-3-17-020901-5

»Es ist immer das Gleiche: Zuerst entwerten wir uns selbst,
dann übernehmen das auch die Anderen,
und wir schämen und hassen uns auch noch dafür.«

Zitat einer Patientin der Depressionsgruppe Villach, März 1998

Vorwort

Seit wir über entsprechende Beobachtungen verfügen, lassen sich in der Geschichte des Menschen zwei eindrucksvolle und entscheidende Lebensmomente aufzeigen:

Gemeint sind hier speziell Episoden von erhöhter Schaffenskraft und Expansion, abgewechselt von verminderter, bedrückter Stimmungslage und Inaktivität. Manche Menschen können von sich nur über ihre Einengung und die angstvolle Reduzierung ihrer Lebensqualitäten berichten, die sie auf ungünstige und widerwärtige Ereignisse, auf glücklose Fügungen und Gottesprüfungen zurückführen.

Andere wieder werden von Phasen unerhörter Erfolge im privaten wie beruflichen Leben getragen, die sie optimistisch stimmen und zu großen Leistungen anspornen. Es gibt auch Menschen, die zwischen diesen beiden Extremen hin- und herstürzen, kaum ein Mittelmaß ihrer Befindlichkeit, ihrer Leistungen und ihrer Ausdauer finden. Dadurch kommen sie oft gar nicht mehr mit sich zurecht und verlieren die Lust am Leben. So bietet sich ein breites Spektrum an Möglichkeiten an, mit welcher Stimmung der Einzelne vielen Gegebenheiten im Leben begegnen kann. Daraus ergibt sich eine Vielfalt von Reaktionen, die in einer kontinuierlichen Folge von kurzer Beeinträchtigung bis zu massiven Störungen führen kann. Wie könnte man auf eine wissenschaftlich orientierte Weise zu einer Einteilung, zu einer Erklärung, zu therapeutisch hilfreichen Ansätzen gelangen?

In diesem Buch werden Ansatzpunkte angeboten, die der wissenschaftlichen Orientierung Geleit in künftige Bahnen geben können. Dabei wird nicht ein einzelnes System, wie ein biochemischer Ablauf oder bestimmte tiefenpsychologische Instanzen, ins Zentrum gestellt. Das Anliegen der Autoren richtet sich auf den Menschen in seiner Gesamtheit. Er ist Träger aller Teilbereiche, muss sie miteinander koordinieren und steuern und wenn notwendig, einzelne hervorheben oder bei Defiziten kompensieren. Seiner Innenwelt steht die Außenwelt gegenüber. Das muss er berücksichtigen und in seinem Gesamtplan umsetzen. Diese entscheidende Beziehung zwischen einem Organismus und seinen jeweiligen Lebensbedürfnissen hat schon Darwin (1964) als »Passung« bezeichnet. Heute werden Gen-Umwelt-Interaktionen genannt, die auf modularen Konzepten beruhen. Der Mensch tritt aber als Ganzes in Erscheinung – und als solcher muss er auch akzeptiert werden.

Die Ganzheit des Menschen kommt auch in seiner inneren Organisation und Strukturierung zur Geltung. Alles, was auf ihn zukommt, von außen wie von innen, wird in entsprechenden biologischen Vorgängen dokumentiert. Beispiele dafür sind Veränderungen in Gedächtnisleistung und Merkfähigkeit.

Die Stressforschung hat besonders deutlich gezeigt, wie sehr unser Metabolismus durch Einwirken von Umwelteinflüssen individuell geprägt werden kann: Jedes Ereignis, das auf uns zukommt, hat eine Reaktion unseres Stoffwechsels zur

Folge. Nach unserem heutigen Wissensstand können Erfahrungen, Erlebnisse und emotionale Begebenheiten auch genetische Veränderungen provozieren. Sogar die Hirnstrukturen, die Anordnung und die Verschaltung von Ganglienzellen, unterliegen dem Einfluss von Umweltreizen, wie Hubel und Wiesel schon 1977 gezeigt haben.

Die hier vorliegende Arbeit geht vom Verständnis eines Menschen aus, der ständig durch Lernprozesse und Erfahrungen bis hin zur Beeinflussung seiner genetischen Strukturen ganzheitlich verändert wird.

Mit Braun und Bogati (2001) kann heute von einer erfahrungsgesteuerten neuronalen Plastizität gesprochen werden. Lernprozesse wirken sich auf die synaptische Vielfalt des Gehirns aus, die sich somit aktivitätsabhängig erweist.

Lässt sich der Mensch, auch wenn er krank ist, noch immer nach kategorialen Gesichtspunkten erfassen? Gerade im Befindlichkeitsbereich, in den abwechslungsreichsten Gefühlsqualitäten, wird man wahrscheinlich mit dimensionalen Betrachtungsweisen näher an den Menschen herankommen und ihm mehr gerecht werden können.

Die Ursachen dafür liegen in den Unterschieden der genetischen Ausstattung ebenso wie in der verschiedenen Aufnahme von Umweltereignissen, ferner in Lernprozessen und kognitiven Interpretationen. Allmählich entwickelt sich aus dem Zusammenwirken dieser Faktoren eine Einheit, die für den einzelnen Menschen zwar charakteristisch ist, aber immer noch veränderbar sein kann.

Der Mensch stellt somit ein permanent offenes System dar. Andernfalls wären therapeutische Methoden – biogenetisch oder psychogenetisch, die auf dieselbe Hirnstruktur zurückgeführt werden können – auch gar nicht wirksam. Auch das Therapeutische unterliegt dem »Mehr oder Weniger« bei verschiedenen Menschen.

Werden bei der Diagnose »Depression« dimensionale Betrachtungsweisen stärker berücksichtigt, stellt sich ein neues Problem dar, nämlich der Zeitpunkt der Beurteilung. Es geht bei diesem diagnostischen Vorgehen ja nicht um eine Momentaufnahme des Patienten. Wir sind in einem dynamischen Prozess eingebunden, der unter Umständen ständig verändert wird:

Durch die Anlagen und Eigenschaften des Patienten*, die sich in unterschiedlichen Lebensphasen auch verändert zeigen.

Durch Ereignisse, die sich aus der Umwelt unvorhergesehen, geplant oder beabsichtigt einstellen.

Durch Strategien, über die der Betroffene noch immer – oder immer wieder – verfügen kann.

So kann sich das klinische Bild Depression verändern, wenngleich auch die Sichtweise der »fotografischen Treue« (Matussek et al. 1965) im rezidivierenden Verlauf der Erkrankung immer wieder beobachtet werden kann.

Das klinische Zustandsbild einer Depression kann so vielfältig sein, dass sie zunächst gar nicht immer erkannt wird. Dazu trägt auch die Tendenz des depressiven Patienten bei, seine Erkrankung sich selbst nicht zugeben zu wollen. Die Annahme dieser Störung als eine Krankheit ist der erste Schritt zu einer möglichen Therapie.

---

* Aufgrund der besseren Lesbarkeit wird der Einfachheit halber nur die männliche Form verwendet. Die weibliche Form ist selbstverständlich immer mit eingeschlossen.

Der therapeutische Ansatz nimmt einen breiten Raum ein. Nur mit großer Umsicht und unter Berücksichtigung großer persönlicher Einwände wird dabei die psychotherapeutische Ausgangsposition umrissen. Der Patient findet sich in seiner Situation demoralisiert, abgewertet und ausgestoßen. Das wird hier eindrücklich geschildert, um deutlich zu machen, wie vorsichtig dem niedergeschlagenen, sich wertlos empfindenden Menschen begegnet werden muss. Psychotherapie – heute von vielen (allzu vielen?) Schulen vertreten – ist in Gefahr, immer mehr in Erstarrung oder Konzeptlosigkeit zu geraten.

Das Wort, das wir Therapeuten an den Menschen richten, der bei uns Hilfe sucht, muss besser abgewogen werden. Denn an dem Wort, das zwischen uns fließt, entscheidet sich alles. Daran sollten wir immer denken.

Der Therapeut als Wortbedächtiger, als einer, der Worte auch verschweigen kann, jedenfalls ein Wortgewandter, Wortverständiger, Wortverwalter.

In der Therapie muss deshalb alles berücksichtigt und eingesetzt werden, was nicht nur die typischen Symptome der Depression – unter anderem Schlafstörungen, Antriebsschwäche, Angst, Absinken des Selbstwertgefühls – beheben kann. Als Therapeuten müssen wir Prozesse in Gang setzen, welche die Basis und damit das »Unterfutter des Lebens« darstellen, obwohl sie vom einzelnen Patienten gar nicht richtig wahrgenommen und auch nicht als Bereicherung angenommen werden.

Das setzt natürlich voraus, auf die Lebensgeschichte des Patienten intensiv einzugehen. Nicht nur die Krankheitssymptome sind wichtiger Bestandteil der Anamnese, genauso bedeutsam für die effektive Behandlung sind Selbstwertgefühl, Fähigkeiten, Vorlieben und Schwächen des Patienten.

Gefordert wird wiederum die Gesamterfassung des an Depressionen leidenden Menschen. Kein Detail seiner Person darf man unberücksichtigt lassen. Der Therapeut muss seine schöpferischen und produktiven Ansätze erkennen, aber auch auf die dunklen Stellen seiner Persönlichkeit eingehen. Der depressive Mensch muss in die Lage gebracht werden, sich wieder zurechtrücken zu können.

Welche Wege der Hilfestellungen, welche Überlegungen und therapeutische Haltungen dazu beitragen können, soll in unserem Buch erörtert werden. Es ist der Reflexion praktisch tätiger Psychiater und Psychologen entsprungen und will auf konkrete Bedürfnisse von an Depressionen leidenden Menschen eingehen.

Hans Georg Zapotoczky   Herwig Scholz

Danksagung

Beide Autoren möchten sich bei allen Mitarbeitern der für dieses Konzept tätigen Arbeitsgruppe herzlich bedanken, ebenso wie bei Frau Dr. Doby und Herrn Dr. Cordruwisch von der Firma Eli Lilly Company für die frühe logistische Hilfe zu einem Zeitpunkt, als noch nicht abzusehen war, ob das Konzept je fertig wird. Dass daraus auch eine Monografie entstanden ist, verdanken wir speziell auch Frau H. Horten, die den dafür notwendigen geschützten Rahmen zur Verfügung gestellt hat.

Spezieller Dank gilt auch den LektorInnen für ihre Anregungen sowie dem Sekretariat, speziell Frau Oberlerchner, deren ordnende Hände ganz wesentlich zur Fertigstellung beigetragen haben. Für besonders wertvolle Hinweise und Erfahrungen aus der fachärztlichen Praxis bin ich meinem Freund Dr. Kranner sehr verbunden, ebenso Herrn Professor Hofmann, der speziell das Kapitel über die antidepressive Medikation durchgesehenund ergänzt hat. Viele gestaltende Ideen sowie auch die statische Bearbeitung des Manuals verdanken wir der Universität Klagenfurt und hier speziell Frau Dr. Salem, Frau Mag. Schur und Herrn Doz. Dr. Renner.

Unseren Ehefrauen und Angehörigen danken wir für die uns entgegengebrachte Ermutigung, Geduld und ihre Anregungen.

Zu Dank verpflichtet sind wir auch der Diakonie Kärnten, speziell Herrn Rektor Stotter und Herrn Mag. Pansi für die moralische Unterstützung und Bereitstellung der notwendigen Ressourcen und Materialien.

Unsere ganz besondere Dankbarkeit gilt jedoch speziell unseren depressiven Patienten, die uns im Rahmen vieler Gruppensitzungen und Einzeltherapien alles beigebracht haben, was wir heute über Depressionen, ihre Hintergründe und Behandlungsmöglichkeiten wissen.

Für die besonders angenehme und anregende Zusammenarbeit danken wir den MitarbeiterInnen des Kohlhammer Verlags, speziell Herrn Dr. Poensgen.

Hans Georg Zapotoczky   Herwig Scholz

Kontaktadressen

Univ. Prof. Dr. Hans Georg Zapotoczky   Prim. Univ. Prof. Dr. Herwig Scholz
Annagasse 12   Krankenhaus de La Tour
A-1010 Wien   De La Tour Straße 28
                                                        A-9521 Treffen
                                                        hhscholz@hotmail.com

8

Ansprechstelle für Schulungs- und Seminarangebote

www.selbstwert-manual-scholz.com
E-Mail: info@selbstwert-manual-scholz.com
Tel.: +43 (0) 676 4539408

Inhalt

Einleitung:
Wie es zu diesem Konzept gekommen ist

In Schicksalsgemeinschaft mit vielen an einer Depression erkrankten Patienten haben wir Therapeuten im Laufe der letzten Jahrzehnte ein Wechselbad zwischen euphorischen Erfolgserwartungen und Ernüchterungen miterlebt. Dafür sind unter anderem einige polarisierende Faktoren verantwortlich:

1. Mit der Entwicklung wirksamer antidepressiver Medikamente sind die ursprünglichen Bemühungen um psychotherapeutische Ansätze zur Depressionsbehandlung vorübergehend in den Hintergrund geraten. Daraus ergibt sich auch aktuell eine starke Fokussierung überwiegend neurobiologischer Sichtweisen der Depressionen als Konsequenz von »Transmitterfunktionsstörungen« bzw. anderen Fehlsteuerungen, z. B. im neurohumoralen Funktionssystemen, u. a. m.
2. Möglicherweise hat diese stark reduzierte Betrachtungsweise auch zu einer enormen Einengung des psychopathologischen bzw. klinischen Begriffs »Depression« beigetragen. In der Absicht, die Erkrankung auf die leicht erkennbaren Veränderungen von Stimmung, Antrieb und vegetativen Störungen zu reduzieren, wurden wesentliche psychische Hintergründe und krankheitsbedingte Folgereaktionen ausgeblendet.
3. Damit ging auch das Bewusstsein verloren, dass depressive Erkrankungen in vielen Fällen das Resultat einer langzeitig vorhergehenden Fehlentwicklung sind, obwohl gerade diese Hintergründe höchstes therapeutisches Interesse finden sollten. Die scheinbar alles entscheidende Frage nach der optimalen pharmakologischen antidepressiven Einstellung hat die in zahlreichen Studien belegten Befunde verdrängt, nach denen depressive Menschen vielfach ganz spezielle psychosoziale Reaktionsmuster entwickelt haben, die letztendlich für die Entwicklung und Aufrechterhaltung einer Depression verantwortlich sein können. Aus dieser Sicht verringerte sich dann auch das Verständnis für viele scheinbar unverständliche Reaktionen depressiv Erkrankter auf ihre stark verunsichernden Krankheitssymptome. Zu diesen Phänomenen zählt speziell auch die gerade bei depressiven Patienten auffällig stark ausgeprägte Abwehrhaltung mit der Konsequenz einer erheblich eingeschränkten Compliance gegenüber den notwendigen Therapiemaßnahmen.

Ein Umdenken hinsichtlich dieser allzu reduzierten Sichtweise ergab sich erst mit den Ergebnissen von therapeutischen Langzeitstudien, die unmissverständlich gezeigt haben, dass die stark propagierten eindimensional angelegten medikamentösen Konzepte wesentlich seltener dauerhafte Remissionen erzielen als ursprünglich erwartet.

Somit ist es sicher kein Zufall, dass sich die wissenschaftliche Aufmerksamkeit nach längerer Zeit jetzt wieder verstärkt dem Einfluss von psychischen Hintergründen und Vulnerabilitätsfaktoren zugewendet hat.

Im Bestreben, die unbestreitbaren Vorteile der antidepressiven Medikation durch komplexere Therapiestrategien zu ergänzen, entstanden starke Impulse zur Entwicklung begleitender psychotherapeutischer Behandlungskomponenten.

Tatsächlich haben sich einige Konzepte – speziell die kognitive Therapie der Depressionen nach Beck et al. (1981), die interpersonelle Therapie nach Klerman et al. (1984) – auch nach strengen Maßstäben als sehr effektiv erwiesen. Allerdings ist ihre konkrete Verbreitung bisher überwiegend auf besonders spezialisierte Zentren beschränkt geblieben.

Das war auch unsere Ausgangssituation: Mit zunehmendem Andrang depressiv erkrankter Patienten mussten wir erkennen, dass wir mit den üblichen personellen, zeitlichen und wirtschaftlichen Ressourcen keinesfalls eine derart komplexe Depressionstherapie gewährleisten konnten. Daraus ergab sich der Wunsch nach einem einfachen, auch in der Praxis anwendbaren psychotherapeutischen Konzept zur Optimierung der Resultate der inzwischen gut etablierten pharmakologischen antidepressiven Behandlung.

Da wir bei der Suche nach inhaltlichen Schwerpunkten keinesfalls vorhatten, das Rad neu zu erfinden, suchten wir vorerst in der Literatur nach besonders kennzeichnenden Kriterien und Hintergründen depressiver Erkrankungen, die sich für ein schlüssiges und methodisch überschaubares Therapiekonzept eignen könnten.

Durch das inzwischen nahezu unüberschaubare Schrifttum zieht als offenkundig gemeinsamer »roter Faden« die Rolle des niedrigen bzw. beeinträchtigten Selbstwerts. Die daraus resultierenden Konsequenzen in Form einer sich gegenseitig potenzierenden Abfolge selbstentwertender Reaktionen im Sinne der charakteristischen Reaktionskaskaden der Selbstentwertung können sowohl als Vulnerabilitätsfaktoren als auch als Folgereaktionen depressiver Erkrankungen gesehen werden.

Naturgemäß haben diese Überlegungen uns dann auch zu einer differenzierten Betrachtung des »depressiv veränderten Selbst« bei betroffenen Patienten angeregt, wodurch wir in weiterer Folge auch Strategien zur nachhaltigen therapeutischen Beeinflussung entwickeln konnten. Ergänzend haben wir versucht, das in der Literatur beschriebene Wissen über derartige psychosoziale Hintergrundfaktoren und Veränderungen anhand der Erfahrungen unserer eigenen Patienten zu überprüfen. Dabei stützen wir uns speziell auf die Befunde und therapeutischen Fortschritte der inzwischen über Jahrzehnte etablierten Gruppenarbeit mit depressiv erkrankten Patienten an unseren Zentren* (siehe Kapitel II.6.1). Denn auch hier fanden wir die Bedeutung gravierender Fehlregulationen des Selbstwertsystems eindrucksvoll bestätigt. Es fanden sich alle aus der Literatur bekannten Muster selbstschädigender Überanpassung, die vielfach bereits lange Zeit vor der manifesten Erkrankung dauerhaft eskaliert waren.

Wie noch im Detail ausgeführt wird, kristallisierte sich als häufigste Auffälligkeit in diesem Zusammenhang eine implosiv-selbstentwertende Reaktionskaskade heraus. Die markantesten Reaktionsmuster eines regressiv entgleisten Selbstkonzepts bestehen in weiterer Selbstwertminderung, sozialer Unsicherheit, Aggressionshemmungen, zwanghaftem Leistungsstreben, Dependenz, Selbstaggressionen und massiver selbstaggressiver Überforderungstendenz sowie vielfach auch Zwanghaftigkeit.

---

* Department für Psychosomatik am Krankenhaus Waiern, Feldkirchen, und Abteilung für Neurologie und Psychosomatik am LKH Villach.

Werden diese Muster nicht kompensiert, führen sie zwangsläufig zu chronischer Überlastung und damit zu einem unlösbaren Dilemma.

Alternativ dazu fand sich vor demselben Hintergrund auch ein eher aggressiv narzisstisches Muster, offensichtlich im Sinne einer expansiven »Flucht nach vorne«, um einer weiteren Selbstentwertung zu entgehen. Typische Etappen dieser selten angetroffenen Reaktionskaskaden waren Selbstüberschätzung, Risikoverhalten, extremer Ehrgeiz sowie mangelnde Rücksicht auf die gegebenen sozialen Gesetzmäßigkeiten. Somit dominieren Eigenschaften, die über soziale Konflikte und Niederlagen protrahierten Stress und chronische Überforderung bewirken müssen.

Zusammenfassend ergaben sich aus allen genannten Quellen und Befunden für unser Therapiekonzept folgende konkrete Fragen:

- Vorerst sollte überprüft werden, inwieweit die beschriebenen Muster der Überanpassung und Selbstentwertung tatsächlich in erkennbarem Zusammenhang mit depressiven Erkrankungen stehen. Zur Beantwortung dieser Frage wurde ein speziell auf diese Muster fokussiertes Fragebogen-Manual faktorenanalytisch auf seine Beziehungen zu Depressionsskalen überprüft (siehe Kapitel II.3.1.1).
- Da sich diese Zusammenhänge bestätigt haben, ergaben sich naturgemäß Überlegungen nach der ursächlichen Bedeutung selbstentwertender Muster für die Entwicklung depressiver Erkrankungen. Zu klären war auch, ob es sich – wie bisher meist angenommen – bei diesen Störungen um die Konsequenzen eines grundlegend niedrigen Selbstwerts handelt, die dann durch ausschließlich aufwertende Konzepte beseitigt werden könnten. Alternativ dazu sprechen viele Befunde für ein komplexeres Versagen der Selbstwertregulierung, die dann entsprechend andere therapeutische Strategien erfordern würden.
- Weiters zu berücksichtigen waren die Auswirkungen der manifesten Depressionen in Form zusätzlicher Verunsicherung und Selbstwertminderung. Denn speziell bei Patienten mit bereits prämorbid eskalierter Selbstentwertung sind durch die Erkrankung neuerliche selbstaggressive Reaktionskaskaden zu erwarten. Darüber hinaus muss aber auch bei depressiven Erkrankungen mit anderen Hintergründen, z. B. genetischen Komponenten, sowie mit reaktiven krankheitsbedingten Selbstwertkrisen gerechnet werden.
- Für die Therapie bedeutet ein Zutreffen der hier beschriebenen Fakten die Notwendigkeit einer gezielten begleitenden therapeutischen Veränderungsarbeit der Konsequenzen einer entgleisten Selbstwertregulierung, da bei ausschließlich medikamentöser Behandlung mit einem hohen Risiko weiterer Eskalationen bzw. Rezidive zu rechnen ist.
- Geht man zusätzlich von der Hypothese aus, dass die beschriebenen selbstentwertenden Verhaltensmuster bereits lange Zeit vor der manifesten depressiven Erkrankung vorliegen und durch ihre Eskalation krankheitsfördernd bzw. -auslösend wirken können, dann käme ihrer gezielten Veränderung möglicherweise auch ein zusätzlicher präventiver Aspekt hinzu.

Da sich aus all diesen Überlegungen ein deutlich verändertes Bild des »depressiven Syndroms« ergibt, haben wir als Grundlage für ein mehrdimensionales Therapiekonzept auch eine differenziertere Betrachtung der depressiven Erkrankungen, ihrer Hintergrundfaktoren und ihrer Auswirkungen auf das Erleben der Betroffenen sowie ihrer familiären und sozialen Umgebung angestrebt.

Deshalb versuchen wir vorerst, auf die inzwischen allgemein erkennbare Inhomogenität des Begriffs »Depression« einzugehen. Dabei scheint es uns wichtig, die vielfältigen Gestaltungsfaktoren sowie die verschiedenen ursächlichen Konzepte zu berücksichtigen, die in diesen Begriff einfließen. Als Fundament der etablierten theoretischen Hintergründe vermittelt H. G. Zapotoczky die Meilensteine der Entwicklung des psychiatrischen Depressionsbegriffs einschließlich einer kritischen Zukunftsperspektive für eine erweiterte therapeutische Betrachtungsweise. Aufbauend auf dieses Fundament beschreibt H. Scholz die spezielle Situation depressiv Erkrankter mit ihren psychosozialen Hintergrundproblemen als Grundlage für ein pragmatisch orientiertes mehrdimensionales Behandlungskonzept, das auch das familiäre und soziale Umfeld Depressiver berücksichtigt.

Teil I: Theoretische Hintergründe

1 Die vielen Dimensionen depressiver Erkrankungen

1.1 Die Vielfalt von Erscheinungsbildern und Einflussfaktoren bei depressiven Erkrankungen

Das klinische Zustandsbild, in dem sich eine Depression äußern kann, ist bei vielen Menschen völlig verschieden ausgestaltet. Man kann zur Überzeugung gelangen, dass jeder depressive Mensch auf seine eigene Art auf die Krankheit Depression reagiert.

Der Kliniker ist naturgemäß immer versucht, ein *Symptom-Muster* zu erstellen, das in jedem Fall zur Diagnose »Depression« hinführt – unabhängig von ätiologischen Einteilungen, wie in endogene, somatogene und psychogene Depressionen, die heute nicht mehr nachvollziehbar sind.

Auch die Aufteilung in »Major und Minor Depression« stellt einen Versuch dar, mit dem Phänomen Depression in irgendeiner Weise fertig zu werden. Sie führt nicht vorbei an dem Faktum, dass es, unabhängig von allen hochgestochenen diagnostischen Zuordnungen, ein *depressives Kernsyndrom* gibt, das in seiner Symptomatik der Major Depression weitgehend nahekommt (Philipp und Maier 1987, Steck 1988). Allerdings muss man dabei akzeptieren, dass es in verdünnter Form bei vielen anderen psychischen Störungen beobachtbar ist und somit unter zahlreichen anderen Diagnosen abgehandelt wird – angefangen von vegetativer Dystonie über verschiedene psychosomatische Störungen, larvierte Depression, endoreaktive Dysthymie bis zum Burn-out und psychoautonomen Anpassungsstörungen.

Schlafstörungen (besonders Durchschlafstörungen und Schlafverkürzung), Befindlichkeitseinbußen, wie einschießende Verstimmungen und Konzentrationsstörungen, kennzeichnen so gut wie immer auch depressive Beeinträchtigungen.

Appetitmangel, Tagesschwankungen der Befindlichkeit und Hoffnungslosigkeit lassen sich bei mehr als der Hälfte von depressiv bezeichneten Patienten erheben (Winokur et al. 1969). Man muss immer wieder nach diesen Symptomen fragen, denn der depressive Mensch trägt sie nicht auf den Lippen. Er verschweigt seine Symptomatik schamhaft, und Fragebögen, die er vorgelegt bekommt, können diesen Prozess kaum erhellen. Das ist eine der vielen Schwierigkeiten, die sich der Diagnostik einer Depression entgegenstellen. Es besteht der Eindruck, dass der Depressive sich immer mehr in sich zurückzieht, immer mehr introvertiert erscheint, wie wohl bei zyklischen Menschen ursprünglich eine extravertierte Persönlichkeitsstruktur angenommen wurde.

Der Depressive entzieht sich immer mehr, zuerst den anderen Menschen, dann sich selbst. Er wird zu einer leeren entemotionalisierten Hülse ohne den Schutz eines funktionierenen Selbstkonzepts.

Eine zweite (oder andere) Problematik besteht darin, dass uns ein *kategoriales Krankheitsmodell der Depression* allein nicht weiterführt (Cantor et al. 1980):

Die geschilderten Symptome unterliegen beim einzelnen Patienten so starken qualitativen und quantitativen Schwankungen, dass viel eher ein dimensionales Modell der Depression – wie wir es verstehen – dieser Störung gerecht werden kann.

Kategoriale Gesichts- und Ordnungsaspekte gehen von qualitativ unterschiedlichen Merkmalen aus. Untergeordnete Kategorien weisen alle Kriterien der ihnen übergeordneten auf.

Die *dimensionale Betrachtungsweise* hingegen stellt die unterschiedliche Qualität kategorialer Klassen in Zweifel und kennzeichnet jede Person durch eine Vielzahl von Eigenschaften, die verschieden dimensioniert kontinuierlich verteilt sind. Sie bezieht sich auf quantitative Unterschiede, die auch gemessen werden können (Widiger und Trull 1991). Es liegt deshalb nahe, depressiven Störungen eher mit einer dimensionalen Betrachtungsweise zu begegnen:

So hat Kendell (1976) *Schweregrade* (leicht und schwer), *Verlaufsvarianten* (akut und chronisch) und *Prägnanztypen* bei Depressionen unterschieden und zwei Typen herausgestellt: Der eine ist durch Schuldgefühle, Schlafstörungen, Gewichtsverlust und tiefe Verstimmung charakterisiert, der andere leidet an einer weniger schweren Form der Depression, lässt ein Fluktuieren der Beschwerden erkennen und repräsentiert ebenfalls ein typisches Symptommuster.

Unter dimensionalen Gesichtspunkten kann auch die psychopathologische Ausgestaltung der Depression eine Erweiterung erfahren. Erlebte Vitalstörungen, vegetative Symptome, Coenästhesien (Leibgefühl und Körperschemastörungen) sowie somatoforme Störungen müssen mehr beachtet und kognitive Störungen, Denken, Wahrnehmen, Gedächtnis, Urteilen und Entscheiden stärker bewertet werden. Die Nähe von Angst, Zwang, phobischen Attacken, Entfremdung und histrionischen Einschlüssen, die man bisher als komorbide Störungen eingeordnet hat, müsste aus dieser Sicht ebenfalls neu bewertet werden.

Dass Aggression eine Rolle in der Symptomatik der Depression spielt, kommt nicht nur in der Selbstmordproblematik zum Ausdruck. Auch feindselige Einstellungen, die sich hinter den Isolationstendenzen verbergen, ungerechtfertigte Beschuldigungen, grundlose Abwertungen anderer etc., sind hier anzuführen. Alles aber im Einzelverlauf »mehr oder weniger«. Es besteht der Eindruck, dass jeder Depressive seine eigene individuell gestaltete depressive Störung aufweist, die letztlich das Grundmuster der Major Depression in sich birgt.

Die epidemiologisch orientierte Depressionsforschung hat in letzter Zeit unseren Wissensstand deutlich erweitert und *neue Ergebnisse bezüglich der Bedeutung von Verlaufsaspekten, Symptomkombinationen und psychosozialen Einflussfaktoren* eingebracht:

Die Prävalenz depressiver Symptome (nicht der depressiven Störung!) wird mit 24 Prozent angegeben (Horwath et al. 1992). 50 Prozent der depressiven Symptome sind vor der ersten Manifestation einer Major Depression nachweisbar (Wells et al. 1992).

Der Prozentsatz der Chronizität depressiver Erkrankungen beträgt nach Keller et al. (1992) 12 Prozent.

Zusätzlich hat sich auch eine hohe Anzahl von *im Krankheitsintervall persistierenden depressiven Symptomen* nachweisen lassen, die ihrerseits wieder zum Rückfall führt (Wells et al. 1992). Patienten, die nicht völlig wiederhergestellt sind, bieten dann auch nicht selten das Bild einer *Dysthymie* (Keller et al. 1992).

Nach Wolpe (1990) können auch primäre *Angststörungen* als Vulnerabilitätsfaktoren für das Entstehen einer Depression angesehen werden. Das Risiko, dass Menschen mit primären Angststörungen später eine Depression entwickeln, ist sieben bis zwölf Mal erhöht.

Wittchen (2000) beschrieb psychopathologische Indikatoren, die eine Chronizität der Störung ankündigen: Früher Krankheitsbeginn, langsamer, nicht akuter Beginn der Störung, Vorliegen einer Dysthymie, zusätzliche chronische körperliche Erkrankungen und chronische Angststörungen. Versagensangst ist ebenfalls als ein Symptom der Depression zu werten. Auch die Familiengeschichte (mit Depressionen) kann die Inzidenz und den Wahrscheinlichkeitsgrad einer völligen Wiederherstellung des Patienten beeinflussen (Warner und Wickramaratne 1992).

Auch *psychosozialen Faktoren* kommt eine erhebliche Bedeutung für die Krankheitswahrscheinlichkeit und den Depressionsverauf zu: Wer in den letzten fünf Jahren mindestens sechs Monate arbeitslos war, hatte im Vergleich ein dreimal höheres Risiko an einer Episode einer Major Depression zu erkranken. Niedriges Einkommen und Abhängigkeit von öffentlicher finanzieller Unterstützung stellt gleichfalls ein dreimal höheres Risiko für Major Depression oder bipolare Störungen dar.

Affektive Störungen, besonders Depressionen, sind deutlich häufiger bei Personen, die vom Partner getrennt, geschieden oder verwitwet leben. Frauen sind dabei in der Überzahl (Wittchen 2000). Erschwerende Umstände sind hier in der Unschärfe der Diagnosen zu berücksichtigen. So können sich zunächst als Dysthymie eingestufte Krankheitsbilder im weiteren Verlauf als bipolare Störungen herausstellen. Das heißt, die Stabilität der Diagnosen ist nicht hoch anzusetzen (Angst 1987).

Gegenüber der langjährig gegebenen Überbetonung unipolarer depressiver Erkrankungen hat sich die Aufmerksamkeit zunehmend auf die tatsächliche *Vielfalt und Variabilität emotionaler Syndromanteile* gerichtet.

Einen völlig neuen Ansatz verfolgte hier Akiskal bereits 2002 mit seiner *konzeptualen Integration bipolarer Störungen*. In Anlehnung an Kraepelin (1913), Kretschmer (1921) sowie Jean Delay (1960) formuliert er ein bipolares Spektrum, das klinisch als Manie, Hypomanie, Zyklothymie und Hyperthymie beschrieben und im Durchschnitt bei fünf Prozent der Bevölkerung gefunden wird. Darüber hinaus lassen sich 50 Prozent der Depressiven klinisch in das bipolare Spektrum einbeziehen.

Akiskal (2002) unterscheidet im Einzelnen sechs verschiedene bipolare Manifestationen:

- Bipolar 1/2: Betrifft schwere psychotische Störungen, schizo-bipolare Patienten, bisweilen einige postpartale psychotische Patienten.
- Bipolar I: Stellt die klassische Form der manisch depressiven Erkrankung dar: Am manischen Pol oft psychotisch, typisch alternierend mit depressiven Episoden. Am manischen Pol reiche Phänomenologie, einschließlich ängstlich-depressiver und feindseliger Züge. Im Längsschnittverlauf unterschwellige Symptome – mehr depressive als submanische. Drogen- und Alkoholabhängigkeit.
- Bipolar II: Patienten stehen meist ursprünglich wegen einer Depression in Behandlung, zusätzlich kurze Perioden von Hypomanie, (oft nur ein bis drei Tage).

Häufig besteht Komorbidität mit Panikstörungen, soziale Phobie, obsessive-compulsive Störungen, Bulimie.

- Bipolar II ½: Wenig stabile Variante von Bipolar II, zeigt kurze hypomanische Einschläge im Rahmen eines zyklothymen oder labilen Temperaments. Wird deshalb oft als Persönlichkeitsstörung fehldiagnostiziert (psychopathische, histrionische Persönlichkeit, Borderline Syndrom).
- Bipolar III: Depressive Patienten (Dysthymie oder Major Depression), die während einer antidepressiven Behandlung in eine Hypomanie kippen – die familiäre Bipolarität ist von Bipolar II-Störungen nicht zu unterscheiden.
- Bipolar IV: Depressive Patienten mit hyperthymer Baseline, oft als »narzisstisch« gewertet.

Nach Akiskal (2002) sind bei 40 Prozent der bipolaren Störungen zusätzlich Mischzustände nachweisbar. Besondere Bedeutug kommt hier der »Mixed Mania«, auch bekannt als dysphorische Manie zu, die durch ein vorangegangenes depressives oder dysthymes Temperament charakterisiert wird. Spezielle Risikofaktoren dafür sind die Zugehörigkeit zum weiblichen Geschlecht sowie mehr depressive als manische Episoden in der Vorgeschichte bzw. auch größere familiäre Belastungen.

Die wiederkehrende und chronische Manie scheint dagegen von einem hyperthymen Hintergrund getragen zu sein und häufiger bei Männern vorzukommen.

Andere Varianten bieten die »Depressive Mixed States" (unbeachtet im DSM IV und ICD 10). Sie sind gekennzeichnet durch labil-irritable Depressionen, Ideenflucht, sexuelle Erregung. Diese Variante baut sich vermutlich auf ein zyklothymes Temperament auf, das in eine Depression abgleiten kann.

Abgegrenzt davon können auch die eher agitierten Formen »Excited Depressive Mixed States" werden, die mit stark reduziertem Schlafbedürfnis auf Basis eines hyperthymen Temperaments einhergehen.

Somit hebt Akiskal (2002) energisch die Bedeutung bipolarer Störungen für die Mehrzahl der affektiven Erkrankungen hervor: Bipolarität reicht tief in die Bereiche Major Depression, Dysthymie und Angststörungen hinein. Dies führt Akiskal (2002) auch zur Annahme eines »Soft Bipolar Spectrums«, eines hoch prävalenten Phänotyps, der in die Domäne »Temperament« hineinreicht. Die Kliniker sollten sich dessen – dank dieser Befunde – mehr bewusst sein.

Mit seiner Hypothese, dass vielen affektiven psychischen Störungen Bipolarität zugrunde gelegt werden kann, hat Akiskal (2002) auch die Diskussion um die Entstehung von Depression, Dysthymien, Angst, Phobie und Zwang auf ein neues ätiologisch-bedeutsames Gerüst gestellt. Damit hat er aber auch erstmalig den »Phänotyp Depression" in Bereiche verfolgt, die bisher dieser Störung der Befindlichkeit nicht zugeordnet worden sind. Er hat Depressionen als »Soft Bipolar Spektrum« in weiten Anteilen des gesellschaftlichen Lebens vertreten gesehen – ob nun als Persönlichkeitsvariante, als Temperament, als »normale« Eigenschaft eines Individuums oder als krankhafte Erscheinung. Depression in Ansätzen stellt offenbar eine weiter verbreitete und oft schwerer diagnostizierbare Störung dar als bisher vermutet.

1.1.2 Der Einfluss der Entwicklungsphasen und Lebensabschnitte

Der Versuch, mögliche ätiologische Faktoren der Depression mit der Psychopathologie, d. h. mit der klinischen Ausgestaltung der Störung, in Beziehung zu setzen, endete in einer Beschreibung der Kernsymptomatik mit dem dafür heute aktuellen Begriff »Major Depression«.

Einen bisher stark unterschätzten Einfluss auf die psychopathologischen Differenzierungen hat dagegen das *Lebensalter des Depressiven*, genauer formuliert, sein *Entwicklungsalter*. Auch wenn sich immer wieder Überschneidungen feststellen lassen, so kann doch eine gewisse Korrespondenz zwischen Entwicklungsphase (Periode) einer Person und psychopathologischen Merkmalen festgehalten werden (Zapotoczky und Hofmann, 2002).

Bereits beim Säugling werden depressive Reaktionen beschrieben. Sie äußern sich in »psychosomatischen« Symptomen, wie der »Drei-Monats-Kolik«, dem Säuglingsekzem, stereotypen Schaukelbewegungen (»Weben«), und werden eingeleitet oder begleitet von Protestaktionen, Ablehnungshaltungen, Schreien, Toben, Resignation und Verzweiflung. Ursache dafür sind häufig Trennungen von einer Beziehungsperson.

Ab dem *zweiten Lebensjahr* machen sich depressive Zustandsbilder anders bemerkbar: Es kommt zu einem körperlichen wie seelischen Entwicklungsstillstand, zu Nahrungsverweigerung, Gewichtsverlust, erhöhter Infektanfälligkeit. Der Schlaf-/Wachrhythmus wird gestört, Passivität und Desinteresse der Kinder nehmen rasch zu, und es kann zu agitierten Zuständen mit Wein- und Schreikrämpfen kommen. Dieser Zustand kann gemildert fortdauern, aber auch in eine Resignation münden, oder umgekehrt, zu einer vitalen Bedrohung werden.

Bei *Kleinkindern* macht sich eine depressive Beeinträchtigung als Hemmung oder Agitiertheit der Motorik geltend. Es dominieren »psychosomatische« Symptome, wie Schlafstörungen, Nabelkoliken, Bauchschmerzen, Anorexie, Tics, Kopfschmerzen, nächtliche Angstattacken. Enuresis und Enkopresis können den Zustand begleiten.

Die *depressive Symptomatik von Schulkindern* ist wiederum anders gestaltet: Leistungsversagen, Passivität und Störungen der Konzentration werden oft im pädagogischen (Fehl-)Urteil als Faulheit oder Unwilligkeit gewertet. Die Selbstsicherheit der Betroffenen nimmt ab, Ängstlichkeit tritt oft verkleidet in Form verschiedener Phobien auf, unter anderem Schulphobie oder Spielphobie mit Gleichaltrigen. Die Folgen sind dann oft Schulverweigerung und sozialer Rückzug. Hinweise können auch plötzlich auftretende Verhaltensauffälligkeiten, Essstörungen wie abnormes Naschen, Fett- und Magersucht oder Nägelbeißen und Zündeln sein.

In der Adoleszenz wird die Psychopathologie des Depressiven derjenigen der Erwachsenen zunehmend ähnlicher. Bei beiden Geschlechtern treten erste depressive Störungen bereits in jüngeren Jahren auf, als bisher angenommen. Der Beginn einer ersten Phase der Major Depression liegt somit oftmals in der Adoleszenz und im früheren Erwachsenenalter (Warner und Wickramaratne 1992, Wittchen 2000). Es ist deshalb wichtig, die Depression bereits in der präpubertalen Entwicklungsphase zu erkennen (Warner und Wickramaratne 1992). Ein früher Beginn einer Major Depression kann vielfach auch als Indiz für einen eher verzögerten Verlauf der Erkrankung gewertet werden (Warner und Wickramaratne 1992).

Die Bedrücktheit führt zur Minderung des Selbstwertgefühls mit darus resultierenden fehlerhaften Anpassungsreaktionen wie Überanpassung, Selbstentwertung oder expansiv narzisstische aggressive Gegenreaktionen. Grübeln und Entschlusslosigkeit behindern die Leistungsfähigkeit. Suizidideen werden erwogen, nicht selten auch Selbstmordversuche durchgeführt. Der Antrieb unterliegt oft wechselweiser Hemmung oder Agitiertheit. Häufig wird das Bild in dieser Lebensphase durch rasche Resignation, plötzliches Umschwenken in Plänen und Intentionen, Schuldkomplexe mit wahnhaft anmutenden Inhalten, hypochondrische Ideen und Einstellungen geprägt.

Rachegefühle wechseln mit Selbstbestrafungstendenzen, und oft ist tiefe Hoffnungslosigkeit die überdauernde Folge aller dieser Symptomatik, die sich im Sinne einer Dysthymie über Jahre hinziehen kann. Gerade in dieser Lebensphase kann beginnender Alkohol- und/oder Drogenabusus auf Tendenzen zu falschen Bewältigungsstrategien depressiver Störungen hindeuten.

Subklinische Symptome der Depression weisen auch in anderen Altersstufen auf den Erstbeginn einer Major Depression in einer Zwei-Jahres-Periode hin (Warner und Wickramaratne 1992).

Die *Symptomatik des erwachsenen Depressiven* ist bereits geschildert worden. Lebenssituationen, die sich besonders nachteilig auf den Betroffenen ausgewirkt haben, liefern die entsprechenden Interpretationen der Depression: Familiäre und berufliche Probleme, Traumen, Belastungen, Midlifecrisis, Fatigue-Syndrome, Burnout, Erschöpfungs-, Entwurzelungsdepression, etc. Dazu kommen noch einige spezielle für diese Lebensphase spezifische Hintergründe:

Mit Beginn der *Menopause* muss sich die Frau an neue Lebensumstände anpassen. Männer erleben ebenso ihre körperlichen Veränderungen sowie irgendwann auch in ihrem Berufsleben eine Veränderung oder Umkehr vorher gültiger Perspektiven. Bisherige zeitgebende Strukturen verändern sich, neue Aufgaben können sich einstellen. Die physische Attraktivität ist nicht mehr so selbstverständlich wie früher. Leistungsminderungen bzw. der Verlust des Arbeitsplatzes können drohen. Dadurch wird auch die Symptomatik der Depression beeinflusst: Versagensängste, Erwartungsängste, Unruhe, Hoffnungslosigkeit und starke Rationalisierungen dominieren das Zustandsbild.

Die Depression im Alter nimmt vielfach einen dysthymischen Verlauf, ist also oft chronifiziert und von Umweltsituationen nicht ganz unabhängig. Somatische und soziale Faktoren spielen bei der Auslösung und Ausgestaltung der depressiven Störung eine große Rolle. Dabei ist speziell bei Multimorbidität auch dem Einfluss bzw. den Interaktionen von Medikamenten Aufmerksamkeit zu schenken. In der Symptomatik herrschen Angstzustände vor, nicht nur als Versagensangst, sondern oft auch in Form von Phobien. Resignation und Apathie werden nur zu oft nicht als depressive Symptome aufgefasst. Aggressionen nach außen, also Richtung Außenwelt, können gleichfalls das Bild der Depression ergänzen. Nicht selten äußern sie sich in Form von aggressiven Einstellungen gegen sich selbst, was auch die hohe Anzahl von Suiziden bei depressiven älteren Männern beweist. Wahnideen sind nicht selten eine Folge der Isolation des alten Menschen, in der dann Lebensthemata, wie Verarmungs-, Versündigungs- und Schuldproblematik verstärkt zum Ausdruck kommen können. Der gerade bei älteren depressiven Menschen häufige hypochondrische Wahn ist unter anderem auch als Ergebnis einer starken egozentrierten Innenorientierung, getragen von Angst, zu verstehen.

Das mögen einige Hinweise darauf sein, dass die Symptomatik der Depression – in einigen wichtigen Punkten über alle Entwicklungsphasen eines Menschen gleich bleibend – eine gewisse entwicklungsphasenspezifische Färbung erkennen lässt. Dies kann die Diagnostik unter Umständen erschweren und undurchsichtig machen. Und erst recht die Therapie, wenn darauf keine Rücksicht genommen wird.

Weiters können auf die Achse »*Entwicklung des Individuums*«, die auch als »durchgehende Dimension« bezeichnet wird, auch scheinbar unspezifische Faktoren Einfluss nehmen, die nicht von vornherein dem depressiven Syndrom zugeordnet werden:

Bereits in früher Adoleszenz sind Zustände von Irritierbarkeit, *Missstimmung, Minderwertigkeitsgefühlen mit Verlust des Selbstwertgefühls* und Lebensunlust bekannt. Diese Zustände veranlassen die Betroffenen, sich Kreisen anzuschließen, in denen übermäßig Alkohol und Drogen konsumiert oder auch aggressive (kriminelle) Handlungen gesetzt werden. Dadurch gelingt es den Adoleszenten scheinbar, ihre psychische Beeinträchtigung auszusteuern – zumindest vorübergehend, bis sie oft nach vielen Jahren in eine schwere depressive Symptomatik hineingeraten. Winokur (1991) hat diese Verläufe beschrieben und sie in eine »Familiar Spectrum Disease« eingereiht.

Ein weiteres, prägendes Ereignis kann eine oft nur *leichte depressive Befindlichkeitsänderung* in der Adoleszenz oder im früheren Erwachsenenalter sein, die zu einer *kognitiven Verbiegung*, zu einem depressiven Defizienzdenken führt. Mit der erfolgreichen Therapie der depressiven Erkrankung kann auch diese kognitive Einstellung wieder abklingen. Sie kann aber auch unbemerkt in dem Sinn weiterwirken, dass sie bei entsprechenden Belastungen des Betroffenen, speziell bei Distress oder Verlusten reaktiviert – »energetisiert« wird – (Beck et al. 1981) und im Sinne eines »*Depressionsgedächtnisses*« Anlass zu einer erneuten depressiven Episode gibt. Teasdale (1985) hat dies unter dem Terminus »Depression about Depression« eindrucksvoll beschrieben. Symptome der Depression, wie Mangel an Energie, Verlust von Interessen und Gefühlen, werden dann oft fälschlich als Schwäche der Persönlichkeit bezeichnet und nicht einer Krankheit zugeschrieben. Das erschwert aber sowohl das Verständnis der Umgebung sowie eigene kognitive Zugänge wie Kontrollmechanismen für die Betroffenen selbst. Die depressiven Symptome werden noch aggressiver erlebt und die Vorgänge der Depression noch unkontrollierbarer. Teasdale (1985) sieht in diesem Phänomen häufig die Ursache für Rückfälle und ausbleibenden Therapieerfolg.

Möglicherweise beruht ein erheblicher Anteil dieser auch nach dem Abklingen der manifesten Erkrankung verbleibenden Hypothek des »Depressionsgedächtnisses« auf einer therapeutisch *ungenügend beeinflussten Verunsicherung* Depressiver, die dann auch nach der manifesten Depressionsphase als persistierende Belastung neue Verschlechterungen auslösen kann. Gerade bei älteren Menschen mit fehlenden Kontakten und Perspektiven, die freudlos und apathisch ihren Lebensabend verbringen und über Vergesslichkeit und Konzentrationsstörungen klagen, scheint diese Form des Gedächtnisses – nämlich des »Depressionsgedächtnisses« – stärker wirksam zu werden und lässt dann den Betroffenen in weiter depressive Zustände hineinstürzen.

Die Bedeutung aller dieser Befunde lässt sich somit grob zusammenfassen:

* Die depressive Störung beginnt früher als bisher vermutet wurde. Oft zeigt sie sich bereits durch subklinische depressive Symptome etwa zwei Jahre vor der erstmaligen Diagnostizierung an.
* Die depressiven Episoden klingen auch viel seltener, als ursprünglich angenommen, vollständig ab, sondern münden in eine Dysthmie, führen zum Rückfall oder zur Chronizität. Wichtig ist das Erkennen persistierender depressiver Symptome.

- Eine unerwartet große Rolle bei Depressionen spielt die Familiengeschichte. Zum Teil überraschen die Details, zum Teil sind sie schon seit langem bekannt (Walcher 1969).
- Da auch Ängste bei der Entstehung einer Depression eine bisher nicht geklärte Rolle spielen, kommt angstverstärkenden Mechanismen eine größere Bedeutung zu. Diesbezüglich hinweisend sind soziale Faktoren wie Einkommen, Arbeitslosigkeit, gescheiterte Partnerschaften und Verwitwung.

1.2 Die Vielfalt ätiologischer Konzeptionen

Bei der nachstehenden überblicksweisen Darstellung der verschiedenen ursächlichen Modelle zur Erklärung depressiver Erkrankungen dominiert für unsere therapeutische Intention naturgemäß die Frage: Können die verschiedenen Befunde und Überlegungen zu neuen Erkenntnissen führen, durch die man die zur Depression führenden Ursachen besser verstehen kann?

Wodurch es zu Depressionen kommen kann, welche genetischen Faktoren, Krankheiten, psychischen Belastungen, Trennungen oder Verluste dafür ursächlich eine Rolle spielen könnten, ist bisher einer eher stark theoretisch orientierten Diskussion vorbehalten geblieben.

Kritisch anzumerken ist auch, dass die bisherigen Betrachtungsweisen eher defizit-orientiert angelegt sind und somit nur selten auf möglicherweise therapeutisch nutzbare Ressourcen eingehen.

Da sich die Mehrzahl der Erklärungsansätze somit auf die möglicherweise depressive Erkrankungen fördernden *Vulnerabilitätsfaktoren* konzentrieren, ist es sinnvoll, sich mit diesem Begriff näher zu befassen:

Vulnerabilität wird in diesem Zusammenhang als die erhöhte Bereitschaft eines Individuums zur Entwicklung depressiver Erkrankungen verstanden, die über Perioden symptomfreier Befindlichkeit hinweg besteht. Sie kann biologisch oder genetisch vermittelt sein, aber auch als Konsequenz umweltbedingter Ereignisse und Erfahrungen entstehen. Sie ist somit als eine spezifische Inklination für depressive Erkrankungen zu werten.

Zur besseren Orientierung lassen sich drei Bereiche auseinanderhalten, deren Ineinanderwirken eine depressive Vulnerabilität bewirken kann:

Depressive Störungen können verursacht werden

1. durch individuelle Eigenschaften des Individuums selbst,
2. durch Anforderungen aus der Umwelt – Stressoren – die eine psychoautonome Anpassung des Individuums in Frage stellen,
3. durch den Zusammenbruch individueller Bewältigungsstrategien, bewusst oder nicht, welche die depressive Vulnerabilität bisher abgeschwächt oder sogar aufgehoben haben. Dieser protektive Effekt kann in Persönlichkeitsvariablen zum Ausdruck kommen (von Zerssen 2000) oder ebenfalls in biologischen (genetischen) Faktoren liegen, ebenso wie in umweltbedingten Umständen sowie in einer intakten Funktion neurobiologischer und speziell neurohumoraler Funktionssysteme.

Zu Punkt 1: Die depressionsfördernden Eigenschaften eines Menschen lassen sich unter die Kategorien *individuelle genetische Ausstattung und Lernprozesse* subsumieren. Allerdings sind diese beiden Phänomene auch nicht unabhängig voneinander zu sehen. Genetische Strukturen sind, wie wir heute wissen, nicht unveränderlich und statisch, sondern können durch Lernprozesse verändert werden. Es ist bekannt, dass Prägungsprozesse bereits bei der Gehirnentwicklung im Mutterleib schon kurz nach der Geburt und in den ersten Lebensjahren Netzwerkstrukturen im limbischen System nachhaltig verändern können (Roth 2003). Die Organisation der neuronalen Verschaltungen während einer kritischen Entwicklungsphase hängt von Erfahrungen ab und kann als Ausdruck des Prägungslernens betrachtet werden (z. B. Hubel und Wiesel 1977). Damit erklären sich viele Phänomene, wie vegetative Labilität, Angstbereitschaft und Angst, frühe Prägungen, unter die auch kognitive Einstellungen zu zählen sind, auch Lerndefizite im Beziehungsbereich, Krankheiten und der daraus unter Umständen resultierende gelernte Krankheitsgewinn. Alle diese Faktoren können zu nachhaltigen Störungen des Selbstkonzepts führen und damit über permanente Stressbelastungen depressive Prozesse fördern oder bewirken.

Zu Punkt 2: Der Mensch ist nicht ohne seine *Umwelt* zu betrachten, die auch bereits vor seiner Zeugung existiert. In welche Umwelt der Mensch hineingezeugt wird, ist zumindest zum Teil für sein Schicksal bestimmend. Stress und vor allem Distress, Verluste, Trennungen, sich hinziehende traumatisierende Belastungen (insbesondere auch im Rahmen von Beziehungen) sowie Verlust der Kontrolle in bestimmten Situationen stellen Anforderungen dar, die eine Vulnerabilität für depressive Störungen hervorrufen können. Als Stressoren können jene Ereignisse im menschlichen Leben bezeichnet werden, die emotionale und physiologische Abweichungen von der intrapsychischen und körperlichen Homöostase zur Folge haben (Ehlers 1999). Heute werden als Ursache für Depressionen mehr und mehr Stressreaktionen verantwortlich gemacht (Holsboer 2002). Im Nucleus paraventricularis des Hypothalamus wird eine Stress-Kaskade ausgelöst. Corticotropin-Releasing-Hormon bewirkt in der Hypophyse eine ACTH-Ausschüttung, die eine Cortisolerhöhung zur Folge hat. Im Sinne eines negativen Feedbacks kann Cortisol die Freisetzung von Corticotropin-Releasing-Hormon hemmen, wodurch die Stressreaktion abflaut. Bei depressiven Menschen allerdings ist dieser negative Feedbackmechanismus – sei es genetisch, durch wiederholten massiven Stress, durch beide Faktoren oder durch das zunehmende Alter – gestört. Es kommt im Rahmen der Glucocorticoidkaskade zum Hypercortisolismus, der nicht nur über Zytokine auf das Immunsystem einwirkt, sondern verschiedene Stoffwechselstörungen (Verminderung von Wachtums- und Sexualhormonen, essentieller Hochdruck, metabolisches Syndrom) zur Folge hat. Dieser Erklärungsansatz macht auch viele Folgeerkrankungen von Depressionen (Diabetes, Hochdruck, Schlaganfall) verständlich. Es zeigt sich, dass in vielen Organsystemen eine »gemeinsame biochemische Sprache« (Blalock 1994) gesprochen wird, in der das Konzept eines »immuno-, neuro-, endokrinen Netzwerks« (Besedowski und del Reya 1991) deutlich wird.

Zu Punkt 3: Diesen beiden Phänomenen stehen unterschiedlich *ausgeformte individuelle Bewältigungsstrategien* gegenüber, die eine Vulnerabilität – also eine Neigung zu Depressionen – schmälern oder gar aufheben können. Dazu zählen genetische Prozesse, die pathologischen Entwicklungen einen Riegel vorschieben, sie abschwächen, Gegenregulationen aufbauen und somit einen Krankheitsausbruch verzögern, mildern oder gar verhindern können. Wie weiter unten noch genauer belegt wird, kann ein gut funktionierendes Selbstkonzept viele Belastungen, Kränkungen und Selbstwertminderungen ausreichend kompensieren. Ähnliche Effekte sind auch Lernprozessen zuzuschreiben, z. B. durch körperliches Training, Stressinokulation, Kommunikationstraining, etc. Diese Vorgänge, die sowohl im körperlichen als auch im psychischen Bereich wurzeln, können ein neues Gleichgewicht des gestörten Selbstkonzepts schaffen und eine bessere Ausgangsbasis für die beiden oben erwähnten Faktoren bilden. Dieses Modell macht die Erinnerung an Einteilungskriterien der Depression, wie endogen, somatogen, psychogen, überflüssig. Der Mensch mit seinen Neigungen reagiert immer als ganze Person. Die Gewichtung der angeführten drei Bereiche, welche die Vulnerabilität begründen, kann von Mensch zu Mensch individuell verschieden sein. Wenn, dann entwickelt jeder Mensch eine eigene depressive Störung. Immer sind alle drei Bereiche involviert und beteiligt, freilich in unterschiedlichem Ausmaß.

Ergänzend möchte ich aus dem Fundus der Literatur einige Arbeiten anführen, die oft schon Jahre – Jahrzehnte – früher publiziert wurden und die hier geäußerten hypothetischen Annahmen neu beleuchten und bestärken können.

1.2.1 Kretschmer und Tellenbach

Bereits Kretschmer (1921) hat mit dem Terminus zykloide-zyklothyme Persönlichkeit eine Charakteristik aufgegriffen, die als die positionelle Grundlage aller affektiven Störungen betrachtet werden kann. Kretschmer (1921) hat keine Differenzierung dieser Persönlichkeitsvariante für nachfolgende affektive Entgleisungen vorgenommen, die er nicht als Störung, sondern als Akzentuierung bestimmter Charakterzüge im Normalbereich angesehen hat. Auf die Frage, welche Momente an der Persönlichkeitscharakteristik zur affektiven Störung hinführen, ist er eine Erklärung (oder eine Antwort) schuldig geblieben.

Tellenbach (1977) hingegen war es ein Anliegen, in dieser Hinsicht Erklärungen zu geben. Er bezog sich auf Persönlichkeitscharakteristika (Typus melancholicus), die in rollentheoretischer Hinsicht als hypernomisches Leistungsverhalten (Kraus, 1987) interpretiert werden können und aufgrund ihres erhöhten Leistungsanspruchs zur monopolar depressiven Störung (Anspannungs-, Erschöpfungsdepression?) führen. Die Merkmale dieses Typus melancholicus bestehen in übertriebener Ordentlichkeit, erhöhter Gewissenhaftigkeit und Beharrlichkeit. Es sind ständig auf Sicherheit bedachte Menschen, die besonnen und pedantisch reagieren, aber wenig vitales Agieren zeigen, autoritätsgebunden bleiben, sich konventionell und wenig originell – geradezu phantasiearm – verhalten und einseitig interessiert bleiben. Sie verharren dort, wo längst ein Wandel angebracht wäre, lassen die notwendige Flexibilität vermissen und geraten in eine immer schlechter werdende Ausgangsposition, wenn es darum geht, entsprechende Lösungen zu erzielen. Sie können selbst in dieser scheinbar ausweglosen Situation nicht »umsteigen«, sondern investieren noch größere Anstrengungen in ihre bisher gewohnten und vertrauten Bewältigungsstrategien. Ihren Ehrgeiz und ihre Beharrlichkeit steigern sie, bis das gesamte System zusammenbricht und sie von der depressiven Störung »erlöst« werden. Sie werden dadurch aber weder umgepolt noch auf Dauer »freier gemacht«, sondern in ihrer kleinbürgerlich anmutenden Lebenshaltung festgehalten.

Den Typus manicus hat von Zerssen (2000) in einer statistisch abgesicherten Weise dem Typus melancholicus gegenübergestellt, er wirkt dagegen wie eine Art von Befreiung.

1.2.2 Weitbrecht

Weitbrecht (1972) unterstreicht, dass endogene Psychosen »ohne eine somatische Fundierung nicht sein können«. Dieser Hinweis kann vermutlich auf alle depressiven Störungen bezogen werden.

Mit der Bezeichnung »endoreaktive Dysthymie« hat Weitbrecht (1972) ein Krankheitsbild beschrieben, das nach Vorgeschichte, Symptomatik und Verlauf »ein ausgesprochenes Ärgernis für die geltende Systematik« darstellt. Es handle sich bei diesen Störungen nicht nur um abnorme Erlebnisreaktionen, sie treten auch nach schwerer körperlicher Erschöpfung, nach Dystrophien, verzögerter Rekonvaleszenz bei postinfektiösen Zuständen, nach Geburten und Aborten, bei langen und schweren seelischen Dauerbelastungen, wie Entwurzelung und Verlust des bergenden Gehäuses auf – vor allem jedoch bei enger Verflechtung dieser verschiedenen Faktoren.

Psychopathologische Eigenschaften, wie eine vorgegebene depressive Gestimmtheit können sehr erheblichen Änderungen unterliegen. Es gebe im Laufe eines Lebens kürzere oder langwellige Schwankungen nach unten und nach oben. Weitbrecht (1966) nennt sie »endothyme Wellen«, die auch von lebensgeschichtlichen Einflüssen, vor allem persönlicher zwischenmenschlicher Art, gesteuert werden können.

Weitbrecht warnt auch davor, dass ein Verhaftetsein an Dogmen – er meint damit überkommene nosologische Orientierungen – den Blick verengen und zitiert Petrilowitsch (1961), der in Weitbrechts Ansatz einen »Testfall in Richtung auf eine vorsichtige Teilrevison des Fragenkomplexes Endogenität« sieht.

Angst (1987) hat in der Kontroverse um »reaktive oder endogene Depression« darauf verwiesen, dass die Diagnose einer endogenen Depression das Auslösen durch Umweltereignisse nicht ausschließe. Umgekehrt könne die Diagnose einer reaktiven Depression eine vererbte Disposition zu depressiven Störungen nicht verleugnen. So bezeichnet Angst auch Versuche einer Typisierung depressiver Symptome, wie die der endoreaktiven Dysthymie (Weitbrecht 1972), als fragwürdig.

Mit Termini wie »endothyme Wellen« und »endoreaktiv« werden Zusammenhänge angesprochen, die das Verharren auf Einteilungen, wie endogen, somatogen und psychogen, ernstlich in Frage stellen und überwinden wollen. Viele Forscher sind sich inzwischen in der kritischen Betrachtung eines gemeinsamen Kernsyndroms, wie »Major Depression«, einig, können es aber aus Verpflichtungen gegenüber einer langen wissenschaftlichen Tradition noch nicht offen eingestehen.

1.2.3 Wolpe

Wolpe (1990), Psychiater und Verhaltenstherapeut, hat reaktive Depressionen, die ein pathologisches Ausmaß erreicht haben, auf einige wenige Ereignisse zurückgeführt:

1. Sie können sich als Folge eines Verlustes manifestieren, wobei Intensität und Dauer das übliche Maß einer Reaktion überschreiten.
2. Sie etablieren sich als Folge schwerer und lang anhaltender Angst und
3. sie sind Folge der Unfähigkeit, interpersonelle Situationen zu kontrollieren.

Verlust ist ein Ereignis, das auf einen Menschen von außen zukommt, zum Beispiel bei einem Unglücks- oder Todesfall. Aus der Wiederholung solch schwerer Verlusttraumen kann eine anhaltende Persönlichkeitsänderung resultieren. Schwere und lang andauernde Angstzustände können auch auf fehlende Lernprozesse zurückgeführt werden, wie beispielsweise die Abwesenheit einer Mutterfigur in früher Kindheit. Die Unfähigkeit, interpersonelle Situationen zu meistern, liegt ebenfalls im Bereich Lerndefizite. An diesen so maßgeblichen Überlegungen Wolpes (1990) wird deutlich, dass eine strikte Trennung einzelner ätiologischer Faktoren, die in der Entwicklung des Individuums liegen, sowie von solchen, die in der Umwelt liegen, offenbar nicht möglich ist. Denn Umwelt und Entwicklung eines Menschen lassen sich nicht differenzieren, sondern ergänzen sich oder bilden eine Einheit. Der Mensch ist eben immer beides.

1.2.4 Seligman: Gelernte Hilflosigkeit

Seligmann (1975) ging von tierexperimentellen Beobachtungen und Befunden aus, die später auch bei Menschen Bestätigung fanden. Werden Hunde Strafreizen ausgesetzt, die nach einem Hinweisreiz zu einem rechtzeitigen Sprung in einen neutralen Bereich hätten vermieden werden können, setzt in weiterer Folge ein durch Inaktivität, Apathie, fehlende Aggression und ein durch soziales und sexuelles Defizit charakterisiertes Verhalten ein. Beschrieben werden auch Gewichtsverlust und Anorexie sowie Ulzera und andere Stressreaktionen.

Die Tiere haben es schwer, zu lernen, dass eine Reaktion Erleichterung hervorruft. Im Lauf der Zeit könne das Phänomen der gelernten Hilflosigkeit bei den Tieren abnehmen. Allerdings hat sich Folgendes gezeigt: Wird die Durchführung einer erlernten Reaktion verhindert, werden auch andere Vermeidungsansätze aufgegeben, selbst wenn die ursprüngliche Verhinderung nicht mehr gegeben ist.

Seligman hat mit diesen Befunden ein mögliches Modell für menschliche Störungen, wie die Depression, erstellen wollen. Dabei hat sich gezeigt, dass das Verhindern einer Vermeidungsreaktion beim Menschen für die Manifestation einer Hilflosigkeit allein nicht ausreichend ist. Beim Menschen treten kognitive Variablen ins Spiel, etwa wenn die Unauflösbarkeit einer Situation erkannt wird, wenn Attributionen des Versagens, des Bewusstseins einer allgemein-persönlichen Unfähigkeit und Ähnliches einsetzen. Das Selbstwertgefühl ist offenbar bedroht (Abramson et al. 1989). Das reflexartige Einstellen von Bewegungen bei Bedrohung, dysfunktionalen Attributionen und Gefühlen von Hoffnungslosigkeit erinnert an Zustände, wie sie auch die Depression kennzeichnen.

Stürzen Tiere in die gelernte Hilflosigkeit, haben sie offenbar verlernt, sich zu wehren. Seligman (1999) schlägt deshalb als therapeutische Konsequenz die Wiederherstellung der Erfahrung vor, dass eine Reaktion Verstärkung bewirkt.

Bezogen auf den Menschen, der in eine gelernte Hilflosigkeit hineingerät, kann man ihn therapeutisch motivieren, Aktionen gegen das Trauma einzusetzen und Bewältigungsstrategien anzuwenden. Diese müssen allerdings erlernt und geübt worden sein und im Ernstfall zur Verfügung stehen.

1.2.5 Lauter: Anankastische Depression

Viele Menschen mit unterschiedlichen Angst- und Zwangsstörungen sowie Persönlichkeitsentwicklungsstörungen erleiden depressive Beeinträchtigungen. Oft wird dann von Komorbiditäten gesprochen. Wie erwähnt, hat Akiskal (2002) versucht, mit seinem bipolaren Spektrum hier eine neue Betrachtungsweise zu ermöglichen.

Lauter (1962) hat speziell die anankastischen Störungen bei Depressiven untersucht und in diesem Kontext eine »anankastische Depression« beschrieben, die er von Zwangssymptomen bei nicht Zykloiden abgrenzt. Auffällig ist hier schon die bis in die Kindheit zurückverfolgbare Charakterstruktur der prämorbiden Persönlichkeiten anankastisch Depressiver: Einem geringen Selbstwertgefühl steht eine starke Abhängigkeit vom Urteil anderer zur Seite, kennzeichnend sind deshalb auch speziell Selbstunsicherheit, Gehemmtheit und extreme Schüchternheit. Die Beimischung eines sthenischen Stachels (Kretschmer 1921) zum asthenischen Gesamt der Persönlichkeit macht sich in der ausgeprägten Gewissenhaftigkeit des anankastisch Depressiven geltend. Diese Patienten sind auch gegenüber Suizidabsichten geschützter als andere nicht anankastische Depressive. Während unter den nicht depressiven Zwangskranken die höchsten und niedrigsten sozialen Schichten am häufigsten befallen sind, ist von anankastischen Depressionen die soziale Mittelschicht am häufigsten betroffen.

Doch nicht nur soziale Schicht und Primärpersönlichkeit sind allein bestimmend, zusätzlich entscheiden auch Art und Intensität der depressiven Grundstörung, ob während einer melancholischen Episode anankastische Symptome auftreten. In jeder melancholischen Störung sind Zwangselemente enthalten, etwa in Form der Gedankenmühle oder Entscheidungsschwäche. Schließlich begünstigt die depressive Verstimmung auch ihrerseits das Kleben an Einzelheiten. Die Hemmung im zeitlichen Grundgeschehen der werdenden Persönlichkeit (von Gebsattel, zit. nach Lauter 1962) kann man als Achsensymptom sowohl der Melancholie als auch des Zwanges betrachten. Es lassen sich jedoch Unterschiede aufzeigen. Sie liegen im Inhalt des Zwanges. Bei anankastisch Depressiven steht, im Sinne altruistischer Zwangsbefürchtungen, speziell die Angst vor kriminellen aggressiven Impulsen an erster Stelle.

Bei ausschließlich Zwangskranken hingegen dominiert der Kontroll-, Registrier- und Wiederholungszwang. Zusätzlich findet sich ein Unterschied in der Beziehung zur Außenwelt: Bei anankastisch Depressiven kommt ein extraversiver Werthorizont zur Geltung, bei reinen Zwangskranken ein introversiver.

Die Erkrankung des anankastisch Depressiven wird häufig durch körperliche Noxen und seelische Traumen ausgelöst. Die Abgrenzung von Phasen ist gegenüber nicht anankastisch gestörten Depressiven wesentlich schwieriger und damit auch die Phasendauer schwerer zu bestimmen. Die Intensität der depressiven Symptome ist oft geringer als die der nicht anankastisch-depressiven Patienten.

Lauter stellt die anankastische Depression, die heute eventuell den Dysthymien zugeordnet werden könnte, zwischen die beiden Pole Endogenität und Reaktivität. Er beschreibt 1962 ein Grundmuster der Depression, das er nicht weiter in damals bestehende ätiologische Erörterungen einreiht. Er hebt Auslöser hervor und erwähnt Faktoren, die gegenüber der depressiven Störung Erleichterungen bringen oder sogar Schutzbarrieren darstellen – wie geringere Selbstmordgefahr und abgeschwächte Beschwerdeintensität. Nicht erörtert wird die Frage, ob Zwangsphänomene mit gesteigertem Antrieb bei gleichzeitiger negativ getönter Befindlichkeit auch als agiterte Form einer bipolaren Störung angesehen werden könnten, wie das von Akiskal (2002) vermutet wird.

1.2.6   Zerbin-Rüdin: Auslöser bei depressiven Erkrankungen

In ihrem Beitrag zur psychiatrischen Genetik diskutiert Zerbin-Rüdin (1980) auch die Frage von Auslösern bei depressiven Erkrankungen. Massive Traumen lösen demnach keinesfalls zwingend depressive Phasen aus. Häufiger können leichte Operationen und fieberhafte Infekte, noch häufiger psychische Auslöser, besonders Veränderungs- oder Verlustsituationen, zu depressiven Phasen führen. Die Häufigkeit von Auslösern werde sehr verschieden angegeben. Zerbin-Rüdin (1980) nennt Zahlen von drei bis 70 Prozent. Die Autorin erörtert deshalb die Frage, ob die erhöhte Empfindlichkeit gegenüber Belastungen als erstes Symptom der beginnenden Psychose gewertet werden könne.

Die Auslöser seien offenbar unspezifisch und somit für das Auftreten der Psychose weder absolut notwendig noch allein verantwortlich. Ein nicht gestelltes Problem besteht allerdings in der unbeantworteten Frage, ob die Häufigkeit von 70 Prozent der Auslöser nur endogene oder auch andere Formen von Depressionen betrifft. Diese Frage wird nicht näher behandelt beziehungsweise überhaupt negiert, wenn Zerbin-Rüdin (1980) hervorhebt, dass verschiedene Störungen in einen »Common Pathway«, eben die Depression, einmünden, oder wenn sie darauf verweist, dass die Forschungsergebnisse umso uneinheitlicher werden, je näher man an die Ursprünge der Ursachenkette herangelangt.

Resümierend stellt Zerbin-Rüdin (1968) fest, dass sich »die Erkenntnis einer engen Verflechtung exogener und endogener Faktoren mehr und mehr durchgesetzt hat«.

1.2.7   Die depressiogene Funktion von Selbstwertminderung

Freud (1917) beschrieb die Rolle der Selbstwertminderung und ihre Folgereaktionen als wesentliches Kriterium zur Unterscheidung depressiver Erkrankungen gegenüber Trauerreaktionen. Wie in folgenden Abschnitten noch eingehend dargelegt, haben neben Tellenbach (1983) noch zahlreiche Autoren wie z. B. Abraham (1912), Freud (1917), Rado (1928), Bibring (1953), Mentzos (2001) und viele andere Autoren diesen Aspekt hervorgehoben. Dabei ergaben sich auch deutliche Hinweise, dass ein depressiogener Effekt nicht ausschließlich durch niedrigen Selbstwert, sondern vielmehr auch durch eine Dekompensation des Selbstkonzepts bei vorher gegebener Selbstkompetenz entstehen kann. Da es sich bei diesen Befunden um die Kernthematik dieses Buches handelt, verweisen wir hier auf die diesbezüglichen nachfolgenden Kapitel.

1.3   Zusammenfassender Ausblick

Die psychopathologische Differenzierung hat mit den ätiologischen Gesichtspunkten – endogen, somatogen, psychogen – immer wieder Schritt zu halten versucht. Letztendlich mit der Konsequenz, dass die individuelle Ausgestaltung der depressiven Störung beim einzelnen Patienten nicht besser erfasst worden ist.

Wir können nicht von der Psychopathologie auf die Ätiologie schließen. Vor uns eröffnet sich die Kernsymptomatik der Depression heute vorwiegend unter dem Etikett der »Major Depression«. Das kategoriale Denken hilft uns aber für ein weiteres Verständnis des einzelnen depressiven Menschen nicht weiter.

Wir müssen uns von der von uns gewählten dimensionalen Betrachtung überzeugen lassen, dass individuelle Faktoren, Umweltfaktoren und Bewältigungsstrategien bei allen depressiven Störungen eine mehr oder weniger bedeutsame Rolle spielen. Dazu kommt noch der Einfluss der jeweiligen Entwicklungsphase bzw. des Lebensalters, in dem sich das Individuum befindet.

Im Einzelfall bedeutet dies, dass wir uns jedes Mal mit allen Möglichkeiten auseinandersetzen müssen, die bei der Entstehung einer depressiven Störung von Bedeutung sind. Das heißt, mit dem Anteil, der beim Depressiven selbst liegt und mit den Faktoren, die aus der Umwelt einwirken, letztendlich auch mit jenen aktiven Bewältigungskräften, die den Ausbruch einer depressiven Beeinträchtigung verhindern können, als auch mit genetischen Faktoren und mit Lernprozessen.

Ließe man einen dieser Faktoren therapeutisch unberücksichtigt, könnte dies auf den weiteren Verlauf der Störung Einfluss nehmen – wie wir von Chronizität, von Rückfällen, von Episoden überdauernden Symptomen und Rezidiven wissen. Die depressive Störung befällt den ganzen Menschen. Dieser kann nicht in einzelne Teile zerlegt werden. Er reagiert als ein Ganzer auf ein Ganzes, als ein Gesamtes von Genetik, Anlage, Gelerntem, Erfahrenem, an Erlittenem und somit als Resultat aller Faktoren, die auf ihn eindringen.

Es ist nicht (mehr) möglich, den Menschen anders zu sehen. Wahrscheinlich sollten wir auch bei anderen Erkrankungen diese eher dimensionale und somit komplexere Sichtweise anwenden.

Abbildung I.1.1 soll diese Komplexität am konkreten Beispiel der unterschiedlichen Dimennsionen darstellen, die bei der Entwicklung von Depressionen zusamenwirken können.

Anlage und Umwelt können nicht unabhängig voneinander gesehen werden.

Sie bilden einen Komplex; sie beeinflussen einander, können einander fördern oder hemmen. Sie sind eine Einheit.

Bevor die depressive Störung zum Ausbruch kommt, entwickelt sich unter ungünstigen Umständen eine Fehlregulation des Selbstkonzepts, daraus entsteht – nicht immer nach außen sichtbar – ein Niedergang der Gefühlssphäre (frei nach Janet: »abaissement emotional«). Die Konsequenz ist ein neuerlich verstärkter Niedergang des Selbstwertgefühls mit Verlust konstruktiver Kompensationsfähigkeit.

Wie bereits im Text mehrfach angesprochen, gilt diese Mehrdimensionalität nicht nur für die Entwicklung und Ausgestaltung der depressiven Störungen sondern in ähnlichem Ausmaß auch für den weiteren Verlauf mit seiner Konsequenzen und Folgereaktionen.

Aus dieser komplexeren Betrachtungsweise geht somit hervor, dass die manifeste Depression nicht den eigentlichen Krankheitsbeginn darstellt, sondern dass mehrheitlich auch mit erheblichen therapierelevanten Vorphasen zu rechnen ist. Dabei spielen vermutlich die selbstentwertenden Muster durch ihre stresspotenzierende Wirkung eine ebenso wichtige Rolle wie die individuellen Vulnerabilitätsfaktoren. Zusätzlich sollte nicht übersehen werden, dass die protrahierte Stressbelastung neben der Depression auch erhebliche somatische und psychische Konsequenzen nach sich ziehen kann. Beispiele dafür sind die erhöhte Anfälligkeit Depressiver gegenüber Herz-/Kreislauferkrankungen, Diabetes und verschiedenen psychischen Erkrankungen, speziell Angststörungen. Eine Therapie ist nur komplett, wenn sie auf alle diese Faktoren und Veränderungen eingeht.

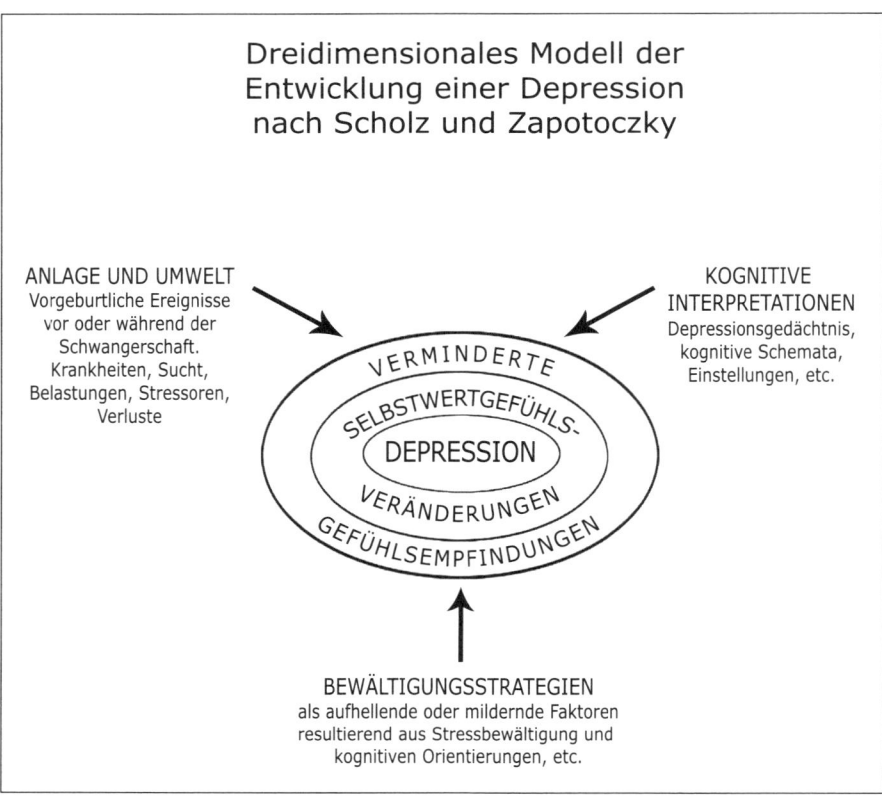

Abb. I.1.1: Die wesentlichsten Faktoren für das Entstehen manifest depressiver Erkrankungen

2 Die Depression, speziell aus der subjektiven Sicht des Erkrankten

Es hat schon seinen Grund, dass Darstellungen des subjektiven Erlebens depressiv Erkrankter in der wissenschaftlichen Literatur selten vorkommen. Das wesentlichste Hindernis besteht darin, dass sich Menschen ohne eigene Depressionserfahrung nie volkommen in die spezielle emotionale Situation depressiv Erkrankter einfühlen können.* Dazu kommt noch, dass auch depressiv Erkrankte ihre Depressionen nicht immer gleichartig erleben und bewerten.

Deshalb kann die nahezu alltäglich gebräuchliche Verwechslung zwischen Traurigkeit, Missstimmung und einer depressiven Verstimmung auch nur Menschen passieren, die nie eine Depression erlebt oder in der therapeutischen Arbeit kennen gelernt haben.

Im Gegensatz zu begründeter Traurigkeit tritt die depressiv bedingte Stimmungsverschlechterung auch ohne erkennbaren Anlass auf. Dazu kommt die Erfahrung, dass sie nicht willkürlich verändert oder »abgeschaltet« werden kann. Natürlich sucht und findet der Betroffene anfangs Erklärungen, bis er sich eingestehen muss, dass der eigentliche Grund im unerklärlichen Verlust der Fähigkeit zur Steuerung der eigenen Emotionen liegt.

Das *Ausmaß der emotionalen Beeinträchtigung* variiert je nach Schweregrad zwischen einer geringen »Herabgestimmtheit« und Freudlosigkeit über massive Depressivität. Bei sehr schweren Depressionen kann die paradoxe Situation entstehen, dass ein schwer depressiv Erkrankter erklärt, absolut »nichts« zu empfinden, das aber dennoch voll von Trauer, Schuldgefühlen und Angst erlebt.

Das schon angesprochene Defizit in der Steuerung der eigenen Emotion äußert sich speziell auch im Verlust der Fähigkeit, sich zu freuen und die Gefühle ihrer Mitmenschen wahrnehmen und teilen zu können.

Charakteristisch wird diese beunruhigende Veränderung von den Betroffenen vorerst meist nicht als Krankheit aufgefasst, sondern vielmehr als Ausdruck extremer Schwäche bzw. Leistungsunfähigkeit, die vor der Umgebung möglichst verheimlicht werden muss. Da dies auf Dauer nicht gelingen kann, ergibt sich daraus eine weitere Eskalation von Schuldgefühlen und Versagensängsten. Die fast logische Folge sind Ratlosigkeit, Selbstaggressionen und Tendenzen zum Rückzug bis zum Wunsch des »Nicht-mehr-da-zu-sein«. Viele Patienten berichten in diesem Zusammenhang über mehr oder weniger massive *Suizidgedanken* und Impulse zur Selbstauslöschung, die speziell zu Beginn der Erkrankung als besonders beängstigend und bedrohlich empfunden werden.

Als besonders unheimlich werden von den Betroffenen die *krankheitsspezifischen Antriebsstörungen* erlebt. Fast immer wird der Verlust der im »Normalleben« automatisch gegebenen Dynamik zur Bewältigung der alltäglichen Aufgaben mit Ängsten und Schuldgefühlen erlebt. Dazu kommt noch der Verlust der Fähigkeit, bei Erschöpfung auf Ruhe und Entspannung umschalten zu können.

---

* Aus diesen Gründen wird sich auch unsere hier dargestellte Sicht nur auf die wesentlichsten Kriterien und Konturen beschränken müssen, wie sie sich uns aus der täglichen Arbeit mit Depressiven widerspiegelt.

Naturgemäß beunruhigt es jeden Menschen, wenn er eines Tages nicht mehr die Kraft aufbringt, morgens aufzustehen, seine Arbeit zu verrichten bzw. den Haushalt zu besorgen. Dazu kommt noch die sehr beunruhigende Wahrnehmung, dass Angehörige und andere Bezugspersonen vielfach kein ausreichendes Verständnis für den auf den ersten Blick unerklärlichen Verlust der Antriebskraft aufbringen können.

Bei der gegebenen emotionalen Verstimmung ist es unausweichlich, dass sich die Betroffenen dann auch selbst als faul, schlampig und unfähig erleben. Daraus entwickeln sich zwangsläufig neuerlich Schuldgefühle sowie eine weitere Herabminderung des meist schon vor der Erkrankung gegebenen niedrigen Selbstwerts.

Für die Einfühlung in die depressiven Antriebstörungen muss man berücksichtigen, dass im Gegensatz zu der in der Depressionsliteratur vielfach polarisierenden Unterscheidung zwischen Antriebshemmung und Antriebssteigerung bei vielen Erkrankten tatsächlich eine unangenehme Mischsituation vorliegt. Die Betroffenen haben das Gefühl, sich zu nichts aufraffen zu können und leiden dennoch gleichzeitig an massiver Gespanntheit und Unruhe.

Die damit verbundene permanente innere Hochspannung verstärkt auch die *charakteristische Schlafstörung*, die sich neben erschwertem Einschlafen als die typische depressive Durchschlafstörung manifestiert.

Nach kurzem, maximal mehrstündigem Schlaf und Erwachen aus vielfach angstvollen Träumen folgt eine hartnäckige Wachheit mit Grübelzwang, Schuldgefühlen und Angst vor den Anforderungen des kommenden Tages. Erst kurz vor dem Läuten des Weckers stellt sich wieder Schläfrigkeit ein. Die Folge sind naturgemäß bleierne Müdigkeit und Unausgeschlafenheit, die mit der vielfach morgens besonders schlechten Stimmung zu einem denkbar schlechten Start in den Tag führt.

Ein weiteres Unterscheidungsmerkmal gegenüber trauriger Verstimmtheit liegt in der zusätzlichen Dimension begleitender *körperlicher Ausdruckssymptome* als fixer Bestandteil depressiver Erkrankungsbilder.

Ihr Auftreten beruht auf der engen funktionellen Verknüpfung des für die Steuerung emotionaler Prozesse verantwortlichen limbischen Systems mit Hirnstrukturen, welche die Kontrolle vieler vegetativ/somatischer Funktionen ausüben. Verkürzt gesagt, stellt sich nahezu der gesamte Stoffwechsel auf Sparflamme. Damit reduzieren sich Kreislauffunktionen, Appetit, Verdauung, Sexualität, Leistungsvermögen und viele andere vitale Funktionen. In der neueren Literatur wird, gegenüber früheren Vorstellungen, eine noch wesentlich größere Vielfalt von mit Depressionen assoziierten körperlichen Beschwerden beschrieben, die speziell auch als Vorläufersymptome depressiver Phasen auftreten können: So hat eine Untersuchung von Simon et al. (1999) an 1 146 Patienten ergeben, dass immerhin 69 Prozent depressiv Erkrankter wegen begleitender körperlicher Symptome ihren Hausarzt aufgesucht hatten. Eine besondere Bedeutung wird vor allem Schmerzzuständen beigemessen, für die bei depressiv Erkrankten nach den Befunden bei 18 900 Patienten (Ohayon und Schatzberg 2003) gegenüber der Normalbevölkerung ein vierfach höheres Erkrankungsrisiko besteht. Besonders häufig werden Kopfschmerzen als Vorboten bzw. Begleitbeschwerden von Depressionen beobachtet. Zu den ebenfalls häufigen vegetativen Begleitstörungen zählen gastrointestinale Störungen, wie permanente Übelkeit, Obstipation, Reizdarmsymptome, Schwindel, Kollapsgefühl, Blutdruckschwankungen, Herzrasen u. a. m.

Zusätzlich empfinden depressiv Erkrankte oft beängstigende Körpersensationen, wie einen »Kloß im Hals«, Würgegefühle oder einen einschnürenden Druck, der wie »Reifen um Hals und Brust« erlebt wird.

Naturgemäß entsteht dadurch bei der Mehrzahl der depressiv Erkrankten vorerst die Vorstellung ausschließlich körperlich krank zu sein.

Dennoch ist es für die Betroffenen keinesfalls beruhigend, wenn sich ihre Befürchtungen durch die organmedizinische Abklärung dann nicht bestätigen lassen, da ja ihre Beschwerden nach wie vor weiter bestehen.

Als Konsequenz ergeben sich daraus oft massive neue Verunsicherung und Schuldgefühle sowie die Befürchtung, als Hypochonder bzw. Simulanten zu gelten – auf jeden Fall aber als Menschen, die offenkundig mit den anstehenden Aufgaben und Problemen nicht fertig werden können.

Die damit verbundenen zusätzlichen Selbstwertprobleme und Ängste werden naturgemäß auch nicht geringer, wenn dann wohlmeinende Angehörige zur Beruhigung des Betroffenen versichern, dass ihm nach medizinischen Maßstäben ohnehin nichts fehle, er also »nichts Ernstes habe«.

Ein besonders verunsichernder Faktor liegt auch in der *spezifischen Verlaufsdynamik depressiver Erkrankungen*. Dazu zählt in erster Linie das aus subjektiver Sicht völlig unerklärliche Auftreten der Erkrankung, das vielfach keine rationale Erklärung zulässt. Für den Betroffenen ergibt sich daraus auch nach Abklingen der Depression ein Gefühl ständiger Bedrohung und Unsicherheit, das nicht selten lebenslang alle Wünsche, Pläne und Konzepte beeinträchtigen kann. Hier könnten Analogien zum »Schmerzgedächtnis« gefunden werden: In der Schmerzforschung wurde nachgewiesen, dass unbehandelte Schmerzzustände im Sinne eines bleibenden Schmerzgedächtnisses die subjektive Einstellung zum Schmerzerleben verschlechtert. Analog dazu kann speziell bei ungenügend behandelten Depressionen analog zu den bereits zitierten Überlegungen von Beck et al. (1981) und Teasdale (1985) ebenfalls mit der Manifestierung eines »Depressionsgedächtnisses« gerechnet werden, das sich als permanente Belastung der Lebensqualität auswirken kann.

Ein weiterer, oft besonders rätselhafter und beunruhigender Faktor liegt in den meist unerklärlichen *Tagesschwankungen* der Intensität depressiver Symptome. Bei der Mehrzahl der Betroffenen treten die depressiven Störungen morgens und vormittags am stärksten auf – somit in einer Zeit, in der die Arbeitsbelastung generell am höchsten ist. Die dann in den Nachmittagsstunden meist eintretende Besserung wird nur bedingt als Erleichterung erlebt. Vielfach wird sie aber auch als Hinweis auf eine nicht ganz ernst zu nehmende Problematik verstanden.

Dazu kommt noch der zermürbende alltäglich wiederkehrende emotionale Absturz in der Nacht bzw. am kommenden Morgen.

Fasst man die hier dargestellten wesentlichsten Merkmale von Depressionen zusammen, ergibt sich ein breit gestreutes Bündel an für die Betroffenen schwer zu verstehenden Störungen mit der Konsequenz einer erheblichen Verunsicherung und Selbstwertminderung.

Das kombinierte Auftreten einer depressiven Stimmungslage mit Antriebsstörung und begleitenden körperlichen Störungen bewirkt an und für sich schon eine schwere Beeinträchtigung des Befindens.

Darüber hinaus entspricht diese Kombination von Symptomen so wenig den landläufigen Vorstellungen einer Krankheit, dass daraus zwangsläufig weitere Fehlinterpretationen und Ängste entstehen müssen:

- Scheinbar unkorrigierbare Stimmungsverschlechterung signalisiert den Verlust der Selbstkontrolle über die eigenen Emotionen.

- Unerklärbare Antriebsstörungen vermitteln den Eindruck einer deutlichen Leistungsminderung, die meist schuldhaft interpretiert wird.
- Rätselhafte körperliche Symptome bei negativem organmedizinischem Befund werden nicht selten als »eingebildete Krankheiten« gedeutet.
- Der charakteristische Verlauf mit der Möglichkeit neuer Rückfallsphasen »aus heiterem Himmel« stellt für viele Betroffene auch in stabilen Phasen ein erhebliches Bedrohungsszenario dar, das sowohl Zukunftsplanungen als auch eine optimistische Lebensperspektive nachhaltig beeinträchtigt.

Es ist nur allzu verständlich, dass sich daraus eine *zunehmende Verunsicherung* für die Betroffenen und ihre Umgebung entwickelt. Nur wenn es gelingt, diese Verunsicherung frühzeitig therapeutisch zu beeinflussen, kann die notwendige Krankheitseinsicht und damit eine ausreichende Mitarbeit der Patienten (»Compliance«) als Voraussetzung für positive Behandlungsergebnisse und unbelastete Zukunftsperspektiven errreicht werden.

Voraussetzungen dafür sind eine gute Beziehung zwischen Patient und Therapeut, der rasche Einsatz einer möglichst effektiven Behandlung sowie die gezielte Beeinflussung von individuell belastenden Hintergrundfaktoren.

Da sich gezeigt hat, dass bei der Komplexität depressiver Störungen eine ausschließlich pharmakologische Therapie nur unbefriedigende Langzeitergebnisse gewährleistet, liegt es im Interesse des Patienten, sich wieder verstärkt den psychischen und psychosozialen Hintergrundfaktoren depressiver Erkrankungen zuzuwenden, über die eine Fülle von Krankheitsliteratur vorliegt.

3 Die Suche nach depressiogenen Risikofaktoren in der Literatur

Wie anlässlich der Darstellung der verschiedenen Erklärungsansätze in Kapitel 1 sichtbar, existieren in der Krankheitsliteratur zahlreiche scheinbar sehr divergierende psychische Erklärungsmodelle für depressive Erkrankungen. Versucht man trotz ihrer auf den ersten Blick gegebenen Inhomogenität einen »roten Faden« im Sinne inhaltlicher Zusammenhänge zu erkennen, finden sich in der Mehrzahl der Hypothesen Hinweise auf *nachhaltige Störungen des Selbstkonzepts* mit schwerwiegenden Konsequenzen für die Selbstwertregulierung. Es scheint deshalb sinnvoll, im Interesse der Konzeption eines für die Mehrzahl depressiv Erkrankter verbindlichen Therapiekonzepts die vorliegende Literatur auf die Relevanz dieses Aspekts zu überprüfen:

- Eine immer wieder neu belebte Aktualität kommt in diesem Zusammenhang der *psychodynamischen Sichtweise* zu. Hier wird unter anderem bereits 1917 von Freud auf die Bedeutung der Störung des Selbstwertgefühls als wesentliches Kriterium zur Unterscheidung zwischen Depression und Trauer hingewiesen. Bei Trauer fehle üblicherweise die für »Melancholiker« kennzeichnende Selbstwertproblematik. Somit finden sich bereits hier Hinweise auf die bei vielen depressiven Patienten erkennbaren Selbstwertregulationsstörungen. Als psychodynamische Mechanismen für die Entwicklung depressiver Prozesse gelten u. a. auch charakteristische Reaktionen auf Objektverluste, z. B. Trennungen, Verluste von Perspektiven, Wünsche nach Schutz und Versorgung, Abhängigkeitstendenzen sowie Trennungsängste u. a. m. (Schauenburg et al. 1999, Abraham 1912, Benedetti 1981, Bleichmar 1996, Will et al. 1998).
- Der daraus entstandene *depressive Grundkonflikt* (Rudolf 1995, 2000) wird dann individuell unterschiedlich abgewehrt. Am häufigsten entstehen Tendenzen zur sozialen Unterordnung und interpersonellen Abhängigkeit, alternativ dazu können sich aber auch narzisstische Gegenregulationen bis zur »Pseudounabhängigkeit« entwickeln (Arieti und Bemporad 1983). Bedeutsame Konsequenzen der ungelösten Konflikte sind vielfach weiter zunehmende Selbstabwertung und Hilflosigkeit mit entsprechender permanenter unterschwelliger Stressbelastung. Diese führt neben ihren neurobiologischen Folgen auch zu deutlich verringerter Toleranz gegenüber Verlusterlebnissen, Kränkungen und anderen Belastungen. Übersichtliche Zusammenfassungen der psychodynamischen Sichtweise finden sich bei Schauenburg et al. 1999 sowie bei Mentzos 2001 und 2002.
- Nicht ganz überraschend werden auch besonders *enge Zusammenhänge zwischen Depressionen und Angststörungen* beschrieben (Farabaugh et al. 2005). Zur Erklärung kann nicht nur die reichhaltige Literatur über ähnliche neurobiologische Hintergrundstörungen beider affektiven Krankheitsformen herangezogen werden, sondern auch vielfach analoge psychosoziale Anpassungsstörungen als Ausdruck einer gestörten Selbstregulierung. Diese Parallelen haben bekanntlich auch zu Hypothesen eines zumindest partiellen Zusammengehörens beider Störungen als selbstständige affektive Erkrankung geführt.
- Zu den im Laufe der letzten Jahre besonders häufig diskutierten Hintergrundfaktoren depressiver Erkrankungen zählen einige in den Klassifikationssystemen DSM-IV und ICD-10 definierte *Persönlichkeitsstörungen*, speziell die im Cluster C

(»ängstlich und furchtsam«) enthaltenen Varianten mit den Haupteigenschaften selbstunsicher, passiv aggressiv, vermeidend, zwanghaft und dependent (z. B. Johnson et al. 2005). Hartlage et al. (1998) betonen die Bedeutung eines depressiven Persönlichkeitsstils als Hintergund depressiver Erkrankungen. Rees et al. (1997) sowie Camus et al. (1997) konzentrierten sich bereits auf die Leitthemen Zwang, Vermeidung und Dependenz als depressiogene Hintergrundstörungen.

- Vereinzelt werden als Depressionshintergründe auch Muster aus den Clustern A und B der Persönlichkeitsstörungen z. B. mit dominierenden paranoiden oder gescheiterten narzisstischen bzw. histrionen Tendenzen gefunden (Iacoviello et al. 2007). Bei einer Differenzierung nach dem klinischen Verlauf ergab sich eine häufigere Zuordnung von Störungen aus dem Cluster C zu unipolaren Depressionen, während Störungen aus dem Cluster B (»dramatisch, emotional, launisch«) häufiger bei bipolaren Verläufen registriert wurden (Schiavone et al. 2004). Die bereits angesprochene Tendenz zur übermäßigen Unterordnung und Abhängigkeit gegenüber Bezugspersonen ist auch die Leitmotivation von Menschen mit dependenter Persönlichkeitsstruktur, die ebenfalls vielfach als häufiges Hintergrundmuster bei depressiv Erkrankten beschrieben wird. Eine Metaanalyse von Nietzel und Harris (1990) beschreibt Abhängigkeitstendenzen als besonders gut gesicherte Eigenschaften depressiver Patienten. Andererseits ergaben gezielte Untersuchungen analog zu den anderen genannten Faktoren keine grundsätzlich zwingende Relation zu allen depressiven Erkrankungen (z. B. Skodol et al. 1996). Man kann dennoch annehmen, dass extreme Anhänglichkeit und Tendenz zu Anpassung und Unterordnung zumindest teilweise zur Kompensation von sozialer Unsicherheit und Selbstwertmängeln aufrechterhalten wird.

- In der Depressionsforschung werden in diesem Zusammenhang seit langem *einige zusätzliche typologische Persönlichkeitsbeschreibungen* diskutiert. Gemeint sind hier im Vergleich zu Persönlichkeitsstörungen weniger tief verankerte Verhaltensmuster, die möglicherweise auch in direkterem Zusammenhang zu äußeren Belastungsfaktoren stehen. Besonders oft werden in diesem Zusammenhang Strukturen mit den Kriterien des bereits erwähnten *Typus Melancholicus (Tellenbach)* als »Primärpersönlichkeit« bei Depressionen diskutiert. Dabei handelt es sich – wie ebenfalls in Kapitel 1 bereits angesprochen – um besonders ordentliche, überkorrekte Menschen mit einer permanenten Neigung zur Hilfsbereitschaft bis zur »Aufopferung« und striktester Einhaltung vorgegebener Normen. Bemerkenswert ist die hohe Repräsentanz dieser Muster bei depressiven Patienten, die nach einer Übersicht von diesbezüglichen Studien bei 30 bis 70 Prozent der von ihnen untersuchten Patienten auffiel (Mundt und Fiedler 1996). Eine mögliche Erklärung kann in den Befunden von Söldner (1994) gesehen werden, nach denen bereits in der Kindheit erkennbare Hinweise auf ängstliche Unsicherheit und daraus resultierende Tendenzen zu finden waren, die durch die Ausbildung des beschriebenen abhängigen Verhaltensmusters abgewehrt werden. Insgesamt könnte sich daraus der Eindruck bestätigen, dass Dependenz ebenso wie überkorrekte Ordnungshaltung im Sinne einer »pathologischen Normalität« als vermeintliche Schutzmechanismen gegenüber Unsicherheit und Selbstwertproblemen aufrechterhalten werden.

- Als weiteres Modell zur Erklärung depressiven Reagierens wurde von Seligman das bereits in Kapitel I.1 diskutierte Konzept der *»erlernten Hilflosigkeit«* vorgeschlagen, da sich hier erhebliche Parallelen bezüglich Verhalten und physiologischen Veränderungen sowohl in Situationen der Ausweglosigkeit als auch bei Depressionen erkennen lassen. Konsequenzen sind unter anderem forcierte Initiativlosigkeit, negative kognitive Denkstrategien, Selbstabwertung, Aggressionshemmung, sozialer Rückzug, Libidoreduktion, Appetitlosigkeit und protrahierte vegetative Funktionsveränderungen. Als indirekte Bestätigung dieser Zusammenhänge können verbesserte Behandlungsergebnisse gegenüber antidepressiven Standardtherapien bei zusätzlicher aktivierender »positiver Psychotherapie« gegen die Gefühle der Hilflosigkeit gewertet werden (Seligman et al. 2006). Ergänzend dazu haben systematische Längsschnittuntersuchungen von Nolen-Hoeksema et al. (1992) sowie Cole et al. (2007) auf die Wechselwirkungen zwischen erlernter Hilflosigkeit und depressivem Verhalten speziell im kindlichen Reaktionsmodus hingewiesen.

- Zu den in therapeutischer Hinsicht besonders relevanten Erklärungskonzepten depressiver Erkrankungen zählen die von der *kognitiven Verhaltenstherapie (Beck 1974)* herausgestellten intensiven Interaktionen zwischen gestörtem Selbstkonzept, Emotionalität, selbstentwertenden Kognitionen und dem Verhalten. Somit werden kognitive Störungen, bedingt durch frühere belastende ungünstige Erfahrungen und Lernprozesse, als wichtige Hintergründe depressiver Erkrankungen vermutet. Charakteristisch für depressive Zustände sind verzerrte, dysfunktionale Kognitionen, deren negativ abwertender Inhalt bei gleichzeitiger Unterdrückung positiver Erfahrungen, einer kritischen Überprüfung meist nicht standhält. Das Resultat besteht in einer Überbewertung belastender Lebensfaktoren und daraus resultierenden Tendenzen zur Aufgabe stimmiger sozialer Positionen. Erschwerend können noch zusätzliche tatsächlich vorhandene Belastungen als Auslöser bzw. Verstärkerkomponente wirksam werden (Hautzinger 1995, 1998). Negative Selbstkonzepte und Kognitionen als Hintergrund von Depressionen werden auch von Leucht et al. (1997) beschrieben.
- Ebenfalls aktuell diskutiert werden die *aus der interpersonellen Therapie depressiver Erkrankungen* abgeleiteten Erklärungsansätze (Klerman et al. 1984, Schramm 1994, 1996, 1998). Ihre aus empirischen Befunden stammenden Grundannahmen weisen auf einen Zusammenhang zwischen fehlerhaften Anpassungsreaktionen, ineffektivem Umgang mit interpersonellen Schwierigkeiten und Belastungen mit dem Auftreten von Depression hin. Dementsprechend bestehen die vordergründigen Therapieziele in einer Besserung bzw. präventiven Verhinderung depressiver Symptome durch das Erkennen und Verändern dysfunktionaler interpersoneller Reaktionsmuster.

Zusammenfassend betrachtet findet sich auch bei der hier sehr begrenzten Übersicht eine Fülle von scheinbar unterschiedlichen Hintergründen für eine erhöhte Vulnerabilität gegenüber depressiven Krankheitsprozessen.

Sucht man, beginnend von der psychodynamischen Sicht, über selbstabwertende Kognitionen und erlernte Hilflosigkeit, bis zu interpersoneller Defiziten nach einer gemeinsamen Grundthematik, spricht vieles für eine möglicherweise gegebene ursächliche Funktion eines gestörten Selbstkonzepts mit daraus resultierenden fehlerhaften Kompensationsmechanismen.

Unklar bleibt dabei in jedem Einzelfall, ob dafür spezielle intrapsychische Fehlentwicklungen, exogene Belastungen bzw. Traumatisierungen oder ein Mangel an schützenden Kompetenzen verantwortlich gemacht werden kann. Hier gibt es sicher die unterschiedlichsten individuellen Varianten und Kombinationen.

Da aber gerade die Begriffe Selbstkonzept, Selbstwert und Selbstwertregulierung vielfach missverständlich gebraucht werden, scheint es vorerst sinnvoll, eine Entwirrung der zahlreichen sich teilweise überschneidenden Begriffskategorien vorzunehmen.

3.1 Begriffsbestimmungen: Selbst, Selbstkonzept, Selbstwert und häufige Varianten der Fehlregulierung

Zu den Merkwürdigkeiten menschlichen Verhaltens zählt, dass wir über den Selbstwert meistens erst dann nachdenken, wenn bereits erhebliche Defizite vorliegen.

In zahlreichen Publikationen werden »Selbstwertmängel« manchmal recht unkritisch als Verursacher unzähliger Störungen gewertet. Das Spektrum reicht dann vom umgangssprachlichen »Minderwertigkeitskomplex« über Depressionen, Abhängigkeiten und vielen anderen Erkrankungen bis zu verschiedenen sozialen Auffälligkeiten.

Oft stellt sich bei näherer Betrachtung aber heraus, dass unter dem Begriff »Selbstwert« eine verwirrende Vielzahl von teilweise recht unterschiedlichen Kriterien zusammengefasst wird, die auch in ihren konkreten kognitiven Auswirkungen keinesfalls einheitlich zu bewerten sind. Beispiele dafür sind die umgangssprachlich oft synonym zu »Selbstwert« gewerteten Kategorien »Selbsteinschätzung«, »Selbstbewertung«, »Selbstachtung«, »Selbstzufriedenheit«, »Selbstkonzept«, »Self Esteem« u. a. m.

Noch deutlicher werden die qualitativen Unterschiede bei Folgereaktionen nach Störungen des Selbstwerts, da es keinesfalls als gleichwertig zu betrachten ist, wenn von »Selbstwertminderung«, »Selbstverachtung«, »Selbstabwertung«, »Selbstbeeinträchtigung« oder »Selbsterniedrigung«, »Self-handicapping«, »Self-derogation«, »Self- bullying« u. a. m. gesprochen wird.

Diese sehr unterschiedlichen Nuancen können bei der Beurteilung des individuellen psychodynamischen Hintergrundes von Störungen durch Selbstwertprobleme zur erheblichen Verwirrung beitragen. Es wäre deshalb klüger, den gesamten Komplex als »Selbstwertsystem« zu bezeichnen und die jeweiligen Qualitäten individuell präziser zu beschreiben.

Ohne hier allzu weit in die inzwischen immens reichhaltige und nicht immer gut verständliche Literatur einzugehen, die sich mit den Definitionen des »Selbst« und seiner Wertigkeiten beschäftigt, scheint es sinnvoll, hier einige für unsere Thematik wichtige Begriffe näher zu definieren:

Im Gegensatz zu dem »Ich«, das den Ausgleich zwischen den konflikthaften Ansprüchen von Es, Über-Ich und der äußeren Realität anstrebt und somit als inneres Anpassungsorgan fungiert, ist das »*Selbst*« aus psychoanalytischer Sicht für die Beschreibung des Selbsterlebens vorgesehen (Rhode-Dachser 1999). Somit versteht man unter dem Selbst »mich selbst«, »wie ich mich unmittelbar als ganze Person erlebe, welche Vorstellungen ich bewusst oder unbewusst von mir habe« (Hartmann 1950). Generell werden für das »Selbst« zwei Kategorien beschrieben (James 1890): Das subjektiv erlebte »Selbst« als Summe der eigenen Handlungen, des eigenen Willens, des Empfindens über sich selbst, »was mich von anderen abgrenzt« und unterscheidet etc., wobei auch hier enge Verknüpfungen mit somatischen, vegetativen und motorischen Sensationen bestehen. In Ergänzung dazu enthält das »objektive Selbst« die verschiedenen Dimensionen des insgesamt erfassbaren Selbstbildes bzw. des Selbstkonzepts. Beide Komponenten des »Selbst« sind zentral und entscheidend für das psychische Gleichgewicht des Menschen verantwortlich (zit. aus Parfy et al. 2003). Insgesamt hat das um eher objektive Wissenschaftlichkeit bemühte psychologische Schrifttum somit eine Fülle von Definitionsversuchen angeboten – mit dem Resultat, den subjektiv gefärbten Begriff »Selbst« weitgehend durch die objektivere Bezeichnung »Selbstkonzept« zu ersetzen (Mummendey 2005).

Unter »*Selbstkonzept*« definiert Mummendey (zit. 2006, S. 38) »die bei einer Person erfassbare Gesamtheit selbstbezogener psychologischer Prozesse«, somit die Gesamtheit aller Selbstbeurteilungen eines Individuums. Beispielsweise, wie man sich selbst wahrnimmt, was man von sich selbst erinnert, wie man über sich denkt, wie man sich bewertet, welche Gefühle man sich selbst gegenüber hegt, welche Vorstellungen und Erwartungen man von sich selbst hat, was man also will und was man vorhat«. Verkürzt gesagt beinhaltet das Selbstkonzept einer Person somit die Gesamtheit der Einstellungen zur eigenen Person. Damit hat es naturgemäß ebenfalls einen enorm subjektiv wertenden Charakter.

Das *Selbstwertgefühl* ist der Wert oder die Bewertung, die ein Individuum sich selbst zuschreibt und zukommen lässt (Jacoby 1991, Mummendey 2006). In Übersetzung des besonders häufig gebrauchten Begriffs »Self esteem« werden Selbstwertschätzung, das Selbstwertgefühl, gelegentlich auch die Selbstachtung verstanden (Mummendey 2006). Im üblichen Sprachgebrauch sieht man in ihnen eher positive, aufwertende Qualitäten einer Person und somit kein objektives Kriterium. Psychoanalytisch gesehen ist das »Selbstwertgefühl« die Gesamtheit der subjektiven Überzeugungen von »Güte, Größe und Stärke« des Selbst, das allerdings vielen Einflüssen unterworfen ist und somit keine konstante Größe darstellt.

Dementsprechend ist ein stabiles, aber auch realistisches Selbstwertgefühl das Ergebnis eines andauernden komplizierten dynamischen Prozesses, der sich ab der frühen Kindheit über verschiedene Stufen entwickelt. Dabei ergibt sich die jeweils aktuelle Gesamtbilanz durch ein ständiges Wechselspiel zwischen realistischen, übersteigert positiven Wertungen und Gefühlen der Abwertung (Mentzos 2002).
  Naturgemäß wird der Selbstwert nicht nur durch eigene Wahrnehmungen über innere Signale bestimmt, vielmehr stellt er auch ein Spiegelbild der Bewertungen durch andere Personen dar. Ein konkretes Beispiel dafür ist in diesem Zusammenhang die von Leary und Baumeister (2000) diskutierte »Sociometer Hypothesis«. Sie postuliert, dass das Selbstwertgefühl ein System zur ständigen Kontrolle des Ausmaßes der sozialen Akzeptanz darstellt. Verstärken sich Eindrücke einer zu geringen oder fehlenden sozialen Anerkennung, entwickelt das System Verhaltensweisen zur Erreichung einer höheren Akzeptanz. Somit können adaptive Veränderungen des Selbstwertgefühls erhebliche konstruktive Effekte auf das Sozialverhalten des betroffenen Individuums bewirken.

Anpassungsvorgänge des Selbstwertsystems helfen also, mit Problemen fertig zu werden und nützen damit der Stabilität und der Gesundheit. Somit sind sie auch eine wesentliche Voraussetzung zur Bildung klarer Selbstkonzepte (Mummendey 2006).
  Dieses ständige Bemühen um Anpassung des eigenen Verhaltens an die persönlichen Standards und Ziele im Sinne einer ständigen Überprüfung der aktuellen Situ-

ation zur Selbstorganisation wird nach Carver und Scheier (1981) als *Selbstregulation* (Self-Regulation) bezeichnet. Gemeint ist ein ständiges Überprüfen des eigenen Handelns und Funktionierens unter permanenter Einbeziehung der Reaktionen und Einstellungen anderer Personen mit neuerlicher Reflexion auf die Selbstbeurteilung des Betroffenen. Diese metakommunikativen selbstreflexiven Aktivitäten dienen nach Bandura (2001) zur ständigen Anpassung der Selbstbeurteilung bezüglich der Fähigkeit zur Kontrolle des Verhaltens und der gegebenen Selbstwirksamkeit.

Zusammenfassend betrachtet ist es aufgrund der Unzahl widersprüchlicher bzw. sich überschneidender Begriffskategorien, die sich mit Selbst, Selbstwert, Selbstkonzept etc. befassen, notwendig, den jeweils gemeinten Terminus klar abzugrenzen und gegebenenfalls zu beschreiben.

Für den Begriff Selbstwert ergibt sich in seiner Rolle als durch innere und äußere Faktoren ständig veränderbarer Anteil des Selbstkonzepts eine wesentlich dynamischere Sicht. Dabei soll vor allem nicht übersehen werden, dass sich bei intakter Funktion der Selbstregulation Verminderungen des Selbstwerts durch entsprechende Anpassungsreaktionen wieder konstruktiv kompensieren lassen.

Anders ist es bei gestörter Regulation des Selbstkonzepts, da hier die beschriebenen Mechanismen der korrigierenden Rückkoppelung nicht mehr ausreichend funktionieren. Es kann dann bei Gefährdung des Selbstwerts anstelle einer gesunden Kompensation zu regressiver Selbstabwertung oder alternativ dazu zu einer expansiv-narzisstischen Gegenregulation kommen. Gleicht man diese Erkenntnisse mit der Krankheitsliteratur ab, fallen auf den ersten Blick die zahlreichen Hypothesen ins Auge, nach denen speziell niedriger Selbstwert für zahlreiche affektive Erkrankungen verantwortlich gemacht wird.

3.2 Die direkte Bedeutung niedrigen Selbstwerts für Depressionen in der Literatur

Sucht man ein besonders relevantes psychotherapeutisches Arbeitsfeld bei depressiven Erkrankungen, dem in nahezu allen bisherigen Hypothesen eine erhebliche Bedeutung zugesprochen wird, dann bieten sich in erster Linie die Selbstwertprobleme an, da sie kaum einem depressiv Erkrankten wirklich erspart bleiben.

Ein Blick auf die diesbezügliche Literatur bestätigt, dass geringer Selbstwert (»low self esteem«) im Zusammenhang mit zahlreichen Erkrankungen, aber auch mit sozialem Fehlverhalten, genannt wird. Das Spektrum der Störungen reicht von Depressionen über Angststörungen, Essstörungen, psychosomatischen Erkrankungen und Persönlichkeitsstörungen bis hin zu massiven sozialen Auffälligkeiten, wie Workaholismus, Aggressivität, Kriminalität oder extreme Rückzugstendenzen (z. B. Cervera et al. 2003, Pakriev et al. 2002, Dunkley und Grilo 2007, Donnellan et al. 2005, Eiber et al. 2003, Trzesniewski et al. 2006, Taylor et al. 2007, de Jong 2002, Mann et al. 2004, Stucke 1999, Burke 2004, Young et al. 2004, Sassaroli und Ruggiero 2005, Franklin et al. 2006).

Speziell bei Depressionen ziehen sich, wie bereits dargestellt, Berichte über die Bedeutung niedrigen Selbstwerts als Vulnerabilitätsfaktor wie ein roter Faden durch die ältere Krankheitsliteratur: Beginnend mit der Positionierung von Freud (1917), der Selbstwertminderung als entscheidendes Kriterium zur Differenzierung zwischen Depression und Trauer ansah, finden sich ähnliche Stellungnahmen in mehr oder weniger starker Akzentuierung bei zahlreichen Autoren bzw. psychotherapeutischen Denkrichtungen. Ein besonders hoher Stellenwert kommt dabei den selbstabwertenden Kognitionen und daraus resultierenden regressiven Verhaltensmustern in der kognitiven Therapie der Depressionen (Beck 1974) zu. Auch Brown beschreibt in seiner Darstellung der ursächlichen Rolle von Lebensereignissen für affektive Erkrankungen u. a. einen niedrigen Selbstwert als wesentlichen Vulnerabilitätsfaktor für die Entwicklung von Depressionen (Brown et al. 1990 a und b, 2000).

Eine weitere Steigerung des wissenschaftlichen Interesses an dieser Thematik signalisiert die Zunahme an Untersuchungen der Zusammenhänge zwischen niedrigem Selbstwert und Depressionen in den letzten zwei Jahrzehnten. Drei Studien von Roberts et al. (1996) beschreiben den Zusammenhang zwischen verringertem Selbstwert und gesteigerter Depressivität bei Erwachsenen. Ähnliche Koinzidenzen werden von Di Clemente et al. (2005) bei den untersuchten adoleszenten weiblichen Afroamerikanerinnen dargestellt.

Fennell (2004) weist ganz besonders auf die Wechselwirkungen niedrigen Selbstwerts sowohl als Vulnerabilitätsfaktor als auch als Konsequenz depressiver Prozesse hin. In ihrer Zusammenstellung der Zusammenhänge zwischen psychischen Krankheiten und niedrigem Selbstwert von Silverstone und Salsali (2003) verdeutlicht sich auch der circulus vitiosus zwischen niedrigem Selbstwert, Depressionen und Essstörungen. In diesem Kontext interessant ist auch die Darstellung von Querverbindungen zwischen niedrigem Selbstwert und erhöhter Stressanfälligkeit (Thommasen et al. 2005).

Abela et al. (2006) haben in einer längerfristig angelegten Verlaufsstudie die Ansicht bestätigt, dass Depressive mit geringem Selbstwert bei Belastungen und Ärger verstärkte depressive Symptome entwickelt haben als depressive Probanden mit höher angelegtem Selbstwert. Sie schließen daraus auf eine möglicherweise gegebene Pufferfunktion höheren Selbstwerts gegen Ärger und Belastungen bei depressiven Erkrankungen.

Bei einer Untersuchung der Suizidtendenzen Adoleszenter fanden Wild et al. (2004) eine Beziehung zwischen Suizidalität und familienbedingt reduziertem Selbstbewusstsein, während andere Gründe für reduziertes Selbstbewusstsein, z. B. durch Gleichaltrige, Schule, Sport etc., diesbezüglich weniger folgenreich waren.

Instabile Werte für den Selbstwert fanden Knowles et al. (2007) auch bei Patienten mit in Remission befindlichen bipolar affektiven Störungen und schließen daraus auf eine Funktion als Vulnerabilitätsfaktor bei diesen Erkrankungen.

Erheblicher praktischer Wert kommt den Befunden einer Nachuntersuchung der Lebensqualität (QOL) behandelter depressiver Patienten von Kuehner und Buerger (2005) zu. Ihre Befunde sprechen dafür, dass eine ausschließlich auf das depressive Syndrom selbst gezielte Therapie ohne Verbesserung des Selbstwerts keine ausreichenden Resultate für die Lebensqualität garantieren kann.

Alle diese Überlegungen führten nahezu zwingend zu der Entwicklung von Therapieformen zur Verbesserung eines zu niedrigen Selbstwerts, die allerdings, wie anschließend begründet, nicht immer die wirklichen individuellen Bedürfnisse des einzelnen Patienten abdecken konnten.

3.2.1 Relativierung des »niedrigen Selbstwerts« in seiner Bedeutung für depressive Erkrankungen

Übernimmt man die verbreitete Annahme, dass depressive Erkrankungen u. a. durch ein »niedriges Selbstwertgefühl« bedingt sein können, ist anzunehmen, dass es sich bei den Betroffenen grundsätzlich um schüchterne, verängstigte und in ihrer Durchsetzungsfähigkeit stark eingeschränkte Menschen handelt. Tatsächlich findet man auch – wie auch die im Therapieteil präsentierten Fallberichte zeigen – durchaus sozial sehr kompetente Menschen, die dennoch unter Selbstwertkrisen leiden. Daraus ergibt sich zwingend die logische Konsequenz, niedrigen Selbstwert keinesfalls absolut, sondern als relativen Vulnerabilitätsfaktor aufzufassen. Es geht somit nicht nur um ein niedriges Ausgangsniveau, sondern auch um durch diverse Umstände bedingte Beeinträchtigungen des Selbstwertsystems, die aus verschiedenen Gründen nicht befriedigend gelöst werden konnten. Aus dieser Erkenntnis leiten sich für die Einschätzung der Selbstwertproblematik und speziell für die Therapie wesentliche zusätzliche Aspekte ab:

- Ein pathogener Effekt kann nicht nur durch generell niedrigen Selbstwert, sondern auch bei vorher ausreichend gegebener Selbstwertstabilität durch eine schlecht kompensierte ereignisbedingte Selbstwertbeeinträchtigung entstehen.
- Die Tatsache, dass auch beträchtliche Selbstwertprobleme durch geeignete Strategien ohne nachfolgende Schäden kompensiert werden können, legen die Ansicht nahe, dass eine pathogene Konsequenz nicht zwingend durch die Selbstwertminderung gegeben sein kann, sondern viel mehr durch eine fehlende Kompetenz zur Bewältigung. Eine Bestätigung dafür findet sich auch bei näherer Betrachtung der tatsächlichen Zusammenhänge zu den bei Selbstwertverlust beschriebenen Folgeerkrankungen. Auch hier wird vielfach deutlich, dass als Konsequenzen der Selbstwertminderung erst fehlerhafte Kompensationsversuche des Selbstwertsystems zu Selbstentwertung und damit zu belastenden und krank machenden Fehlreaktionen beitragen können. Wie noch näher ausgeführt, handelt es sich dabei um eine Kaskade von sich gegenseitig verstärkenden Fehlreaktionen, an deren Ende die typischen Muster der Selbstabwertung, wie weitere Selbstwertminderung, erhebliche soziale Unsicherheit, Dependenz, Agressionshemmung und Selbstaggressionen sowie Zwanghaftigkeit und extremes Leistungsstreben u. a. m. stehen können. Gelingt es nicht, diese Fehlentwicklungen zu kompensieren, ergeben sich daraus protrahierte Stresszustände, die über neurohumorale, somatische und emotionale Dekompensation schließlich zu affektiven Störungen mit Krankheitswert führen können.

In Anbetracht dieser Überlegungen scheint es für therapeutische Überlegungen sinnvoll, die vorliegende Krankheitsliteratur über die Bedeutung von Selbstwertproblemen noch einmal kritisch zu überprüfen. Dabei zeigt sich rasch, dass die vordergründige und am weitesten verbreitete Anschuldigung eines definitiv niedrigen Selbstwerts als Mitursache depressiver Krankheitsentwicklungen allein zu kurz greift. Das würde allerdings bedeuten, dass therapeutische Ansätze, die ausschließlich zum Aufbau extrem niedrigen Selbstwerts konzipiert sind, an vielen tatsächlichen Problemen depressiv Erkrankter vorbeigehen. Es scheint deshalb unbedingt notwendig, näher auf die Bedeutung fehlerhafter Kompensationsmechanismen des Selbstkonzepts als Vulnerabilitätsfaktoren für Depressionen einzugehen.

3.2.2 Die Rolle fehlerhafter Kompensationsmechanismen des Selbstwertsystems für depressive Erkrankungen in der Literatur

So überzeugend die Zusammenhänge zwischen niedrigem Selbstwert und Depressionen auch sein mögen – bei näherer Betrachtung zeigt sich auch in der Literatur, dass nicht fehlender Selbstwert allein, sondern viel eher konsekutive pathologische Anpassungsmechanismen und ihre Folgereaktionen über den Weg chronischer Stressbelastung zu protrahierter vegetativer Dekompensation und Krankheit führen können.

Bei entsprechend differenzierter Betrachtung der Krankheitshypothesen kann man das auch deutlich bestätigt finden: Während Freud (1917) ursprünglich die Minderung des Selbstwertgefühls noch direkt als Kriterium für die Depressionen ansprach, erwähnte er später zusätzlich auch die Folgereaktionen wie *Selbstvorwürfe und Selbstbeschimpfungen* bis zur wahnhaften Erwartung von Strafe (zit. Mentzos 2001, 2002). Abraham (1912) wies noch früher auf den Zusammenhang zwischen Enttäuschung und Aggressionshemmung hin.

Wesentlich komplexer beschrieb Rado (1928) die durch gekränkten bzw. verringerten Selbstwert ausgelösten kindlichen Anpassungsversuche durch *Schuldgefühle und Selbstbestrafung* mit dem Ziel, damit elterliche Zuwendung und Verzeihung zu erreichen.

In ähnlicher Weise sah Bibring (1953) als Hintergrund der Depression die *fehlende Selbstachtung* mit der Konsequenz daraus resultierender *Gefühle von Machtlosigkeit und Hilflosigkeit* (vgl. in Mentzos 2001). Darüber hinaus wird auch in der interpersonellen Therapie der Depressionen auf den Stellenwert von Fehlregulierungen des Selbstsystems bei depressiven Prozessen eingegangen (Klerman et al. 1984, Bohus 1998).

Sandler und Joffe (1965) führten Depressionen auf den Verlust der narzisstischen Integrität im Sinne eines elementaren Wohl- und Sicherheitsgefühls zurück. Als eine der typischen Eigenschaften Depressiver betonten sie die auch in der klinischen Praxis immer wieder beobachtbare *Blockierung von Aggressionen* bei depressiven Patienten.

Die vielfältigen Wechselwirkungen zwischen der Entwicklung von Depressionen und *dependentem Verhalten* sind schon mehrfach angesprochen worden und haben beispielsweise dazu geführt, dass Beck (1983) in diesem Zusammenhang von einer Variante der »dependenten Depression« spricht, die er klinisch der »autonomen Depression« gegenüberstellte.

Jacobson (1971) verknüpfte das für Depressionen mitverantwortliche herabgesetzte Selbstwertgefühl mit der *Entwicklung übertriebener Ich-Idealbildung*, die damit zwangsläufig zu Niederlagen, Misserfolgen und Enttäuschungen führt.

Auf die durch Beck beschriebenen Verknüpfungen zwischen Selbstwertmängeln und daraus resultierenden negativ gefärbten kognitiven Grundkonzepten wurde bereits hingewiesen, ebenso wie auf die von Seligman dargestellte Folgereaktion der »erlernten Hilflosigkeit«.

Noch wesentlich komplexer sind die bereits mehrfach beschriebenen Eigenschaften des »Typus Melancholicus« als vermeintlicher Schutzfaktor gegen eine weitere Eskalation von Selbstwertproblemen.

Eine Bestätigung des im klinischen Arbeitsbereich häufig anzutreffenden masochistisch selbstabwertenden Verhaltens Depressiver kann schließlich in dem Modell von Wurmser (1987) gesehen werden. Dieser führte die *masochistischen Selbstbe-*

strafungstendenzen Depressiver als Konsequenz einer grundlegenden Fehlregulierung des Selbstwertgefühls durch ein extrem strenges Über-Ich zurück.

Als Alternative zu den zahlreichen Beschreibungen regressiver selbstentwertender Reaktionskaskaden finden sich auch einige Hypothesen zur Erklärung der eher *aggressiv narzisstischen Fehlregulationen* als Konsequenz eines entgleisten Selbstkonzepts: Rudolf (1977) hat ausführlich darauf hingewiesen, dass der depressive Grundkonflikt einerseits durch »Selbstlosigkeit« – also den Versuch unentbehrlich zu sein – aber auch alternativ durch gegenläufige narzisstische Selbstbezogenheit abgewehrt werden kann. Daraus entsteht ein permanenter Anspruch auf Grandiosität und Bewunderung, der früher oder später zwangsläufig zu chronischer Stressbelastung, Erschöpfung und Niederlagen führen muss (Rudolf 1977).

Bedenkt man zusätzlich, dass die Entwicklung des Selbstkonzepts offenkundig bereits ab der frühen Kindheit durch einen ständigen Abgleich zwischen Unterbewertungen und latenten Größenphantasien vor sich geht, kann einer krisenhaften Selbstwertminderung auch über die von Kohut (1971) beschriebene Dominanz des »Größenselbst« als Abwehrmechanismus (Kernberg 1970, 1989) gegengesteuert werden. Die daraus resultierende Entwicklung eines maladaptiven Persönlichkeitsstils bewirkt naturgemäß erhebliche Spannungen und Konflikte für die Betroffenen und ihre Umgebung (Miller et al. 2007). Ein erhebliches Risiko für eine Dekompensation und depressive Zusammenbrüche liegt naturgemäß in der besonderen Anfälligkeit gegenüber jeder Form von Kritik und Kränkung von Menschen mit überschießendem Größenselbst (Stucke und Sporer 2002). Ihr Scheitern in Beziehungen ist nahezu vorprogrammiert, da diese Form der Selbstwertregulierung wenig Rücksicht auf die Regeln und Gefühle der sozialen Umgebung nimmt (Kast 2004). Als Konsequenz reagieren die Betroffenen auf jede Bedrohung bzw. das Scheitern ihrer narzisstischen Tendenzen mit chronischer Stressbelastung, Angststörungen oder depressiven Erkrankungen.

Zusammenfassend gesehen haben die erwähnten Autoren bestätigt, dass die Entwicklung affektiver Störungen nicht zwingend durch den so häufig angeschuldigten grundsätzlich fehlenden Selbstwert, sondern vielmehr auch durch fehlerhafte Kompensationsversuche des Selbstkonzepts gefördert werden kann. Weiters weisen viele Befunde auf Reaktionsketten hin, die sich nahezu kaskadenförmig entwickeln und damit auch gegenseitig potenzieren können. Speziell fanden sich charakteristische Stufen einer selbstentwertenden Reaktionskaskade, u. a. die Muster:

- Eskalierende Selbstwertminderung
- Soziale Verunsicherung mit den Gefühlen der Machtlosigkeit und Hilflosigkeit
- Erhöhte interpersonelle Abhängigkeit (Dependenz)
- Übertriebene Ich-Idealbildung mit unerfüllbarem Leistungsstreben
- Aggressionshemmungen mit erschwerter Fähigkeit zur Abgrenzung
- Selbstaggressionen mit starken Tendenzen zur weiteren Selbstabwertung und Selbstbestrafung
- Alternativ dazu werden auch Versuche einer narzisstischen Gegenregulierung beschrieben

Ähnliches wird auch durch die Ergebnisse unserer konkreten Arbeit bestätigt, da wir die in der Literatur beschriebenen Phänomene und Reaktionsfolgen auch immer wieder bei unseren Patienten beobachten konnten. Die hier verkürzt dargestellten Schlussfolgerungen weisen somit deutlich auf die Existenz charakteristischer Reaktionsmuster bei depressiv erkrankten Patienten hin, denen mit hoher Wahrscheinlichkeit auch eine gewisse Funktion als Risikofaktoren für affektive Folgeerkrankungen zugeschrieben werden kann. Daraus ergibt sich für uns die Notwendigkeit, die Bedeutung von absolut niedrigem Selbstwert als Vulnerabilitätsfaktor für depressive Entwicklungen zu relativieren und dafür den fehlerhaften Kompensationsreaktionen mehr Aufmerksamkeit zu widmen. Wie anschließend dargestellt, ergeben sich daraus auch weitreichende Konsequenzen für eine modifizierte Sicht des »depressiven Selbst«, das in seinen Entwicklungsstufen offensichtlich einerseits als Vorläufer, andererseits aber auch als Konsequenz der manifesten Depression fungiert.

4 Das »depressive Selbst« bzw. das »depressive Selbstkonzept« bei Depressionen

Inzwischen kann es zwar als weitgehend akzeptiert betrachtet werden, dass die Definition des in seinen unzähligen Beschreibungen nicht einheitlich gesehenen »Selbst« für wissenschaftliche Zwecke besser unter dem Begriff »Selbstkonzept« erfolgen sollte.

Will man sich aber der direkten Erlebniswelt depressiv Erkrankter annähern, wird es unvermeidlich, sich im Interesse einer effektiven Therapie mit den subjektiven Qualitäten ihres depressiv veränderten »Selbst« zu befassen.

Da nach allgemeiner Ansicht das Selbst keine statische Größe darstellt, sondern durch verschiedene Faktoren einer ständigen regulierenden Veränderung unterliegt, ergibt sich bei fehlerhaften Steuerungsprozessen naturgemäß auch die Gefahr krankhafter Fehlentwicklungen.

Nach den oben zitierten Befunden entwickeln sich die Veränderungen des depressionsanfälligen Selbst vielfach schon lange vor der manifesten Depression.

Am Beginn dieser Entwicklung steht nicht zwingend ein extrem niedriger Selbstwert, sondern viel häufiger eine Beeinträchtigung des Selbstkonzepts durch verschiedenste Faktoren wie Kränkungen, Niederlagen, Belastungen, Traumatisierung etc. Misslingt eine ausreichende konstruktive Kompensation, können sich – grob kategorisiert – zwei unterschiedliche Varaianten fehlerhafter Anpassungsmechanismen entwickeln: Entweder in Richtung selbstaggressiver regressiv-selbstentwertender Überanpassung oder alternativ dazu als expansiv pseudonarzisstische Fehlregulationen. Gelegentlich kann man auch Übergangsvaraianten bzw. Mischtypen finden, bei denen sich Elemente aus beiden Reaktionsketten kombinieren.

Obwohl diese Fehlentwicklungen grundsätzlich in jeder Entwicklungsphase rückbildungsfähig sein dürften, kann sich unter ungünstigen Umständen eine weitere Eskalation mit dem Charakter eines Circulus vitiosus ergeben.

Besonders häufig entwickelt sich daraus der bereits beschriebene Algorithmus eines regressiven Selbstkonzepts mit der Konsequenz einer weiteren Selbstwertminderung, die dann eine stufenweise steigernde Reaktionskaskade der sozialen Überanpassung auslöst. Ihre wesentlichsten Eskalationsstufen sind soziale Verunsicherung, gesteigerte interpersonelle Abhängigkeit und Unterordnung (Dependenz), Aggressionshemmung, enorme Leistungsmentalität mit unerfüllbaren Selbstvorgaben, zwanghafte Selbstkontrollen und Selbstaggressionen und andere Tendenzen zur unangemessenen sozialen Unterordnung. Damit entwickelt sich dann ein kontraproduktives und enorm selbstfeindliches Selbstkonzept, das trotz ständiger Wiederholungstendenzen und Steigerungen der Selbstentwertung zum Scheitern verurteilt sein muss. Die Folgen sind chronische Stressbelastungen mit permanenten vegetativen Bereitstellungsreaktionen und der Konsequenz humoraler und emotionaler Dekompensation.

Im Laufe der beschriebenen Prozesse entwickelt sich aus dem *überangepassten Selbst* das Vollbild eines *depressiv veränderten Selbst*, dessen wesentlichste Anteile anschließend skizziert werden sollen. Insgesamt ergibt sich schon bei oberflächlicher Betrachtung ein breites Spektrum von Störungen und kognitiven Verformungen, die dann auch auf unterschiedliche therapeutische Prinzipien ansprechen. Hier sollen nur die wichtigsten Komponenten des depressiv veränderten Selbst angesprochen werden, die aber durch ihre Präsenz alle anderen Erlebnisqualitäten eines stabilen individuellen »Selbst« überdecken können:

- Die *emotionalen Komponenten des Selbstkonzepts* sind keinesfalls auf den verbreiteten Begriff der »Traurigkeit« beschränkt. Naturgemäß bestimmen speziell in manifesten Depressionsphasen die Veränderungen des emotional verstimmten Selbst alle anderen Erlebensbereiche der Betroffenen. Vielfach zu wenig beachtet ist in diesem Zusammenhang die erhebliche Angstkomponente, die sich offenkundig sowohl als Ausdruck depressiver Emotionalität als auch als Folgereaktion der Erkrankung ergeben kann.
- Das massiv *verunsicherte Selbst* ergibt sich aus dem subjektiv unerklärlichen Verlust der Autarkie über die eigenen Emotionen und dem zusätzlich erlebten körperlichen »Versagen«. Daraus kann sich auch nach Abklingen der manifesten Depression das Gefühl einer permanenten existenziellen Bedrohung ergeben, das sich dann auf alle Lebensperspektiven ausbreiten kann. Der damit insgesamt gegebene Verlust der inneren Stabilität verschärft noch die von Frankl (1975) angesprochenen, für depressive Menschen charakteristischen »Spannungen zwischen Sein und Sollen«.
- Bei schweren Depressionen entwickelt sich auch ein weitgehender *Verlust der Kognition des eigenen Selbst*, der sich in Aussagen wie »ich bin nicht mehr ich selbst« ausdrücken kann.
- Die somatisch/vegetativen Störungsanteile wirken sich naturgemäß auf die zugehörigen somatischen Anteile des Selbst im Sinne eines zusätzlich *gestörten Körperselbst* aus. In diesem komplexen Zusammenhang mit zusätzlichen sozialen Bezügen und Konsequenzen könnte auch das von Alain Ehrenberg (2004) propagierte »erschöpfte Selbst« betrachtet werden.
- Auf allen diesen Grundlagen verschärfen sich durch die manifeste Depression auch die bereits angesprochenen Probleme *des bedrohten Selbstwerts* der Betroffenen. Misslingt die daraufhin versuchte Rekompensation, kommt es zwangsläufig zu weiteren Fehlentwicklungen des Selbstkonzepts mit den bereits mehrfach angesprochenen selbstentwertenden Reaktionsmustern.

Betrachtet man diese breit gefächerten Veränderungen, so ergibt sich daraus neuerlich die zwingende Notwendigkeit einer mehrdimensionalen Therapiekonzeption. So notwendig und hilfreich eine pharmakologische antidepressive Therapie besonders bei schweren emotionalen und vegetativ somatischen Anteilen auch ist, sie wird nie alle Bereiche des depressiv veränderten Selbst ausreichend beeinflussen können. Das gilt speziell für den Problembereich der depressiven Selbstentwertung mit den daraus resultierenden Fehlregulierungen des Selbstkonzepts, die dann trotz partieller Therapieerfolge fast zwangsläufig eine weitere Steigerung der depressiven Vulnerabilität bewirken.

5 Zusammenfassende Sicht der Störungsmodelle durch Fehlregulierungen des Selbstkonzepts

Wie bereits betont, müssen Selbstwertprobleme an und für sich noch keinen zwingenden Krankheitswert haben, da nahezu jeder Mensch in irgendeinem Lebensabschnitt damit konfrontiert wird. Es ist anzunehmen, dass ein dynamisch funktionierendes Selbstkonzept die Mehrzahl der Betroffenen zu einer situationsgerechten »normalen« konstruktiven Bewältigung befähigt (**Abb. I.5.1**). Damit kommt es zu keinen schädlichen Folgereaktionen. Zusätzlich können daraus auch Lernprozesse für die Bewältigung späterer Verunsicherungen entwickelt werden.

Gesunde konstruktive Kompensation
Selbstwertmängel

Ängste, Verunsicherung, Änderungswünsche

Realisierung des Veränderungsbedarfs, Aktivierung von Ressourcen

Reflektierte Beurteilung, Lernen am Erfolg, Verstärkung

Selbstwert stabilisiert – Modelllernen für ähnliche Situationen

---

Abb. I.5.1: »Normale« Anpassungsreaktion auf Bedrohungen des Selbstwerts

Wenn aber die konstruktive Kompensation beeinträchtigten Selbstwerts aus verschiedenen Gründen nicht gelingt, können fehlerhafte Bewältigungsversuche zu den charakteristischen Reaktionsmustern führen, die bei weitergehender Eskalation Krankheitswert bekommen können.

Folgt man den Angaben in der Literatur und den konkreten Ergebnissen der von uns beobachteten Gruppenarbeit, so ergeben sich in unterschiedlicher Häufung ganz bestimmte Reaktionsketten, die wir aufgrund ihrer Tendenz, sich stufenweise zu entwickeln und gegenseitig zu verstärken, auch als »Reaktionskaskaden« bezeichnen. Die am häufigsten angetroffene »Reaktionskaskade« nach fehlerhaften Kompensationsversuchen des Selbstkonzepts enthält vor allem Tendenzen zu einer selbstentwertenden Überanpassung mit starken Tendenzen zur sozialen Unterordnung und Verzicht auf eigene Ansprüche und Rechte (**Abb. I.5.2**). Dementsprechend dominant sind dann ihre charakteristischen Muster, die sich im Sinne einer sich gegenseitig induzierenden und verstärkenden Kaskade entwickeln.

Regressive Überanpassung zur Bewältigung von Selbstwertproblemen

Selbstwertminderung, Ängste, soziale Verunsicherung

Überanpassung, Unterordnung,
Dependenz, Leistung, Zwanghaftigkeit

Aggressionshemmung, Überlastung, Frustration,
Selbstaggression, Schuldgefühle

**Permanente vegetative, hormonelle,
neurobiologische Fehlaktivierung**

**Krankheitsebene: Depression,
Angst, Psychosomatik ...**

Abb. I.5.2: Reaktionskaskade bei regressivem Abwehrmodus

Betrachtet man die diesbezüglichen biographischen Anamnesen depressiver Patienten, so ergeben sich Hinweise, dass die genannten Muster tatsächlich einem gewissen Algorithmus im Sinne einer selbstentwertenden Reaktionskaskade folgen und letztlich über chronische Stressreaktionen zu Dekompensation mit Krankheitsfolgen beitragen können.

- Am Beginn dieser aus individuell verschiedenen Gründen entstehenden selbstentwertenden Reaktionskaskade steht bei fehlender konstruktiver Kompensation fast immer ein Muster, das auf erhebliche *Beeinträchtigungen des Selbstwertgefühls* hinweist.
- Als Folgereaktion resultiert meist eine zunehmende *soziale Unsicherheit*, die offensichtlich durch Überanpassung an die vermeintlichen Wünsche der Umgebung abgewehrt wird.
- Die damit verknüpfte Tendenz zur grundlegenden Unterordnung fördert die Bereitschaft *zu dependenter Haltung* mit Aufgabe jeder eigenen Autorität und Entscheidungskompetenz.
- Die daraus entwickelte Konsequenz einer zunehmenden *Aggressionshemmung* bewirkt den Verzicht auf die eigene Souveränität und die Fähigkeit zur Abgrenzung in alltäglichen Konfliktsituationen. Damit verlieren die Betroffen auch bei relativ harmlosen Angriffen, Beschuldigungen oder Zumutungen die Möglichkeit sich ausreichend abgrenzen und verteidigen zu können.
- Da der damit meist gekoppelte *Verlust der Fähigkeit zur Abgrenzung* von der Umgebung instinktiv erkannt und vielfach auch ausgenützt wird, steigert sich naturgemäß auch neuerlich für die Betroffenen der Druck nach Anerkennung und Bestätigung ebenso wie die daraus letztlich resultierende Frustration.

- Ganz auf der Linie dieser selbstschädigenden Überanpassung liegen dann natürlich *bereitwillige Leistungsangebote*, die auf dem Boden eines unerfüllbaren Idealbildes durch ein extrem strenges »Über-Ich« nie zur eigenen Zufriedenheit erfüllt werden können.
- Daraus ergeben sich zwangsläufig Zweifel an den eigenen Fähigkeiten, die trotz *zwanghafter Selbstkontrollen* nie ganz ausgeräumt werden können.
- Das programmierte Scheitern der bisher genannten Anpassungsversuche führt offensichtlich zu einer weiteren Abwehrhaltung, die sich nun nur mehr gegen den Betroffenen selbst in Form von *Selbstaggressionen* richten kann. Letztere drücken sich nicht nur in der permanenten Unzufriedenheit mit sich selbst, sondern vielfach auch zusätzlich durch mehr oder meist weniger gut begründbare Schuldgefühle aus.

Ein wesentlicher Hintergrund der durch diese Entwicklung bedingten chronischen Stressbelastung liegt in der starken Orientierung an Normen und Leistungen, die nie erreichbar sein können. Nicht selten werden diese Tendenzen auch von der davon scheinbar profitierenden Umgebung durch weitere Forderungen und vorwurfsvolles Verhalten erheblich potenziert.

Alternativ dazu, allerdings weniger häufig als der oben beschriebene eher implosiv/selbstaggressive Reaktionstyp, findet sich bei Depressiven auch der bereits angesprochene expansiv/narzisstische Reaktionsmodus (**Abb. I.5.3**):

Expansiv/narzisstische Gegenregulation bei Selbstwertproblemen

Beeinträchtigung des Selbstwerts, Verunsicherung

Aktiviertes Größenselbst, aggressiv/expansive »Flucht nach vorne«

Selbstüberschätzung, Überaktivität, Risikounterschätzung, Frustrationen, Niederlagen

Permanente vegetative, hormonelle, neurobiologische Fehlaktivierung

Krankheitsebene: Depression, Angst, Psychosomatik ...

Abb. I.5.3: Expansiv/narzisstischer Modus zur Abwehr von Selbstwertminderung

Bei diesem Reaktionsmodus treten die Betroffenen als Reaktion auf Selbstwertkrisen eine expansive Flucht nach vorne in ein unrealistisches Größenselbst an. Ihr Weg führt dann über extremen Ehrgeiz und Leistungsstreben ebenfalls zu unrealistischen und nicht mehr zu bewältigenden Belastungen. Die Folge sind dann auch wieder Niederlagen und neuerlich zum Scheitern verurteilte Kompensationsversuche, die neben protrahiertem Stress schließlich zu chronischer Überforderung mit entsprechenden Konsequenzen beitragen. Da diese Form der Abwehr speziell von überaktiven, egozentrischen und narzisstisch imponierenden Verhaltensweisen geprägt ist, sind auf Dauer Aggressionen der Umgebung, Kränkungen, Frustrationen und Enttäuschungen programmiert.

Bei beiden hier beschriebenen Grundmustern kann man im Einzelfall erhebliche Variationen bezüglich der Akzentuierung einzelner Reaktionsstufen und deren Abfolge finden. Gelegentlich bestehen auch Hinweise auf Überschneidungen zwischen den beiden Grundtypen, wenn sich etwa bei einem eher expansiven Reaktionsmodus zunehmend zwanghafte Selbstkontrollmechanismen und daraus resultierende Tendenzen zur Selbstabwertung finden.

Obwohl sich, wie schon betont, die depressiogene Bedeutung der hier dargestellten Reaktionsmuster aus der oben zitierten Literatur gut ableiten lässt, haben wir ihre statistischen Zusammenhänge mit den Items von Depressionsskalen durch eine faktorenanalytische Untersuchung bestätigt gefunden (siehe die fakorenanalytische Untersuchung des Manuals, Kapitel II.3.1.1).

Gemeinsam gültig für alle hier beschriebenen Reaktionstypen ist die Konsequenz, dass sie bei längerem Bestehen selbstverstärkend wirken und letztlich zu Dekompensation mit der Folge chronischer Belastungen führen. Die Konsequenzen können letztlich in der Entwicklung von psychosomatischen Erkrankungen, Angststörungen oder depressiven Krankheitsprozessen münden. Damit wird aber der Prozess keinesfalls beendet. Vielmehr löst die nun offenkundige Existenz der Erkrankung eine neuerliche Eskalation der destruktiven Selbstabwertungskaskade aus:

5.1 Die weitere Eskalation der destruktiven Selbstabwertung durch die manifeste Depressionserkrankung

Man kann davon ausgehen, dass auch sehr selbstsichere und sozial kompetente Menschen durch das unvermutete Auftreten einer Depression Ängste und speziell auch Selbstwertkrisen entwickeln würden. Naturgemäß ist damit zu rechnen, dass sich diese Turbulenzen bei bereits vorprogrammierten ursächlich zur depressiven Erkrankung beitragenden Fehlregulationen des Selbstwertsystems mit entsprechender Unsicherheit und Selbstentwertung um ein Vielfaches potenzieren können.

Auf jeden Fall muss damit gerechnet werden, dass die bereits ausgebrochenen depressiven Störungen durch die damit verbundene Verunsicherung ebenfalls wieder Selbstabwertung, Schuldgefühle und neuerlich zum Scheitern verurteilte soziale Anpassungsversuche bewirken (**Abb. I.5.4**).

Viele depressive Patienten berichten, dass diese Folgereaktionen vor allem zu Beginn der Erkrankung wesentlich mehr Ängste, Verunsicherung und Hilflosigkeit verursacht hätten als die Kernsymptomatik der Depression selbst. Naturgemäß muss damit gerechnet werden, dass sie bei bereits bestehenden Vorbelastungen der Kompensationsfähigkeit des Selbstwertsystems wesentlich gravierender sein werden als bei Fehlen derartiger Vorbelastungen.

Reaktionen auf manifeste depressive Erkrankungen

Verlust der emotionalen und vegetativen Kontrolle

Massive Verunsicherung

Abwehr, Verheimlichung

Schuldgefühle, Kompensationsversuche

Aufbau neuer Spannungen und Hypotheken

Abb. I.5.4: Reaktive psychosoziale Verhaltensmuster durch das Auftreten manifester depressiver Krankheitsprozesse

Die Auswirkungen dieser negativen Reaktionen bewirken zusätzliche Abwehrmechanismen, die dann die Betroffenen neuerlich motivieren, ihre scheinbare Wertminderung durch Leistungssteigerungen und andere Mechanismen der sozialen Unterordnung auszugleichen.

Naturgemäß muss in solch einem Fall unbedingt der Verdacht einer psychischen Erkrankung abgewehrt werden, da dafür, im Gegensatz zu körperlichen Erkrankungen, kein ausreichendes Verständnis existiert. Deshalb kann die damit verdrängte Krankheitseinsicht entscheidend zu gerade bei depressiven Patienten ausgeprägter Abwehrhaltung und verringerter Mitarbeit in der Therapie im Sinne einer schlechten »Compliance« beitragen.

6 Wie aus protrahierten Fehlregulierungen des Selbstwertsystems manifeste depressive Erkrankungen entstehen können

Zu den bis vor kurzem eher spekulativen Aspekten zählt die Frage, wie aus den beschriebenen Störungen und Fehlreaktionen des Selbstwertsystems dann auch tatsächlich manifeste Erkrankungen wie Depressionen, Angststörungen oder psychosomatische Erkrankungen entstehen können. Nach zahlreichen Befunden (z. B. Mummendey 2006) kommt dem Selbstwertsystem eine dynamische stabilisierende Funktion beim Auftreten negativer, abwertender Einflüsse, Kritik oder Ablehnung zu, die im »Normalfall« durch geeignete konstruktive Regulationsmechanismen kompensiert werden können. Da man annimmt, dass diese Fähigkeiten zur Stabilisierung des Selbstkonzepts eine grundlegende Ausstattung menschlichen Verhaltens darstellen, sind es also nicht die Selbstwertprobleme selbst, die zu Erkrankungen führen, sondern vielmehr das Versagen der »normalen« Kompensationsmechanismen.

Die Ursachen dafür sind überaus vielfältig und reichen von grundlegend niedrigem Selbstwert auf konstitutioneller oder erlernter Basis (»self esteem low scorer«, Baumeister et al. 1996), über ausgeprägte, mit normalen Mitteln nicht zu bewältigende Belastungen und Traumen bis zu massiv fehlerhaften Bewältigungsreaktionen (z. B. Self-handicapping, Hermann et al. 2002). Meist rufen diese dann ihrerseits weitere selbstschädigende Konsequenzen hervor.

Wahrscheinlich sind es vor allem die Auswirkungen dieser fehlgesteuerten Kompensationsmechanismen, die über ein Eskalieren fehlerhafter Anpassungsversuche chronische Stressbelastungen bewirken, die dann letztendlich zu Dekompensation und depressiver Erkrankung führen können.

An einem konkreten Beispiel dargestellt, kann ein Mensch aufgrund von Belastungen oder Kränkungen, die seine Kompensationsfähigkeiten übersteigen, eine Fehlregulation seines Selbstkonzepts entwickeln. Die daraus resultierende Tendenz zur Überanpassung führt anstelle einer konstruktiven Bewältigung in eine regressive selbstentwertende Reaktionsspirale. Obwohl die daraus entstandenen Muster, z. B. soziale Unterordnung, Aggressionshemmung und extreme Leistungsangebote, seinen Zustand nicht stabilisieren, tendiert er dennoch zu einer weiteren Steigerung dieser Mechanismen. Das Resultat muss fast zwangsläufig eine chronische Stressituation sein, die bei Permanenz über die Dekompensation zentraler neurohumoraler, immunologischer und neurobiologischer Regulationsmechanismen zu einer manifesten depressiven Erkrankung führen kann.

Gerade für diese früher als spekulativ angesehenen Zusammenhänge zwischen psychischen Vorgängen und ihrer Umsetzung in körperliche Funktionsstörungen bzw. Organerkrankungen existieren, wie bereits in Kapitel 1 angedeutet, inzwischen konkrete Belege, sowohl in der psychosomatischen Literatur, als auch in den aktuellen Befunden über die neurobiologischen Auswirkungen psychischer Traumatisierungen im Sinne einer depressiven Krankheitsentwicklung.

Im Zusammenhang mit der hier gewählten Thematik haben Scarpa und Luscher (2002) an 54 Probanden konkrete Zusammenhänge zwischen niedrigem Selbstwert, herabgesetzter Cortisolreaktion auf Stressreize und erhöhten Werten in Depressionsinventaren festgestellt. Lindahl et al. haben 2005 ebenfalls experimentell an einer mit Prüfungsstress konfrontierten Studentengruppe Zusammenhänge zwischen niedrigem Selbstwert, pessimistischer Einstellung zum Prüfungserfolg mit erhöhter Cortisolausscheidung unter Belastung nachgewiesen und schließen daraus auf eine direkte Beeinflussbarkeit der Reaktivität der HPA-Axe (Hypothalmus-Pituitary-Adrenal Axis) unter analogen Bedingungen.

In einem Vergleich der Parameter Selbstwert, kognitive Leistungen und Cortisolwerte im Speichel bei älteren Probanden ergaben sich für die Teilnehmer mit niedrigem Selbstwert die deutlichsten Hinweise auf kognitive Leistungsminderung und endokrine Fehlregulierungen in dem Bereich des HPA-Systems (Pruessner et al. 2004). Dieselbe Arbeitsgruppe fand sowohl bei älteren als auch bei jüngeren Probanden erkennbare Zusammenhänge zwischen niedrigem Selbstwert und Volumenverminderungen des Hippocampus (Pruessner et al. 2005).

Ergänzend wird auf Befunde hingewiesen, die Zusammenhänge zwischen Diskrepanzen in der Selbstregulierung sowie Störungen der Immunregulation beschreiben (Strauman et al. 2004). Auf die möglichen zusätzlichen Risiken chronischer Stressbelastungen für kardiovaskuläre Erkrankungen, Diabetes mellitus und zusätzliche psychische Komorbiditäten wurde bereits am Ende des Kapitel 1 hingewiesen.

Mit Sicherheit kann das aber nicht die ganze Sicht der Dinge sein, da man heute annimmt, dass für die Entstehung depressiver Erkrankungen nicht nur die Wirkung von Vulnerabilitätsfaktoren allein, sondern vielmehr auch das Fehlen protektiver Komponenten, wie z. B. auch Fähigkeiten zur besseren Stressbewältigung, bedeutsam sein können.

Deshalb scheint es sinnvoll, sich hier neben den besser beschriebenen störungsspezifischen Risikofaktoren zusätzlich auch mit den wenigen aus der Depressionsforschung bereits bekannten Schutzfaktoren zu befassen.

7 Zur möglichen Bedeutung von Ressourcen und Schutzfaktoren für die Vermeidung bzw. Behandlung depressiver Erkrankungen

Über Ressourcen wird in der Pädagogik und im Management bzw. Selbstmanagement schon längere Zeit praktisch nachgedacht (z. B. Storch und Krause 2007). Inzwischen vermehren sich auch Ansätze zur Ressourcenaktivierung in der Psychotherapie und Psychiatrie, die dann anstelle von Symptomverboten oder Verhaltensanweisungen vielfach auch eine wesentlich lösungsorientiertere Vorgangsweise ermöglichen (z. B. Grawe 1998, Schemmel und Schaller 2003, Fiedler 2003, 2004, Neumann et al. 2005, Ruf 2005, Flückiger und Wüsten 2008). Analog zu den Vulnerabilitätsfaktoren kann man nach Frank (2007) auch hier zwischen überwiegend intrapersonellen Ressourcen und externen Faktoren unterscheiden, die sich naturgemäß auch gegenseitig potenzieren können.

Allerdings liegen im Vergleich zu den Schädigungsaspekten derzeit immer noch recht wenige wirklich konkrete Informationen über Art und Funktionsweise derartiger protektiver Faktoren vor.

Da wir aber in unserer Arbeit mit depressiven Patienten immer wieder auf Fähigkeiten und günstige Umstände stoßen, die für die Diagnostik und Veränderungsarbeit hilfreich sein können, versuchen wir in jedem Einzelfall mittels des später näher beschriebenen Manuals nach derartigen positiven Aspekten zu suchen. Hier finden sich nicht selten den individuell gegebenen störungsspezifischen Kognitionen und Mustern diametral entgegengesetzte positive Tendenzen und Ansätze, die gerade zu Beginn der Therapiearbeit den Schlüssel für die Planung der ersten erfolgversprechenden Schritte zur Veränderung darstellen können.

Allerdings sehen wir in den jetzt stark propagierten ressourcenorientierten Konzepten keinen Paradigmenwechsel gegenüber bisherigen Therapiephilosophien, da ja in jedem Fall ein Zusammenspiel zwischen Ressourcen und Vulnerabilitätsfaktoren besteht.

Aufgrund der hier gegebenen Fokussierung auf praktisch therapeutische Ziele versuchen wir in jedem Einzelfall über allfällig bestehende, therapeutisch nutzbare Ressourcen bzw. Fähigkeiten und Umstände nachzudenken:

Als günstige externe Voraussetzung zur Vermeidung bzw. Therapie depressiver Entwicklungen gilt unter anderem ein *stabiles soziales und familiäres Milieu*. Dabei ist einschränkend darauf hinzuweisen, dass in jedem Milieu Depressionen auftreten können. Der Vorteil eines positiven Umfelds liegt in der Möglichkeit zur besser abgesicherten Entwicklung des Selbstkonzepts, das sich dabei auch auf ein entsprechend sicheres »Grundvertrauen« stützen kann. Vorteilhaft sind darüber hinaus die in stabilen familiären Systemen besser zugänglichen Lernprozesse für das Erwerben sozialer Kompetenzen sowie zur Bewältigung von Krisen und Konflikten. All diese Voraussetzungen bieten möglicherweise einen besseren Schutz gegenüber der Entwicklung und Eskalation protrahierter Stresssituationen.

Zu den therapeutisch nutzbaren intrapersonellen Ressourcen des einzelnen Patienten zählt unter anderem die individuelle *Fähigkeit zur Entspannung*, eine aktive Grundhaltung sowie die Kompetenz zur *Selbstreflexion* mit der Bereitschaft, eigene Einstellungen, Kognitionen und Verhaltensmuster kritisch zu hinterfragen und gegebenenfalls zu verändern.

Eine besondere Hilfe für die Therapiearbeit kann in diesem Zusammenhang in einer *Begabung zur Selbstironie* liegen. Allerdings sollte diese Fähigkeit nur in stabilen Behandlungsbeziehungen und zum richtigen Zeitpunkt aktiviert werden.

Katastrophal hingegen kann sich die immer wieder propagierte »Humortherapie« auswirken, wenn sie von ungeschickten Therapeuten etwa in der manifesten Depressionsphase eingesetzt wird. Depressive Patienten sind in dieser Phase für Humor nicht empfänglich, sondern werden dadurch neuerlich auf ihr emotionales aktuelles Defizit hingewiesen. Fatal wäre auch eine therapeutische Auslösung bzw. Unterstützung selbstverletzender, zynisch destruktiver Haltungen, die möglicherweise alle positiven Ressourcen und Entwicklungen blockieren können.

Ein ebenfalls günstiges Element für die Therapiearbeit ist eine *gute Bindungsfähigkeit*, da sie nicht nur positive Einflüsse der Umgebung fördern kann, sondern auch den Aufbau einer guten therapeutischen Beziehung ermöglicht. Allerdings sollte im Gegensatz zu der eher depressionsfördernden interpersonellen Dependenz eine ausreichende Fähigkeit zur Selbstständigkeit und Autarkie gegeben sein.

Wichtige Ressourcen liegen somit auch in einer *aktiven Grundhaltung*, da sich dadurch meist auf genügende Aktivitäten, wie etwa die sinnvolle Beschäftigung mit Kultur, Sport und anderem, zurückgreifen lässt. Darüber hinaus sind aktive Menschen eher bereit, selbst kreative Lösungsansätze für notwendige Veränderungen zu erarbeiten.

Bei allen bisher genannten Faktoren ist auch zu überlegen, dass sie neben einem direkten Effekt auf die gesamte Lebenssituation möglicherweise auch einen besseren Schutz gegenüber Stressaufbau und Stressbelastungen gewährleisten können.

Die vielfach diskutierte Frage, inwieweit Religiosität oder andere kollektiv geteilte Überzeugungen und Zugehörigkeiten eine schützende Funktion haben, kann nur im Einzelfall schlüssig geklärt werden.

Ein für die gegenständliche Problematik besonders wichtiger Fragenkomplex ergibt sich aus Spekulationen, inwieweit einer kompetenten und gut funktionierenden *Fähigkeit zur Selbstwertregulierung* ein schützender Effekt gegen die Entwicklung von Depressionen bzw. Depressionsrezidiven vorliegt. In diesem Zusammenhang diskutieren Piko und Fitzpatrick (2003) über die protektive Funktion eines stabilen Selbstwerts gegenüber der Entwicklung depressiver Erkrankungen, speziell bei Jugendlichen.

Deshalb sollte man speziell bei Menschen mit erhöhten Tendenzen zur Selbstentwertung nach hilfreichen Ressourcen und Fähigkeiten suchen, die zur therapeutischen Deaktivierung ihrer selbstentwertenden Muster genützt werden können.

Das ist auch der Grund dafür, dass wir in unserem auf die Identifizierung von Selbstwertproblemen ausgerichteten diagnostischen Manual ganz gezielt nach Ressourcen fragen, die zum Wiederaufbau einer verbesserten Selbstkompetenz geeignet sein könnten. So ist es beispielsweise für Patienten mit extrem überangepasstem, interpersonell dependentem Verhalten hilfreich, vorhandene Fähigkeiten zur Abgrenzung und Eigenständigkeit in einzelnen anderen Lebensbereichen zu aktivieren.

Insgesamt verstärkt sich durch eine gemeinsame Suche nach Ressourcen die Chance, therapeutische Fortschritte nicht nur durch Korrekturen und Verbote, sondern zumindest teilweise auch durch Aktivierung von Fähigkeiten und Kompetenzen zu ermöglichen. Wie von Flückiger und Wüsten (2008) betont, erfordert ein ressourcenorientiertes Therapiekonzept eine deutliche Rollenänderung des Therapeuten, der sich nun weniger auf Verhaltensverbote oder Symptombeseitigung, sondern vielmehr auf die Entdeckung und Förderung bestehender Ressourcen konzentriert.

8 Aktueller Stand der therapeutischen Angebote für depressiv erkrankte Patienten

Wie bereits einleitend angesprochen, ist die therapeutische Bedeutung psychosozialer Hintergrundfaktoren durch die zunehmende Entwicklung der Zahl antidepressiv wirksamer Psychopharmaka vorübergehend stark in den Hintergrund geraten. Fallweise hat das sogar soweit geführt, dass Depressionen nahezu ausschließlich aus neurobiologischen Defiziten erklärt wurden, die dann durch medikamentöse Induktion, z. B. einer verbesserten Transmitterfunktionalität, erfolgreich kompensiert werden könnten. Dazu ist grundsätzlich anzumerken, dass die antidepressive Pharmakotherapie durch ihre direkte Beeinflussung der depressiven Symptomatik eine unverzichtbare Behandlungskomponente darstellt.

Der weit verbreitete Denkfehler liegt in der Vorstellung, dass sie alle Komponenten der depressiven Erkrankungen in ausreichendem Ausmaß beeinflussen kann.

Zusätzlich haben sich als weitere Konsequenz der neurobiologisch fokussierten Sichtweise noch andere somatisch orientierte Behandlungsverfahren für besondere Indikationen und Verlaufsformen depressiver Erkrankungen entwickelt. Allerdings kommt diesen, beginnend mit der Elektrokonvulsionstherapie in ihren moderneren Versionen, über die Lichttherapie bis zu Veränderungen der Tages-/Nachtrhythmik, Vagusstimulation und anderen teilweise noch wenig etablierten körperorientierten Verfahren, in der gesamten therapeutischen Versorgung depressiv Erkrankter nur eine untergeordnete Rolle zu.

Im Verlauf der letzten Jahre haben sich die bereits angesprochenen Grenzen der Effektivität einer ausschließlichen medikamentösen Therapie mit Antidepressiva gezeigt. Langzeituntersuchungen ergaben, dass bei ausschließlich pharmakologischer Behandlung einer »Major Depression« die Remissionsraten zwischen 33 und 40 Prozent liegen (Rush und Ryan 2002). Nach anderen Untersuchungen sind bei 75 bis 90 Prozent aller Patienten mit einer »Major Depression« langfristig Rezidive bzw. multiple Krankheitsepisoden zu erwarten (Greden 2001).

Berücksichtigt man zusätzlich, dass die Wahrscheinlichkeit von Rezidiven vor allem bei mangelhafter bzw. verzögerter Rückbildung der Erstmanifestation deutlich zunimmt (Keller et al. 1984, Cornwall und Scott 1997), ergibt sich auch daraus die dringende Notwendigkeit einer nachhaltigen Optimierung der Behandlungskonzepte.

Dafür hat sich, entsprechend der Komplexität depressiver Erkrankungen die zusätzliche Konzentration auf individuelle psychische bzw. psychosoziale Hintergründe angeboten. Es gilt inzwischen auch als unbestritten, dass gerade das Weiterbestehen therapeutisch nicht berücksichtigter depressionsfördernder Kognitionen und Verhaltensmuster nahezu zwingend das Auftreten von Rezidiven bzw. eine Chronifizierung depressiver Erkrankungen fördern.

Ein weiteres Argument ergibt sich durch die erhebliche Rate von durch Psychopharmaka allein keinesfalls ausreichend beeinflussbaren »komorbid« auftretenden Begleitstörungen, wie Angst, psychosomatische Symptome, aber auch traumatische Hintergründe bzw. Persönlichkeitsstörungen u. a. m. Da diese Faktoren einen erheblichen Einfluss auf den Therapieverlauf depressiver Erkrankungen haben, besteht auch hier die zwingende Notwendigkeit einer gezielten Beeinflussung psychischer Begleiterkrankungen und speziell damit verbundener depressiogener pathologischer Kognitionen und Muster (z. B. Oldham et al. 1995, Markowitz et al. 2007).

Angesichts dieser Fakten erwarten nur mehr absolut einseitig orientierte pharmakologisch orientierte Hardliner eine erfolgreiche Bereinigung aller therapeutischen Probleme ausschließlich durch die Entwicklung »noch effizienterer Antidepressiva«.

Zu den besonders häufig angeführten Motiven für eine Beschränkung auf eine pharmakologische Behandlung Depressiver zählt die Argumentation, dass man »endogene Depressionen«, bei denen überhaupt keine Hintergründe erkennbar sind, ausschließlich durch antidepressive Medikation bzw. andere biologische Therapieformen beeinflussen kann.

Ohne hier auch nur andeutungsweise den Versuch zu unternehmen, die unendliche und letztlich fruchtlose Diskussion über die Existenzberechtigung des Begriffs »endogene« Depressionen aufzuwärmen, soll anhand eines Fallbeispiels gezeigt werden, dass auch scheinbar aus »heiterem Himmel« einsetzende Erkrankungen bei näherem Hinsehen eine wesentlich komplexere Vorgeschichte aufweisen können:

Der 57-jährige deutlich jünger aussehende Abteilungsleiter der Forschungsabteilung einer großen Pharmafirma kam unter dem Eindruck einer erstmaligen Phase einer massiven depressiven Erkrankung zur Aufnahme. Seit Wochen waren zusätzlich zu bereits länger bestehenden massiven Schlafstörungen traurige Gedanken, Druckgefühl auf der Brust, Kopfschmerzen, Ängste und tiefe Resignation aufgetreten.

Alle Fragen nach Belastungen, Problemen und Konflikten wurden von ihm und seiner Ehefrau energisch negiert. Er erklärte, beruflich sei alles in bester Ordnung. Er sei körperlich gesund, die Ehe harmonisch und den Kindern gehe es gut. Schulden habe er keine, auch sonst seien alle früheren Sorgen bezüglich Karriere, Hausbau und Schulleistungen der Kinder längst überwunden.

Auf den ersten Blick bot sich ein Bild, das man früher als »endogene Depression« und jetzt als »Major Depression« bezeichnen würde. Erst nach Abklingen der massiveren depressiven Symptomatik nach mehrwöchiger antidepressiver Medikation entwickelte sich ein anderes, wesentlich differenzierteres Bild: Aufgewachsen in einer Kaufmannsfamilie in einem politisch instabilen osteuropäischen Land war er als Kind scheu, ängstlich und einzelgängerisch. Insgesamt hatte er dennoch bis zu seinem 14. Lebensjahr über keine besonderen Belastungen berichtet.

Als allerdings sein Vater unvermutet an einem Herzinfarkt starb, musste er neben dem Besuch der Mittelschule auch im väterlichen Geschäft aushelfen. Nach der Matura studierte er in der Hauptstadt seines Landes Chemie, wohnte bei einem gönnerhaften und tyrannischen Onkel, wurde bei Kriegsausbruch zum Militär eingezogen und flüchtete schließlich nach Österreich.

Dort musste er sein gesamtes Studium noch einmal absolvieren, da er seine Zeugnisse aufgrund der Kriegssituation in seiner Heimat nicht bestätigen lassen konnte. Nach mehrjähriger Tätigkeit als Werkstudent diplomierte er und trat dann als einfacher Chemiker in einen Konzern ein. Inzwischen hat er sich dort im Laufe der Jahre zum Abteilungsleiter hochgearbeitet. Seinen Arbeitsplatz, in dem er nun Führungsaufgaben erledigt, betrachtet er dankbar als »enormes Glück und spannende Herausforderung«.

Seit mehr als 20 Jahren ist er mit einer Österreicherin verheiratet. Aus der Ehe sind zwei bereits erwachsene Söhne entstanden. Die Ehe geht nach einer von ihm

»selbst verschuldeten« Krise vor vier Jahren inzwischen recht gut und ist harmonisch.

Sich selbst charakterisiert er als fleißig, verlässlich, pflichtbewusst, aber wenig belastbar und anfällig, eigene Fehler zu übersehen. In diesem Zusammenhang stellte sich auch heraus, dass er sich in seinem Arbeits- und Familienbereich grundsätzlich für alle auftretenden Probleme verantwortlich fühlt.

Auch geht er Aggressionen und unberechtigter Kritik im Alltag, so gut er kann, aus dem Weg. Anderseits sei er »immer da«, wenn es darum geht, Kollegen zu unterstützen und zu vertreten.

Als er im Licht dieser Informationen neuerlich nach dem eigentlichen Beginn seiner Beschwerden befragt wurde, berichtete er nun über seit mehr als zehn Jahren bestehende äußerst hartnäckige Schlafstörungen sowie über nächtliche Leistungsängste, speziell mit Grübeln über seine ihn »überfordernden« beruflichen Belastungen. Daraufhin entwickelte er eine für ihn offensichtlich typische Bewältigungsstrategie: Am Folgetag der Schlaflosigkeit steigerte er nämlich seine Leistung durch noch extremere Arbeitsbelastung. Er beharrte auf der Meinung, er müsse sich nur richtig müde machen, dann könne er schon schlafen. Somit potenzierte er seine chronische innere Anspannung im Sinne eines Circulus vitiosus mit zusätzlicher, bewusst herbeigeführter Stressbelastung.

In der weiteren Gesprächsarbeit zeichnete sich dann auch der Auslöser für die aktuelle Dekompensation ab: Das Unternehmen hatte ihm offensichtlich als Belohnung für seinen Einsatz einen weiteren großen Forschungsauftrag in Aussicht gestellt, der ihn nach eigener Meinung neuerlich massiv überfordern würde.

Er habe sich in seinem Betrieb all die Jahre zwar sehr wohl gefühlt, meinte jedoch, nun seinen zunehmend innovativen Aufgaben nicht mehr gewachsen zu sein. Deshalb überlege er zunehmend, aus dem Beruf auszuscheiden. Allerdings habe er erhebliche Hemmungen, dies seinem Arbeitgeber mitzuteilen. Schließlich sei er seinem Unternehmen »unendlich zu Dank verpflichtet«, niemand würde seine Verweigerung verstehen und akzeptieren können. Außerdem vermied er es, mit seiner Frau, die ihn für sehr tüchtig und belastbar hält, über diesen »Abstieg« zu sprechen. Aus diesen Gründen behielt er alle Bedenken und Probleme für sich und versuchte weiter, seine scheinbar gegebene Ruhe und Belastbarkeit zu demonstrieren.

Erst im weiteren Therapieverlauf und nach intensiver Diskussion erkannte er die Zusammenhänge seiner auch im diagnostischen Manual erkennbaren Aggressionshemmungen, Leistungsängste und Abgrenzungsschwierigkeiten mit der depressiven Erkrankung.

Eine inzwischen seit mehr als zwei Jahre anhaltende Remission trat aber erst ein, als er sich selbst von der Notwendigkeit einschneidender Veränderungen seines bisherigen Verhaltens überzeugt hatte. Erst danach war er in der Lage, seine Schlafstörungen weniger angstvoll zu erleben und nicht mehr mit gesteigerter Dynamik bekämpfen zu wollen. Schließlich gelang es ihm, zunehmend auch Gefühle der Entspannung zuzulassen. In der weiteren Gesprächsarbeit entwickelte er zunehmend die Fähigkeit, sich besser abzugrenzen, und die Realität auch dann zu akzeptieren, wenn sie seinerseits eine eigene Meinungsbildung und kritische Standpunkte erfordert. Dadurch entwickelte sich auch eine andere wesentlich weniger angstbesetzte Einstellung zu den Motiven, Gedanken und Wünschen seiner Angehörigen.

Wir haben das Fallbeispiel deshalb hier eingefügt, da sich die wirklichen psychodynamischen Hintergründe speziell zu Behandlungsbeginn oft wirklich nicht erkenen lassen. Im Gegensatz zu bereits zitierten Fehlvorstellungen ist das aber keinesfalls ein ausreichender Beweis für eine »Endogenität« der Depression. Vielmehr tendieren viele depressiv Erkrankte, wie in diesem Fall, dazu, alle Belastungen durch die scheinbar schützenden Mechanismen einer selbstentwertenden Überanpassung zu verbergen.

Als Konsequenz aller bisher aufgezählten Fakten akzeptiert man inzwischen allgemein die Notwendigkeit einer zusätzlichen therapeutischen Beeinflussung individuell bestehender psychischer bzw. psychosozialer Faktoren.

Betrachtet man hingegen das für die depressiv Erkrankten tatsächlich verfügbare therapeutische Angebot, kann man nicht übersehen, dass derartige begleitende psychotherapeutische Konzepte zwar gefordert werden, aber in der allgemeinen Versorgung depressiver Patienten immer noch keine ausreichende Verbreitung gefunden haben.

Immerhin waren durch die Entwicklung der kognitiven Therapie der Depressionen und der interpersonalen Therapiekonzepte von Klerman et al. (1984) bedeutsame Fortschritte für das Verständnis und die Psychotherapie depressiver Erkrankungen entstanden. Besonders ist in diesem Zusammenhang auf die zunehmende Anzahl von konkreten Wirkungsnachweisen derartiger Therapiekonzepte durch kontrollierte Studien bzw. Metaanalysen hinzuweisen: Gut abgesichert ist neben einigen psychodynamischen Behandlungsformen der therapeutische Effekt von kognitiv-behavioralen Therapieansätzen sowie der Interpersonalen Therapie der Depressionen (Stiles et al. 1986, 2006, Grawe et al. 1994, Crits-Christoph 1992, Leichsenring 2001, Hautzinger 1998, Weissman et al. 1979, Elkin et al. 1989 u. a. m.). Allerdings beziehen sich diese Ergebnisse mehrheitlich nicht auf alleinige Psychotherapie, sondern auf deren sinnvolle Kombination mit einer antidepressiven Begleitmedikation.

Bestätigt durch diese Fortschritte, sollte man annehmen, dass sich inzwischen begleitende Psychotherapie als wesentlicher therapeutischer Konzeptanteil in der Routinebetreuung depressiver Patienten rasch durchsetzen müsste.

Dennoch bestehen noch die bereits erwähnten ganz erheblichen Einschränkungen ihrer flächendeckenden Verbreitung, da sie nach wie vor überwiegend an spezialisierten Zentren angeboten werden. Zu den wesentlichsten dafür verantwortlichen Hindernissen zählen vermutlich in erster Linie der erhebliche Ausbildungsaufwand sowie eine eher sehr begrenzte Bereitschaft der Krankenversicherungen zur ausreichenden Finanzierung derartiger Therapien.

Diese komplexe Problematik der Versorgungsarbeit war schließlich auch der Grund für unseren Arbeitskreis, ein überschaubares pragmatisches Stufenkonzept zur mehrdimensionalen pharmakologischen *und* psychotherapeutischen Behandlung depressiver Erkrankungen zu entwickeln.

Eine besondere Zielsetzung bestand im Versuch, das Konzept so überschaubar und praktizierbar zu halten, dass es auch in der regionalen Patientenbetreuung breit angeboten werden kann. Damit wurde es notwendig, die therapeutische Arbeit auf Bereiche zu konzentrieren, die in jedem Fall für die Entstehung bzw. auch Verschärfung depressiver Krankheitsprozesse relevant sind.

Gemeint sind speziell die angesprochenen Störungen des Selbstkonzepts und hier speziell der Selbstwertregulierung mit den bereits beschriebenen, sich kaskadenhaft gegenseitig potenzierenden Mustern der Selbstentwertung. Zur Vermeidung überwertiger Kausalitätshypothesen muss allerdings angemerkt werden, dass sich auch depressive Erkrankungen finden, bei denen trotz intensiver Suche keine fassbaren ursächlichen psychosozialen Störungen erkennbar sind. Allerdings leiden auch diese Patienten an den Folgen einer durch die Depression bedingten Beeinträchtigung ihres Selbstwertsystems.

Obwohl somit in der konkreten Therapiesituation nicht immer auf den ersten Blick zu klären ist, ob Selbstwertprobleme als Ursache oder Folgeerscheinungen der depressiven Erkrankung fungieren, bedürfen sie auf jeden Fall einer therapeutischen Beeinflussung. Andernfalls sind weder die notwendige Compliance für eine Veränderungsarbeit noch ein stabiles Therapieergebnis zu erwarten.

Zur Klärung der Frage, warum sich in Anbetracht dieser leicht erkennbaren Fakten kaum spezifische Behandlungskonzepte zur Stabilisierung von dekompensierten Selbstwertregulationsmechanismen etablieren konnten, lassen sich mehrere Gründe diskutieren:

- Sie liegen einerseits in der Abwehr und Verheimlichungstendenz vieler Patienten, die bei einer Offenlegung ihrer Selbstwertprobleme eine weitere Abwertung befürchten und ihre Versuche zur übermäßigen Anpassung als Schutz vor weiteren Abwertungen aufrecht halten wollen. Dadurch erschwert sich naturgemäß ihre diagnostische Erfassung.
- Auch bei entsprechender Einsicht wird es den Betroffenen nicht immer leicht fallen, ein über Jahre entwickeltes Verhalten ohne Widerstände und Rückfälle in die gewohnten Schablonen grundsätzlich zu verändern.
- Ein ebenfalls verbreiteter Fehler liegt in der zu kurz greifenden Ansicht, dass Selbstwertverluste ohne Rücksicht auf die Konsequenzen der kompensatorischen Fehlreaktionen mit generell niedrigem Selbstwert assoziiert werden. Daraus erklärt sich trotz richtig erkannter Hintergründe die vielfach begrenzte therapeutische Effizienz von Maßnahmen, wie Selbstsicherheitstraining oder Anleitungen zum »positiven Denken« etc.

Für die therapeutische Praxis ergeben sich daraus weit reichende Konsequenzen: Ausgehend von der Vorstellung der krank machenden Rolle durch generell niedrigen Selbstwert hat man zahlreiche Trainingsprogramme zur Selbstwertsteigerung entwickelt. Dabei wird übersehen, dass damit die große Zahl ursprünglich sozial kompetenter Patienten mit nur passageren Selbstwertproblemen kaum profitieren. Ebenso wenig effektiv wird ein standardisiertes Selbstwerttraining die sehr unterschiedlichen Reaktionsstufen der Selbstabwertung durch fehlerhafte Kompensationsreaktionen des Selbstwertsystems beeinflussen können. Deshalb ist vorzuschlagen, als Grundlage einer differenzierten Therapie anstelle eindimensionaler Konzepte zur Steigerung absolut niedrigen Selbstwerts auf die jeweils gegebenen Störungsmodelle und die daraus resultierenden Reaktionsmuster des betroffenen Patienten einzugehen.

Zusammenfassend betrachtet, hat sich die Ansicht bestätigt, dass aufgrund der Komplexität depressiver Krankheitsprozesse Tendenzen zur eindimensionalen Therapiekonzeption nicht sinnvoll sein können. Dies gilt sowohl für eine ausschließlich medikamentöse Strategie als auch für ausschließlich psychotherapeutisches Vorgehen unter Verzicht auf antidepressive Medikation. Die inzwischen entwickelten kombinierten Therapiekonzepte haben sich als Erfolg versprechend erwiesen, bleiben aber in ihrer Verbreitung und somit Zugänglichkeit für depressiv Erkrankte sehr begrenzt. Tatsächlich findet sich in der gegenwärtig üblichen therapeutischen Praxis kein ausreichender zeitlicher, finanzieller und organisatorischer Rahmen für eine breiter angelegte, psychotherapeutisch orientierte Diagnostik und Therapie depressiver Erkrankungen.

Erschwerend muss auch damit gerechnet werden, dass viele Betroffene problematische Kognitionen und Verhaltensmuster als vermeintlichen Schutz gegen weitere Selbstwertminderungen und soziale Ablehnung auffassen und sich deshalb energisch gegen therapeutische Veränderung wehren. Dadurch verringert sich naturgemäß der Wunsch nach einer gezielten Diagnostik und effizienter Veränderungsarbeit psychischer Hintergrundfaktoren depressiver Erkrankungen.

Dennoch soll hier der Versuch unternommen werden, anschließend ein relativ einfaches und dadurch auch breit anwendbares Konzept für eine mehrdimensionale Therapie der Depressionen vorzustellen, das sich für uns auch in der alltäglichen Praxis gut bewährt hat.

Teil II: Das Konzept zur mehrdimensionalen integrativen Therapie der Depressionen

1 Grundelemente eines mehrdimensionalen integrativen Behandlungskonzepts zur Therapie depressiver Erkrankungen

Trotz der beschriebenen Hindernisse, auf welche bisher kombinierte Therapieformen gestoßen sind, scheint es keinesfalls utopisch, ein auch in der alltäglichen Routine praktizierbares Gesamtkonzept zur Behandlung depressiver Erkrankungen zu entwickeln. Die wesentlichsten Grundlagen sind ein psychotherapeutisches Begleitkonzept der pharmakologischen Depressionstherapie sowie die Berücksichtigung der krankheitsspezifischen Reaktionen und Bedürfnisse der sozialen Umgebung. Somit sollten in dem Programm die nachstehend angeführten Elemente enthalten sein:

- Ein dem heutigen Fortschritt der Depressionsbehandlung entsprechendes Konzept kann nur in einer Kombination zwischen einer medikamentösen antidepressiven Therapie und einem psychotherapeutischen Begleitkonzept bestehen, wobei zwischen beiden Behandlungskonzepten echte Synergien bestehen müssen.
  Als dritte wesentliche therapeutische Dimension muss die therapeutische Beachtung von Missverständnissen, Konflikten und Beziehungsproblemen im familären und sozialen Umfeld berücksichtigt werden. Diese können nicht nur durch die Depression selbst sondern auch als Konsequenzen von bereits lange Zeit vorhergehenden sozialen Fehlanpassungen von Menschen mit einem gestörten Selbstkonzept verstanden werden. Auf jeden Fall sollte auch den Bezugspersonen die notwendige psychoedukative bzw. auf Wunsch auch therapeutische Zuwendung zuteil werden.
- Der inhaltliche Schwerpunkt unseres Konzepts richtet sich auf die in der konkreten Therapiearbeit häufig erkennbaren Störungen des Selbstkonzepts mit fehlerhaften Kompensationsmechanismen des Selbstwertsystems bei Depressionen. Einschränkend ist zu betonen, dass damit nicht alle depressiven Erkrankungsformen in gleichem Ausmaß betroffen sind, da sich gelegentlich keine sicheren Hinweise auf ursächlich wirksame Störungen des Selbstwertsystems ermitteln lassen. Allerdings ist auch bei derartigen Verläufen mit sekundären, durch die Erkrankung selbst verursachten Selbstwertproblemen zu rechnen.
- Die Einordnung der diagnostischen und therapeutischen Aufgaben in ein gut überschaubares Stufenkonzept soll neben ihrem Effekt zur Qualitätssicherung auch wesentlich zur verbesserten Orientierung der meist sehr verunsicherten depressiven Patienten beitragen.

- Ein spezielles Augenmerk sollte auf die besonders ausgeprägte Verunsicherung depressiver Patienten gelegt werden. Sie bedarf einer raschen gezielten therapeutischen Beeinflussung, speziell zur Verminderung der oft erheblichen Abwehr und Uneinsichtigkeit in die psychische Natur der Erkrankung. Andernfalls ergeben sich erhebliche Probleme der Compliance gegenüber allen notwendigen psychodiagnostischen und therapeutischen Maßnahmen.
- Zur Überwindung der nahezu immer gegebenen Abwehr gegen die Identifizierung der Kognitionen und Muster, die sie vielfach als schützend erleben, hat sich eine Aktivierung der Patienten zur eigenständigen Mitarbeit bei Diagnostik und Veränderungsarbeit sehr gut bewährt. Als dafür sehr geeignetes Instrument hat sich unser diagnostisches Manual erwiesen, das von den Patienten unter der beratenden Regie des Therapeuten selbstständig durchgearbeitet werden kann. Somit ergibt sich auch ein Rollenwechsel, da der Therapeut nun nicht mehr die alleinige Instanz für die Identifizierung und Veränderung von »Symptomen und Fehlverhalten« darstellt. Zusätzlich gilt das Interesse in diesem Konzept nicht mehr ausschließlich fehlerhaften Kognitionen und Mustern, sondern auch den individuellen Ressourcen und Fähigkeiten, die dann speziell für die ersten Veränderungsschritte sehr hilfreich sein können.
  Schließlich sind auch Fragen der Therapieökonomie und damit einer ausreichend gegebenen Zugänglichkeit für möglichst viele Patienten zu klären: Zur Gewährleistung der tatsächlichen Machbarkeit einer mehrdimensionalen Therapieführung erfolgt eine pragmatische Fokussierung der psychotherapeutischen Inhalte auf die Kernproblematik des depressiven Syndroms sowie häufige depressiogene Hintergrund- bzw. Verstärkerfaktoren. Damit soll neben der Effektivität ein breiter angelegter methodischer Zugang ohne zusätzliche umfangreiche Spezialisierung der Therapeuten erreicht werden. Die konkreten Möglichkeiten zu einer breiteren Versorgung liegen einerseits in der Reduktion therapeutischer Aktivitäten auf ein tatsächlich praktizierbares Ausmaß. Anderseits kann bei Wahrung gemeinsamer Grundstrategien eine Arbeitsteilung zwischen Ärzten, Psychologen und Psychotherapeuten die mehrdimensionale Betreuung sicherstellen. Darüber hinaus hat sich unser Konzept auch sehr gut als Grundlage einer themenzentrierten Gruppentherapie bewährt.

Zusammenfassend betrachtet, erfordert die komplexe Problematik depressiver Erkrankungen mit ihren zahlreichen Facetten auch ein mehrdimensionales therapeutisches Handeln, dessen drei wesentlicheDimensionen hier noch einmal synoptisch dargestellt sind (**Abb. II.1.1**).

Man muss annehmen, dass jede Vernachlässigung einzelner therapeutischer Handlungsfelder unbefriedigende Resultate mit der Konsequenz langzeitiger Verunsicherung und stark verminderter Lebensqualität bewirken kann.

Jede Therapie depressiver Patienten muss somit mehrdimensional angelegt sein.

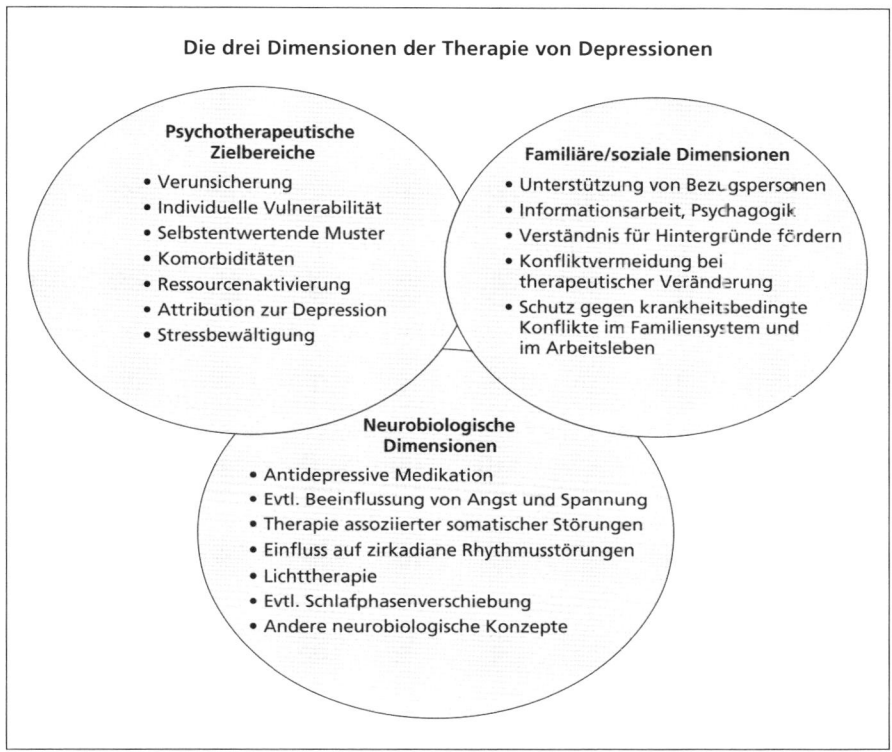

Die drei Dimensionen der Therapie von Depressionen

Psychotherapeutische Zielbereiche
- Verunsicherung
- Individuelle Vulnerabilität
- Selbstentwertende Muster
- Komorbiditäten
- Ressourcenaktivierung
- Attribution zur Depression
- Stressbewältigung

Familiäre/soziale Dimensionen
- Unterstützung von Bezugspersonen
- Informationsarbeit, Psychagogik
- Verständnis für Hintergründe fördern
- Konfliktvermeidung bei therapeutischer Veränderung
- Schutz gegen krankheitsbedingte Konflikte im Familiensystem und im Arbeitsleben

Neurobiologische Dimensionen
- Antidepressive Medikation
- Evtl. Beeinflussung von Angst und Spannung
- Therapie assoziierter somatischer Störungen
- Einfluss auf zirkadiane Rhythmusstörungen
- Lichttherapie
- Evtl. Schlafphasenverschiebung
- Andere neurobiologische Konzepte

Abb. II.1.1: Modell der drei Dimensionen der Therapie von Depressionen

2 Das Stufenkonzept einer mehrdimensionalen Behandlung depressiver Erkrankungen im Überblick

Das hier vorgestellte Konzept ist das Resultat langjähriger Entwicklungsarbeit, die zusätzlich zu dem aktuellen wissenschaftlichen Standard auf den Erfahrungen mit geglückten bzw. weniger erfolgreichen Strategien zur Behandlung depressiver Erkrankungen basiert. Es kann demnach mit der Einschränkung individuell notwendiger Abweichungen als grundlegende Orientierungshilfe dienen.

Zur besseren Übersicht gliedert sich das Gesamtkonzept in folgende Arbeitsbereiche:

1. Die *Initialphase,* die neben dem Erstkontakt auch die notwendigen Schritte zur vordergründigen Klärung der Vorgeschichte beinhaltet. Ihre wesentlichen Ziele sind der Aufbau einer tragfähigen therapeutischen Beziehung in der schwierigen Anfangssituation als Grundlage für die weitere Behandlungskooperation. Weitere Aufgaben bestehen in der angemessenen Einstellung auf eine antidepressive Medikation zur Stabilisierung und Vorbereitung auf die eigentliche Suche nach psychischen bzw. sozialen Hintergrundstörungen.
2. Zu den schwierigsten Behandlungsabschnitten zählt die *Latenzphase* während der ersten zwei bis drei Wochen nach dem Erstkontakt. In dieser Phase ist mit persitierenden depressiven Symptomen zu rechnen, da die antidepressive Medikation noch nicht effektiv sein kann und vielfach auch noch Zweifel und Mängel in der therapeutischen Beziehung existieren. Dementsprechend richten sich die aktuellen Therapieziele speziell auf die Festigung der therapeutischen Beziehung und damit auf den weiteren Abbau der Verunsicherung. Bis die Antidepressiva zu wirken beginnen, bedarf es vielfach einer überbrückenden zusätzlichen medikamentösen Hilfestellung, z. B. mit sedierenden Substanzen gegen Unruhe, Schlafstörungen und vegetative Störungen.
3. Erst nach Abklingen des akuten depressiven Syndroms kann die *psychodiagnostische Arbeitsphase* zur Ermittlung depressionsfördernder Hintergründe einsetzen, da vorher fast alle Beurteilungen emotional negativ gefärbt wären. Wie im Detail ausgeführt, geht es hier speziell um die Identifizierung selbstentwertender Kognitionen und oft auch um die Überwindung von Abwehrhaltungen gegenüber der Aufdeckung von derartigen vermeintlich schützenden und stabilisierenden Verhaltensmustern. Als Hilfsmittel bzw. Ergänzung des diagnostischen Dialogs haben wir ein diagnostisches Manual erarbeitet, das den depressiven Patienten zur Eigenbeurteilung seines allfälligen Risikoverhaltens anregen soll.
4. Die gemeinsame Identifizierung depressionsfördernder Kognitionen und Muster geht fließend in die *psychotherapeutische Veränderungsphase* über, in der die Patienten mit Unterstützung des Therapeuten eine Veränderung schädlicher Verhaltensmuster bzw. die Verstärkung positiver Verhaltensmuster anstreben.
5. Wenn dieser Prozess erfolgreich verlaufen ist, folgt die *Abschlussphase* mit den Aufgaben, den Therapieverlauf bzw. die erreichten Veränderungen und die weiterhin notwendigen pharmakologischen und psychotherapeutischen Arbeitsschritte zu beurteilen. Dabei sollte noch einmal auf die krankheitsbedingte, oft latent verbliebene Verunsicherung eingegangen werden, indem mit den Betrof-

fenen gegen Ende der Therapie eine Bilanz über das Krankheitsgeschehen und die erreichten Veränderungen gezogen wird.

Naturgemäß sind bei der gegebenen Inhomogenität depressiver Erkrankungen sowohl die Dauer als auch die Effektivität der jeweiligen Arbeitsstufen sehr variabel. Die für den Therapiefortschritt ebenfalls entscheidenden Einflüsse der sozialen Umgebung erfordern nahezu zwingend die Information und Einbeziehung der Bezugspersonen in diesen Arbeitsprozess.

2.1 Der therapeutische Erstkontakt: Diagnostik und erste Beeinflussung der manifesten depressiven Symptomatik

In der alltäglichen ärztlichen Arbeitssituation eines Erstgesprächs ergibt sich somit nach dem Ausschluss manifest hirnorganischer Hintergründe als erste Aufgabe die nosologische Einordnung des aktuellen Krankheitsbildes. Dabei sollte ergänzend zur psychopathologischen Klassifizierung speziell nach bereits zu diesem Zeitpunkt erkennbaren individuellen, auslösenden oder verstärkenden Faktoren gesucht werden.

Zu den besonders häufigen diesbezüglichen Varianten zählen u. a.:

- Ein depressiv bzw. dysthym angelegter Persönlichkeitsstil
- Hinweise auf gravierende Erschöpfung und Burn-out
- Unabgebaute permanente innere Spannungen
- Ungelöste familiär-partnerschaftliche Probleme
- Äußere Belastungsfaktoren, schwelende Konflikte
- Unbewältigte psychische Traumen und
- Depressionsverstärkende körperlichen Erkrankungen (Barolin 1979)
- Depressionsfördernde Hintergründe, durch vordergründig erkennbare Selbstabwertung mit entsprechenden Verhaltensmustern

Die zur Klärung erforderlichen diagnostischen Grundleistungen bestehen nach der obligaten psychiatrisch/neurologisch/somatischen Untersuchung in einer ausreichenden Krankheitsanamnese in Form eines lebensgeschichtlich orientierten Erstinterviews, das sich vor allem bei schwereren Depressionen anfangs auf die wesentlichsten Faktoren beschränken sollte. Aufgrund der besonderen emotionalen Gegebenheiten muss in dieser Situation speziell auf die noch geringe Belastbarkeit und besonders auf die grundlegende Tendenz Depressiver zu negativen Interpretationen geachtet werden.

- Schon beim Erfassen des aktuellen Beschwerdebildes und seiner psychoreaktiven Auswirkungen sollten vorerst der aktuelle Leidensdruck und die damit verknüpften Erwartungen in die Therapie geklärt werden. Ein erster wichtiger Zugang ist die Kenntnis der konkreten Hintergründe und Umstände, die zum aktuellen Erstkontakt geführt haben.
- Die Darstellung der aktuellen Symptomatik kann dann durch die Erhebung eines orientierenden biographischen Rückblicks abgerundet werden. Dabei beschränkt sich der Fragenkatalog vorerst auf die wesentlichen Informationen über Vorbelastungen in den Elternfamilien, auf eine Charakterisierung der kindlichen, adoleszenten und späteren Lebensabschnitte, einschließlich Schul-, Berufsent-

wicklung und der familiären Grundsituation. Ergänzend kann nach aktuellen gravierenden Spannungen, Sorgen und Konflikten gefragt werden. Wo immer möglich, sollten auch Informationen durch Angehörige eingeholt werden. Damit ergibt sich eine erste Möglichkeit, biographische Querbeziehungen zur aktuellen Symptomatik herzustellen. Mit gewissen Einschränkungen kann auch bereits zu diesem Zeitpunkt überlegt werden, ob sich bestimmte Verhaltensmuster oder andere Stereotype mit Bedeutung für das depressive Geschehen finden. Beispiele wären Hinweise auf enorme Selbststrenge, Tendenz zur permanenten Unterordnung, Aggressionshemmung (Dependenz), gekränkter Narzissmus u. a. m. (siehe Kapitel I.3.2.2).

- Von besonders großem praktischem Interesse sind frühere Krankheitsphasen und damit Erfahrungen bezüglich Reaktionen der Umgebung und früherer Therapieeffekte. Naturgemäß ist es von erheblicher Bedeutung für das aktuelle Behandlungskonzept, konkrete Angaben über Erfahrungen mit Antidepressiva oder anderen früheren Therapien zu verwerten. Es kommt immer wieder vor, dass sich Patienten enttäuscht abwenden, wenn Ihnen ein Therapeut in Unkenntnis vorhergehender Erfahrungen ausgerechnet solche Psychopharmaka verordnet, die durch Misserfolge oder Nebenwirkungen bereits negativ besetzt sind.
- Die in jedem Fall notwendige Frage nach spezifischen depressiven Ideen und Suizidtendenzen sollte ebenfalls frühzeitig gestellt und bezüglich notwendiger Maßnahmen abgeklärt werden. Eine wesentliche Hilfe bei ihrer Bewertung liegt hier in Informationen über lebensgeschichtliche Faktoren, Verpflichtungen äußerer Umstände sowie persönliche Grundhaltungen (siehe auch Kapitel II.2.2.2).
- Viel bedeutender für die Therapiebeziehung als vordergründig sichtbar sind auch die Reaktionen der Angehörigen des betroffenen Patienten, die, wenn möglich, bei der Erhebung der Außenanamnese zu klären sind.
- Abschließend sollten aktuelle Wünsche, Vorstellungen und vielfach sonst verschwiegene Befürchtungen des Patienten hinterfragt werden. Dazu gehören spezifische Ängste, die manche Patienten gegenüber Psychopharmaka hegen; andererseits gibt es auch Vorbehalte bzw. unrealistische Erwartungen gegenüber der Psychotherapie. Es hat sich sehr bewährt, das geplante Behandlungskonzept mit dem Betroffenen ausführlich zu diskutieren, da sich oft schon zu diesem Zeitpunkt Widerstände, Zweifel und andere Hindernisse abzeichnen, ohne deren Kenntnis eine erfolgreiche Behandlung auf große Schwierigkeiten stoßen würde.

2.2 Hindernisse in der therapeutische Beziehung: Verunsicherung, Ängste, Abwehrhaltungen, fehlende Compliance

Für den in dieser Phase besonders wichtigen Aufbau einer tragfähigen therapeutischen Beziehung muss in erster Linie die spezielle emotionale Situation depressiver Patienten berücksichtigt werden. Die wesentlichen Unterschiede zu anderen Erkrankungen bestehen in der latent vorhandenen Abwehr mit entsprechender Uneinsichtigkeit in den psychischen Krankheitscharakter von Depressionen sowie in der geringen emotionalen Belastbarkeit. Da die Patienten in dieser Phase auch gegenüber Zuwendung und positiver Prognosestellung nur begrenzt resonanzfähig sind, können die sonst in dieser Situation zu erwartenden Reaktionen, wie Kooperationsbereitschaft, Dankbarkeit und Optimismus, ausbleiben und damit weniger erfahrene Therapeuten stark verunsichern.

Am besten kann man diese Reaktionen verstehen, wenn man ehemals depressive Patienten nach ihren damaligen Empfindungen auf gut gemeintes ärztliches Handeln fragt. Oft berichten sie, dass sie die ärztliche Ankündigung einer guten Prognose zwar als angenehmes Zeichen von Zuwendung empfunden hatten, allerdings ohne an eine entscheidende Veränderung ihres Zustandes glauben zu können.

Aus diesem Grund sollte dieser aktuellen emotionalen Gegebenheit vermehrte Aufmerksamkeit gewidmet werden, da sie nach unserer Meinung den Schlüssel zur Erklärung sonst unverständlicher Abwehrhaltungen, einschließlich der oft dokumentierten gestörten Compliance, zur Therapie darstellt. Es macht daher Sinn, sich gerade in dieser Phase in die spezielle Verunsicherung depressiv Erkrankter einzufühlen:

- Auch ohne die Belastung durch bereits vorher entwickelte spezifische selbstabwertende Kognitionen und Muster kann man sich leicht das Ausmaß der Verängstigung vorstellen, die ein Mensch empfinden muss, dem ohne erkennbaren Grund die Fähigkeit verloren geht, seine Stimmung und Antriebslage so zu regulieren, wie es den aktuellen Lebensgegebenheiten entspricht. Eine zusätzliche Verschärfung ergibt sich aus der Unfähigkeit, sich in die Emotionen von Angehörigen einzufühlen bzw. in der Angst, dadurch von der Umgebung auch nicht verstanden zu werden. Daraus entwickeln sich fast zwingend neuerliche Selbstwertkrisen sowie subjektiv berechtigte Ängste vor massiven Abwertungen und weiterer Isolierung.
- Eine ähnliche Dimension der Verunsicherung ergibt sich durch den unerwarteten Verlust der Steuerbarkeit körperlicher vegetativer Funktionen. Es ist anzunehmen, dass auch affektiv stabile Menschen aus dem Gleichgewicht geraten, wenn ohne erkennbaren Grund Kreislaufstörungen, wie z. B. massives Herzrasen, Schwindel und Blutdruckveränderungen einsetzen, die mit den üblichen Mitteln nicht beherrschbar sind. Eine zusätzliche Belastung ergibt sich aus der Tatsache, dass für diese körperlichen Begleitbeschwerden auch bei eingehender Diagnostik keine erklärenden medizinischen Befunde existieren. Hier muss sich zwangsläufig die Angst entwickeln, als »eingebildeter Kranker«, Simulant oder Begehrungsneurotiker mit allen begleitenden sozialen Stigmen eingestuft zu werden.
- Eine weitere Verschärfung ergibt sich aus der bei depressiv strukturierten Menschen präsenten Furcht vor sozialer Ablehnung, Liebesverlust und Abwertung. Dazu kommt bei Patienten mit Angststörung und Depressionen die bereits bestehende Angst vor Minderwertigkeit, Versagen und Hilflosigkeit. Weiters ist zu berücksichtigen, dass die daraus resultierenden Schuldgefühle neuerlich zu einem verstärkten Bemühen um Mehrleistung und forcierter Normalität führen, die in dieser Situation naturgemäß scheitern und zu neuen Abwertungserlebnissen führen. Möglicherweise erklären sich aus diesem kreisförmigen negativen Denkmodell viele Hintergründe der früher als »depressiver Wahn« bezeichneten überwertig wirkenden negativen Stereotype und Schuldideen.
- Besonders unheimlich wird von vielen depressiv Erkrankten das zusätzliche Auftreten von Suizidideen und Suizidimpulsen erlebt: Dies nicht nur aus dem Gefühl der Bedrohung und Wehrlosigkeit, sondern auch durch daraus neuerlich

einsetzende massive Schuldgefühle, die sich durch selbst auferlegte Verbote gegenüber derartigen Denkimpulsen naturgemäß massiv steigern.

Durch diese ständigen Rückkoppelungsvorgänge zwischen den depressiven Symptomen, der daraus entstandenen verunsichernden Selbstabwertung und dem vermeintlichen Verbot, depressiv zu denken, entsteht rasch ein unerträglicher Zustand, der naturgemäß zu mehr oder weniger ausgeprägten Abwehrmechanismen führt. In Form der Verleugnung bedingen sie unter anderem die scheinbare Uneinsichtigkeit Depressiver in ihren Krankheitszustand, der dann als Minderwertigkeit, körperliche Erkrankung, Verarmung oder Schuldgefühle uminterpretiert wird.

Damit erklärt sich auch die bei depressiv Erkrankten häufig zu beobachtende Tendenz zur Vertuschung der Krankheitssymptome mit dem Versuch, sie durch neuerliche Mehrleistung, Aggressionshemmung, Dependenz, selbstabwertende Kognitionen und Zwanghaftigkeit zu kompensieren. Wenn alle diese Bemühungen im Sinne einer endgültigen Dekompensation scheitern, reagieren depressiv Erkrankte häufig mit neuerlichen Schuldgefühlen und Versagensängsten.

Gerade diese unausgesprochenen Ängste führen vielfach wieder zu einer massiven Abwehr der psychischen Genese der Erkrankung. Die Konsequenz besteht in einer starken Tendenz zur Verheimlichung aller denkbaren psychischen Hintergründe und damit auch zu einer enorm reduzierten Bereitschaft, eine psychiatrische Diagnose im Sinne eines depressiven Krankheitsbildes zu akzeptieren.

Da sich diese Abwehrmechanismen naturgemäß nicht nur auf die Interpretation des Krankseins, sondern auch auf die dagegen eingesetzte Therapie beziehen, kann hier ein wesentlicher Anteil der vielfach beschriebenen geringen Behandlungsbereitschaft (»Compliance«) Depressiver gesehen werden.

Daraus erklärt sich auch die scheinbare Unlogik, dass gerade diese meist ordnungsliebenden und autoritätsorientierten Patienten aufgrund ihrer meist ausgeprägten Konfliktscheu die ihnen gestellte Diagnose und die daraus notwendigen Maßnahmen scheinbar akzeptieren, vielfach jedoch Letztere nicht befolgen. Gelingt es nicht, diese Abwehr schrittweise aufzulösen, ist auch bei bester psychopharmakologischer Behandlung und guter therapeutischer Beziehung nur eine sehr begrenzte Behandlungsbereitschaft zu erwarten.

2.2.1 Sinnvolle Strategien zum Abbau der Verunsicherung und zur Verbesserung der Compliance

Aus all diesen Gründen scheint es enorm wichtig, bereits bei Beginn der Therapie depressiver Erkrankungen die beschriebenen Aspekte der Verunsicherung in jedem Einzelfall zu klären und entsprechend zu beeinflussen. Mehrheitlich berichten depressiv Erkrankte über eine gewisse Erleichterung, wenn ihnen vom Therapeuten das Gefühl vermittelt wurde, dass ihre Symptome für ihr Kranksein typisch seien und sie somit für ihren Zustand keine Schuldgefühle entwickeln mussten. Gelingt es damit, den Betroffenen die Krankenrolle zuzusprechen, ergibt sich für sie oft erstmals das Gefühl, »so sein zu dürfen« und damit ihren Zustand nicht mehr als Verhängnis oder Beweis endgültiger Wertlosigkeit deuten zu müssen.

In Anbetracht dieser speziellen emotionalen Situation sollte der Gesprächsstil eher stützend, interessiert und empathievoll gestaltet werden. Zu vermeiden sind Bagatellisierungstendenzen aufgrund des Fehlens körperlicher Befunde, Durchhalteparolen, wie »Reißen Sie sich zusammen«, oder für den Depressiven nicht einfühlbare optimistisch positivistische Darbietungen, z. B. »Blicken Sie aus dem Fenster, das Leben ist schön«, »Sie werden sehen, in einigen Tagen sind Sie wieder ganz gesund« oder Ähnliches.

Trotz großen Interesses an den psychodynamischen Hintergründen sollten auch energisch aufdeckende Fragetechniken bis zum Abklingen des akuten depressiven Affekts vermieden werden.

Bei Patienten mit bereits abgelaufenen früheren Depressionsphasen kann es darüber hinaus auch sinnvoll sein, sie daran zu erinnern, dass ihr aktuell schlechter Zustand nach allen bisherigen Erfahrungen wieder abklingen wird. Allerdings sollten dafür keine festen Zeitvorgaben veranschlagt werden, damit die Patienten sich (und den Therapeuten) bei Verzögerungen nicht neuerlich unter Druck setzen.

Tritt tatsächlich eine erste Verbesserung der depressiven Symptomatik ein, sollte diese nicht vorschnell als Ende des Krankseins gefeiert werden, da erfahrungsgemäß noch mit Nachschwankungen zu rechnen ist. Gelingt es, den Patienten rechtzeitig auf diesen wellenförmigen Verlauf vorzubereiten, verbessert sich nach Eintreffen dieser Veränderungen naturgemäß auch das Vertrauen in den Therapeuten bzw. in das Behandlungskonzept.

Zur Beeinflussung der konsekutiven Abwehr gegen die besonders ungeliebte Vorstellung, psychisch krank zu sein, bedarf es immer einer ausreichend gründlichen organdiagnostischen Abklärung. Die Zielsetzung ist nicht allein die »Beruhigung« der Betroffenen, sondern vielmehr der tatsächliche Ausschluss relevanter grob organischer Hintergründe.

Vor allem seit der Trennung der Fächer Neurologie und Psychiatrie kommt es oft vor, dass Patienten mit beginnenden zentralen expansiven Prozessen oder mit gravierenden Stoffwechsel- bzw. Hormonstörungen umfangreichen medikamentösen und psychotherapeutischen antidepressiven Behandlungen unterzogen werden.

Erst nachdem negative Organbefunde sichergestellt worden sind, beginnt die anfangs sehr behutsame Anleitung des Patienten, den seelischen Hintergrundcharakter seiner einschließlich depressionsfördernden Kognitionen und Muster selbst aktiv zu erkunden. In den folgenden Kapiteln wird dies detailliert dargestellt.

Bezüglich der beschriebenen häufig eingeschränkten Compliance haben wir sehr gute Erfahrungen damit gemacht, diesen Punkt und seine Hintergründe – speziell die Ablehnung psychischer Hintergründe – mit dem Patienten direkt anzusprechen. Dafür bedarf es oft wiederholter Gesprächsangebote mit der Möglichkeit, die jeweiligen Informationen inzwischen zu verarbeiten. Viele Patienten, die ursprünglich keine Medikation oder nur »Pflanzliches ohne Chemie« akzeptieren wollten, haben durch die Möglichkeit, direkte Rückfragen stellen und diskutieren zu können, einige wesentliche Ängste und Abwehrhaltungen abbauen können.

Zusammenfassend gesehen, vermindert sich die anfängliche Verunsicherung bei einer verständnisvollen therapeutischen Beziehung speziell durch die bessere Akzeptanz des Krankheitscharakters. Wesentlich für den depressiv Erkrankten sind das Gefühl verstanden zu werden sowie die Gewissheit, dass es auch in dieser subjektiv ausweglos erscheinenden Situation positive Veränderungen geben kann. Es hat sich nicht bewährt, die Patienten in dieser Phase mit extrem optimistischen Perspektiven zu konfrontieren, die in der aktuellen depressiven Denkweise auch nicht akzeptiert würden.

Eine weitere wesentliche Zielsetzung einer vertrauensvollen Gesprächsatmosphäre ist die Abklärung individuell bestehender Suizidtendenzen, besonders auch die Einschätzung ihrer tatsächlichen Aktualität bzw. der dennoch bestehenden Distanz.

2.2.2 Möglichkeiten zur Einschätzung und Prävention suizidaler Tendenzen

Obwohl es auch bei umsichtigstem Vorgehen keinen absoluten Schutz gegen Suizidhandlungen gibt, darf nicht übersehen werden, dass gerade hier Desinteresse, Informationsmangel oder das Verdrängen der Thematik katastrophale Auswirkungen haben können. Deshalb ist es auch angeraten, bei den ersten Therapiekontakten auf konfrontative oder die Selbstabwertung steigernde Aktivitäten zugunsten stützender und stabilisierender Strategien zu verzichten.

Im Kontrast traditioneller Positionen gilt heute die Einstellung, dass neben der oft sehr schwierigen Einschätzung der aktuellen Suizidalität vor allem die vorausblickende Suizidprävention einen entscheidenden psychotherapeutischen Arbeitsbereich im Umgang mit Depressiven darstellt.

Deshalb sollte man mit depressiven Patienten grundsätzlich das Thema Suizid als konkretes zur Krankheit gehörendes Risikomoment ansprechen. Mit dieser Enttabuisierung reduzieren sich auch manche Schuldgefühle, die speziell bei religiösen Menschen zu erwarten sind.

Für die Einschätzung eines individuell bestehenden Suizidrisikos ist es weniger entscheidend, die Frage nach Suizidalität mit Ja oder Nein zu beantworten, als vielmehr aus der Beurteilung von Krankheitsbild und Situation die aktuell gegebene Gefährdung einzuschätzen.

Deshalb sollte schon beim Erstgespräch, gegebenenfalls auch bei weiteren Therapiekontakten geklärt werden, wie konkret allfällige Suizidintentionen sind und ob sie sich verdichten. Ein wesentlicher Entscheidungsfaktor ist die von Frankl (1975) angesprochene Suche nach individuellen, gegen eine Suizidhandlung schützenden Motiven, wie etwa Religiosität, Verbundenheit mit der Familie u. a.. Erst aus der Beurteilung all dieser Faktoren kann eine konkrete Einschätzung des inneren Abstands bzw. der notwendigen therapeutischen Maßnahmen erfolgen.

Eine kritische Steigerung der Suizidgefährdung ergibt sich vor allem bei zunehmender Antriebssteigerung, da extrem gehemmte Patienten meist nicht in der Lage sind, ihre Suizidimpulse aktiv umzusetzen.

Weitere Indikatoren einer weniger gut einschätzbaren Suizidgefahr sind Berichte über rasch einsetzende überfallsartige Suizidimpulse sowie Suizidphantasien mit besonders brutalem selbstaggressivem Charakter.

Darüber hinaus sollten wir uns bei der Einschätzung der Gefährdung auch über die in verschiedenen Lebensphasen sehr unterschiedlichen Denkstrategien und Perspektiven bewusst sein. So kann es beispielsweise für einen sehr jungen Therapeuten sehr schwierig sein, die Gedanken eines wesentlich älteren kranken und aus dem Erwerbsleben bereits ausgeschiedenen Menschen nachzuvollziehen.

Ganz besondere Aufmerksamkeit muss auf alle Hinweise für Suiziderweiterung gelenkt werden (siehe auch Kapitel III.4). Bei derartigen Konstellationen mit einem zusätzlichen Risiko für Bezugspersonen sollte keinesfalls mit einer stationären Einweisung gezögert werden.

2.2.3 Erste organisatorische Entscheidungen in der Initialphase der Depressionsbehandlung

Im Zuge der Erstkontakte ergibt sich auch die Aufgabe, die weitere Therapie zu organisieren. Je nach Krankheitsbild, Kompetenz und Motivation entscheidet der Hausarzt, ob er die Therapieführung selbst übernimmt oder ob eine Zuweisung zum Facharzt bzw. eine stationäre Behandlung erforderlich ist.

Einem Facharzt zugewiesen werden sollten alle Fälle einer schweren depressiven Erkrankung mit unklarem Hintergrund und nicht gut einschätzbarem Risikopotenzial. Zusätzlich sollten Patienten mit Krankheitsverläufen, die offensichtlich auf eine überschaubare antidepressive Therapie mit relativ unproblematischen Antidepressiva, wie etwa Serotonin-Reuptake-Hemmern (SSRI) oder ähnlich unproblematischen Kombinationspräparaten einem Facharzt für Psychiatrie vorgestellt werden.

Die Entscheidung, ob eine direkte stationäre Behandlung notwendig ist, orientiert sich naturgemäß vor allem an den Kriterien des Schweregrades der Depression und der aktuell gegebenen Suizidalität, die auch das Motiv für ein vorübergehendes Anhalten sein kann. Einschränkungen gegenüber ambulanten Therapieformen bestehen auch bei massiver Antriebssteigerung (Agitation), schwerer Antriebshemmung bzw. wenn direktes Einfühlen in die Emotionalität bzw. Suizidtendenzen eines Patienten aktuell nicht möglich ist.

Eine weitere Krankheitsgruppe, bei der ausschließlich ambulante Therapie wenig Erfolg verspricht, sind depressiv Erkrankte mit erheblicher Komorbidität, speziell mit einer zusätzlichen Abhängigkeitsproblematik. Da substanzabhängige Patienten dazu neigen, ihre Stimmungstiefs mit ihrem jeweils präferierten Suchtmittel zu kompensieren, kann eine erfolgreiche antidepressive Behandlung erst nach Beendigung des Suchtmittelkonsums erwartet werden. In Anbetracht der Tatsache dass zahlreiche Untersuchungen bei mindestens 20 bis 40 Prozent aller Verläufe eine Koinzidenz von Missbrauch bzw. Abhängigkeiten und Depression beschreiben, sollte in jedem Einzelfall nach derartigen Phänomenen gesucht werden. Zusätzliche Indikationen für eine stationäre Therapie können auch durch andere schwerwiegende Komorbiditäten – etwa mit ausgeprägten Angststörungen, Zwangsstörungen oder fortgeschrittenen Essstörungen – gegeben sein.

2.3 Entscheidungsgrundlagen zur psychopharmakologischen Ersteinstellung

Hat sich im Erstgespräch die Verdachtsdiagnose einer depressiven Störung bestätigt, ergibt sich neben den bereits erwähnten stützenden und vertrauensbildenden Maßnahmen mit wenigen Ausnahmen die Notwendigkeit einer auf die Bedürfnisse des einzelnen Patienten zugeschnittenen antidepressiven Medikation. Bei Durchsicht der einschlägigen Literatur finden sich nicht viele Hinweise auf eine individuelle Spezifität einzelner Antidepressiva, weder für den einzelnen Patienten noch für bestimmte Verlaufsformen. Dennoch sollte aufgrund der enormen Unterschiede von Krankheitsformen und individuellen Bedürfnissen und Lebensumständen sowie der Vielfalt wirksamer Antidepressiva mit unterschiedlichen Nebenwirkungsspektren der Versuch einer optimierten Anpassung auf der Grundlage nachstehender Kriterien unternommen werden:

- Der *Schweregrad der depressiven Störung* hat naturgemäß einen wesentlichen Einfluss auf die Wahl der pharmakologischen Therapie. Sehr schwere depressive Erkrankungen sollten unbedingt stationär und aufgrund der Massivität des Leidenszustandes, aber auch der Suizidalität, mit stark wirksamen Antidepressiva behandelt werden. Obwohl zahlreiche Studien dafür sprechen, dass alle modernen Antidepressiva bei schweren Depressionen wirksam sind, werden bei diesen Indikationen im stationären Rahmen immer noch noch Präparate der älteren Generation – z. B. der trizyklischen Antidepressiva – vielfach kombiniert mit spannungslösenden neuroleptischen Substanzen eingesetzt. Die aktuell bedeutsamste Indikation für Neuroleptika besteht bei Depressionen mit psychotischen Komponenten, anderseits aber auch zur Augmentation antidepressiver Medikationen. Für nähere Details wird auf die diesbezügliche umfangreiche Literatur aus dem Bereich Akutpsychiatrie verwiesen. Dies umso mehr, weil gerade die Handhabung dieser Medikationsformen nur bei ausreichender klinischer und pharmakologischer Erfahrung zu empfehlen ist.

- Die *Antriebssituation* ist, wie bereits frühe praxisorientierte Darstellungen von Kielholz und anderen gezeigt haben, ebenfalls für die Auswahl der antidepressiven Anfangsmedikation relevant: Unruhe, Agitation, Schlafstörung sowie massiv gesteigerte Nervosität und innere Spannung erfordern eher die Verordnung von Antidepressiva mit dämpfendem Begleiteffekt, z. B. Trazodon, Mianserin und speziell auch Mirtazapin. Zusätzlich kann den Patienten, vor allem in der Initialphase und solange die antidepressive Medikation noch nicht effektiv ist, durch Tranquilizer und Hypnotika über die quälende Unruhe und Schlafstörung hinweggeholfen werden. Allerdings sollte eine Suchtgefährdung durch sorgfältige Anamnese und streng kontrollierte sowie zeitlich maximal zwei bis drei Wochen begrenzte Verordnung verhindert werden. Massive Antriebshemmung mit Müdigkeit, erhöhtem Schlafbedürfnis (»Hypersomnie«) legt hingegen den Einsatz von Antidepressiva mit eher noradrenergem Wirkmechanismus nahe. Allerdings muss festgehalten werden, dass die Einschätzung der Antriebslage nicht in jedem Einzelfall einfach ist, da sich vordergründig psychomotorisch gehemmte Patienten vielfach innerlich erregt, aufgewühlt und erregt fühlen können. Bei derartigen Verläufen sollten keine allzu abrupt antriebssteigernden Antidepressiva eingesetzt werden, da diese möglicherweise zu einer weiteren Eskalation der inneren Spannung führen könnten.

- Ein wesentliches Kriterium für die Auswahl der Medikation ist das bereits angesprochene *aktuelle Ausmaß von Suizidideen oder Suizidimpulsen*, nach denen, wie bereits mehrfach betont, auch immer konkret gefragt werden sollte. Es ist eine aus der Ära der ersten wirksamen Antidepressiva stammende Erfahrung, dass eine antriebssteigernde Medikation in Einzelfällen zur erhöhten Suizidgefährdung führen kann, wenn die vorherige Antriebsblockade zwar behoben ist, die Stimmung und die Suizidideen aber noch nicht ausreichend beeinflusst werden konnten. Gerade Patienten mit unklarem Suizidrisiko sollten keinesfalls außerhalb der stationären Kontrolle ältere Antidepressiva (Trizyklika, MAO-Hemmer etc.) mit erheblicher Toxizität bei Überdosierung bzw. hohem Interaktionsrisiko verschrieben werden.

- Entscheidungshilfen können auch *zusätzliche Wirkkomponenten neuer Antidepressiva* auf begleitende komorbide Störungen bieten. Besonders hervorzuheben sind hier die häufigen Begleitsymptome Angst und Schmerz, die naturgemäß je nach individueller Sachlage die Einstellung auf ein in dieser Richtung effektives

Antidepressivum – z. B. niedrigdosiertes Amitryptilin oder aktueller Duloxetin – nahe legen. Bei massiven, das Krankheitsbild stark bestimmenden Schlafstörungen und ausgeprägter Störung des zirkadianen Rhythmus wäre auch der Einsatz von Antidepressiva mit melatoninerger Komponente zu erwägen.

- Zu den derzeit gelegentlich unterrepräsentierten Entscheidungskriterien für die Auswahl des Antidepressivums zählen die *aktuellen Lebensumstände und Leistungsanforderungen*. Wenn ein Patient trotz depressiver Erkrankung seine berufliche Tätigkeit nicht unterbrechen kann oder mit dem Kraftfahrzeug fahren muss, ist das Verordnen von Antidepressiva mit massiveren Auswirkungen auf Vigilanz und Konzentrationsfähigkeit bzw. Schwindel oder herabgesetzter Reaktionsfähigkeit unbedingt zu vermeiden.
- Schließlich können auch andere *unerwünschte Nebenwirkungen* die Wahl der antidepressiven Medikation entscheidend beeinflussen. Es sind dies einerseits ungünstige Auswirkungen bei bereits bestehenden zusätzlichen Erkrankungen oder die speziell bei der Mehrzahl der SSRI gegebenen Beeinträchtigungen der Sexualität, die dann die Wahl eines diesbezüglich indifferenten Antidepressivums (z. B. Tianeptin, Nefazodon, Trazodon, Mirtazapin, Bupropion) erfordern.
- Einen limitierenden Einfluss kann naturgemäß auch eine massive *Obesitas bzw. eine Gravidität* ausüben. Hier gilt besonders auch die Verpflichtung zu einer individuellen Nutzen/Risiko-Analyse mit exakter Information und Einbeziehung betroffener Patientinnen in den Entscheidungsprozess.
- Eine wichtige Voraussetzung für den Behandlungserfolg liegt, wie bereits erwähnt, manchmal auch in der Beurteilung der *Effektivität und emotionalen Besetzung früherer Behandlungen*. Deshalb kann der Bericht der Patienten über den früheren Effekt einer bestimmten Substanz bereits eine Vorentscheidung für die Wahl oder Nichtwahl des aktuellen Antidepressivums bedeuten. Keinesfalls ist es sinnvoll, Antidepressiva zu verordnen, die in früheren Behandlungsphasen ineffektiv waren bzw. zu starken Nebeneffekten geführt hatten.
- Schließlich sollte, speziell bei älteren multimorbiden Patienten, auf die Möglichkeit von *schädlichen Interaktionen* gedacht werden. Dafür gibt es im Gegensatz zur Frühzeit der medikamentösen Depressionsbehandlung heute sehr ausführliche und übersichtliche Checklisten, unter anderem auch in gut überschaubarer digitaler Dokumentationsform.

Ein zusätzlicher entscheidender Faktor für die Bereitschaft für eine medikamentöse Therapie besteht in der Klärung der *individuellen grundsätzlichen Einstellung des Betroffenen zu einer Psychopharmakatherapie*. Wie bereits ausgeführt, besteht bei deutlicher depressiver Grundstimmung meist kein besonderer Optimismus gegenüber der Effektivität jedweder vorgeschlagenen Behandlung. Aus allen genannten Gründen kann nicht oft genug betont werden, dass gerade bei depressiv erkrankten Patienten eine erhebliche *Motivationsarbeit* im Sinne einer Psychoedukation für die Akzeptanz einer medikamentösen Behandlung geleistet werden muss.

Zu den Voraussetzungen dafür zählt in jedem Einzelfall eine ausreichende *Information* über Effekte, Nebenwirkungen, Kombinationsmöglichkeiten und Wirklatenzen der jeweils verordneten Medikation.

2.3.1 Was der Patient über die geplante Antidepressiva-Therapie wissen muss. Information, Psychoedukation und Motivationsarbeit zur verbesserten Compliance

Zu den vielfach verdrängten Problemen der medikamentösen Behandlung zählen nicht zuletzt die häufigen Ängste und Vorbehalte gegenüber der Einnahme von »Psychopharmaka«. Ein grundsätzliches Problem liegt in der in unserem Kulturkreis allgemein üblichen Verdrängung der Tatsache, dass menschliches Denken, Wollen und Fühlen unter anderem mit zentralnervösen Stoffwechselvorgängen und elektrophysiologischen Abläufen einhergeht, die bei Funktionsproblemen teilweise medikamentös beeinflusst werden können.

Zu den Standardfehlern mit erheblichen Auswirkungen auf die Compliance zählen die bereits angesprochenen Informationsmängel über Wirkmechanismen sowie Nebenwirkungen der individuell ausgewählten Medikation. Verantwortlich dafür ist neben mangelnder ärztlicher Auskunftsbereitschaft auch die Tatsache, dass viele Patienten mit Depressionen keine positiven Erwartungen in Antidepressiva projizieren, da sie eine psychische Genese ihrer Beschwerden grundsätzlich ablehnen.

Dazu kommt die Tatsache, dass im Gegensatz zur Einnahme von Schmerz- und Beruhigungsmitteln unmittelbar nach Medikationsbeginn noch kein fühlbarer antidepressiver Effekt eintritt und somit zu Therapiebeginn der für die Medikamenteinnahme sehr bedeutsame konditionierende Belohnungseffekt wegfällt.

Zusätzlich verschärft sich die Problematik manchmal durch Nebenwirkungen, z. B. serotonerg bedingte Unruhe und Angstaktivierung, die dann anstelle der erwarteten Besserung noch zu einer Intensivierung des subjektiven Krankheitsbildes führen können. Außerdem kann die Skepsis vieler Depressiver auch aus der krankheitsbedingten pessimistischen Grundstimmung verstanden werden, wenn man ihnen die günstige Prognose bzw. den zu erwartenden positiven Effekt der Psychopharmakatherapie ankündigt.

Man weiß aus vielen rückwirkenden Bewertungen von Patienten, dass am Höhepunkt der depressiven Störung ein allzu forcierter Optimismus als ebenso belastend empfunden wird, wie eine oft gut gemeinte Bagatellisierung des Krankheitsbildes. Als angenehm empfunden werden Zuwendung, Verständnis, Interesse sowie eine vernünftige Information über die weiteren geplanten therapeutischen Schritte.

Wie bereits betont, sollte akzeptiert werden, dass zusätzlich zur notwendigen Information bei vielen depressiven Patienten auch eine regelrechte Motivationsarbeit zur Medikamenteinnahme notwendig ist. Die Schwerpunkte dieser Arbeit liegen in einer verständlichen Erklärung der Sinnhaftigkeit der Medikation, der beabsichtigten Effekte sowie in Hilfestellungen zur Überbrückung der schwierigen Anfangsphase bis zum Beginn der antidepressiven Wirkung. Dazu kommt die Herausforderung, dem einzelnen Patienten die notwendigen Informationen in einer seiner aktuellen Situation angepassten Art zu vermitteln.

Ein von vielen Therapeuten gewählter Weg besteht in einer vereinfachten Darstellung bzw. Beschreibung der Funktionsdefizite des zentralen Nervensystems, meist mit Fokussierung auf die »ursächliche« Rolle verschiedener Neurotransmittersysteme. Obwohl diese Informationstätigkeit durch allgemein verständliche Dokumentationen, wie sie von der pharmazeutischen Industrie reichlich produziert werden, ergänzt werden kann, ist vor einer unkommentierten Abgabe derartiger

Unterlagen abzuraten. Ohne entsprechende Erklärung könnten sie zu mehr oder weniger gravierenden Missverständnissen führen und viele Patienten in der aktuellen Situation auch überfordern. Außerdem sollte vermieden werden, die Depression als ausschließliche Transmittermangelkrankheit darzustellen, da eine derartige, letztlich auch Ursache und Wirkung verwechselnde Sichtweise die Abwehr gegen eine Akzeptanz psychischer Hintergründe verstärken kann.

Zu den notwendigen Informationsaufgaben zählt naturgemäß auch die Vorbereitung der Patienten auf allfällige Nebenwirkungen. Natürlich gibt es die berechtigte Sorge, dass Depressive in ihrer pessimistischen Grundstimmung durch die Schilderung der Nebenwirkungen des Medikaments noch mehr hinein gesteigert werden. Andererseits kann ein Beipackzettel, der alle je beobachteten Komplikationen darstellen muss, ohne entsprechende Gesprächsvorbereitung zu erheblichen Ängsten oder dem Absetzen der Medikation führen.

Da die Compliance weniger von der Erwartung von Nebenwirkungen abhängt, sondern viel mehr von der subjektiven Einstellung des Einzelnen zum jeweiligen Medikamenteneffekt, ist es sinnvoll, den Patienten dennoch über die gegebenen Nebenwirkungsmöglichkeiten in einem für ihn verständlichem Stil zu informieren. Dabei sollte nicht vergessen werden, auch auf den Zusammenhang zwischen Nebenwirkungen und erwarteten positiven Wirkungen im Sinne einer Nutzen-Schaden-Abwägung hinzuweisen. Weitere unverzichtbare Informationen (z. B. Ward 1991) bestehen in Angaben über:

1. Art und Zeitpunkt der Medikamenteinnahme (z. B. vor oder nach dem Essen)
2. Interaktionen mit Alkohol und anderen Medikamenten
3. Auswirkungen auf Belastbarkeit und Konzentrationsfähigkeit (z. B. im Zusammenhang mit Autofahren)
4. Konsequenzen ein- oder mehrmaliger Einnahmepausen
5. Risiken bei Gravidität
6. Toxizität bei Überdosierung und erforderlichen Gegenmaßnahmen
7. Schließlich sollten die oft weniger berücksichtigten Gesichtspunkte der geeigneten Packungsgrößen in Relation zum nächsten Verordnungskontakt sowie der Zugänglichkeit des Präparates über Kassenverschreibung geklärt werden.
8. In diesem Zusammenhang muss dem Patienten auch die voraussichtliche Dauer der antidepressiven Medikamenteinnahme bzw. die Kriterien für deren im Verlauf gegebene Notwendigkeit vermittelt werden.

Gravierender als die Nebenwirkungsproblematik ist die für alle aktuellen Antidepressiva gegebene Wirklatenz von Antidepressiva, deren spürbare Effektivität bekanntlich erst nach etwa 14 Tagen einsetzt. Es ist keinesfalls unverständlich, dass darüber wenig informierte Patienten trotz hoher Kooperationsbereitschaft die Bereitschaft zur Einnahme eines Medikaments verlieren, wenn sie statt der erhofften Wirkung nur die Nebeneffekte realisieren.

Speziell zu berücksichtigen sind auch massive Vorbehalte und Ängste einzelner Patienten gegenüber Psychopharmaka, die teils aus Unkenntnis der spezifischen Wirkung, manchmal aber auch aus ideologischen Gründen entstanden sind. Konkret bestehen vielfach Ängste, dass die Antidepressiva die Leistung beeinträchtigen, zu unerwünschten Veränderungen des Verhaltens führen – z. B. »ich werde ferngesteuert« – oder ein Suchtrisiko bewirken. Da diese Ängste nicht immer direkt angesprochen werden, empfiehlt es sich, im Gespräch auch diese Punkte zu berühren. Zusätzlich muss gelegentlich auf die völlig unbegründete Behauptung eingegangen werden, dass moderne Antidepressiva ihrerseits die Suizidgefahr steigern würden, da gerade bei Vermeidung einer notwendigen antidepressiven Medikation mit erhöhten Suizidraten zu rechen ist.

Ein weiterer aktueller Gesichtspunkt in Zeiten der »Einsparung von Kosten des Gesundheitssystems« sind naturgemäß die unterschiedlichen Konditionen der Finanzierung einzelner Präparate durch die Sozialversicherungen. Eine Verordnung von für die freie Verschreibung in der Praxis nicht bewilligten Antidepressiva im stationären Bereich kann dem weiterbehandelndem Arzt und seinem Patienten erhebliche Turbulenzen bereiten.

Zu den für den Patienten wertvollsten Hilfen zur Erhöhung der therapeutischen Sicherheit zählt das Angebot von Rückfrage- und Kontaktmöglichkeiten im Fall des Auftretens unerwarteter oder beunruhigender Nebeneffekte.

Obwohl darüber nur spärliche Informationen existieren, wird hier noch besonders auf die Bedeutung der Einstellung von Bezugspersonen für die Compliance des Patienten hingewiesen. Die bei vielen Patienten angetroffenen Ängste, mit ihren Beschwerden nicht ernst genommen zu werden, können durch entsprechende Instruktion der Angehörigen oft drastisch reduziert werden. Ähnliches gilt auch für die Korrektur von schwerwiegenden Fehlvorstellungen Angehöriger bezüglich der antidepressiven Medikation, die gelegentlich ebenfalls als »Gift« oder »Psychodroge« abqualifiziert wird.

Zusammenfassend gesehen sollte der Erstkontakt durch eine realistische Einschätzung des individuell bestehenden depressiven Krankheitsbildes und den Beginn einer echten therapeutischen Beziehung ein erstes Einstiegskonzept ermöglichen. Mit dem Patienten sollte ein gemeinsamer Wissensstand über das Wesen depressiver Störungen, über Wirkweise der Medikation und der Nebeneffekte erarbeitet werden.

2.4   Die ersten Kontrolltermine in der Latenzzeit

Je nach Schweregrad und organisatorischen Möglichkeiten sollte mit ambulant behandelten Patienten die erste Kontrolle bereits nach zwei bis drei Tagen, spätestens aber nach einer Woche nach dem Erstgespräch und somit noch **vor** dem zu erwartenden antidepressiven Anfangseffekt vereinbart werden.

Bei massiven, eine rasche therapeutische Beeinflussung erfordernden Störungen, wie Unruhe, Schlafstörungen und ausgeprägten Spannungen, kann es notwendig sein, diesen Zeitraum vorübergehend durch rascher wirkende Substanzen, z. B. Neuroleptika, Benzodiazepine oder schlaffördernden Substanzen, zu überbrücken, speziell wenn aus der Vorgeschichte keine Hinweise auf eine Abhängigkeitsgefährdung erkennbar sind.

Zu den zentralen Aufgaben dieser Phase zählt die Erfassung und Interpretation von konkret aufgetretenen Nebenwirkungen der psychopharmakologischen Therapie bzw. auch die Diskussion über daran geknüpfte Ängste, die sich oft erst nach Beginn der pharmakologischen Einstellung manifestieren.

Im Einzelfall muss auch jetzt schon entschieden werden, ob aufgrund massiver Nebenwirkungen frühzeitig eine Änderung der Medikation erforderlich ist.

Bei eher passageren Beschwerden ermöglichen vielfach beruhigende und stützende Gespräche eine Weiterführung der Medikation.

Zusätzlich wird dem frühen Kontakt in der Latenzphase eine wesentliche Bedeutung für die Einschätzung der Compliance beigemessen. Darüber hinaus bietet sich die Chance, Verhaltensweisen und Muster des Patienten noch vor der medikamentösen Veränderung der depressiven Symptomatik besser kennen zu lernen. Dabei gilt unsere Aufmerksamkeit besonders Kognitionen und Verhaltensmustern, die durch die manifeste Erkrankung ausgelöst wurden und geeignet sind, das depressive Syndrom zu potenzieren.

Wenn möglich und vom Patienten akzeptiert, sollten auch die Kontakte mit den Angehörigen beibehalten werden, da oft auch im Umfeld Ängste oder Fehlvorstellungen bezüglich der medikamentösen Therapie sowie Ungeduld und andere Verunsicherungen bestehen.

Insgesamt sind alle hier genannten Maßnahmen geeignet, den Betroffenen trotz noch fehlender pharmakologischer Wirkung auf die depressiven Symptome ein erstes Gefühl verbesserter Sicherheit und Geborgenheit zu vermitteln.

Dies allerdings nur, wenn man bereit ist, sich in die subjektive Stimmungslage einzufühlen. Dementsprechend zu vermeiden sind, analog zum Erstkontakt, allzu fordernde Verhaltensweisen ebenso wie Beschwichtigungen, Symptom-Bagatellisierung oder therapeutisch gut gemeinte Behauptungen, wie z. B. »Es ist bereits eine deutliche Besserung zu erkennen". Außerdem sollte in dieser Phase auf kritisch angelegte, aufdeckende, wertende oder gar konfrontative Verfahren verzichtet werden, da die immer noch negativ eingestellten Patienten die Ursache bzw. »Schuld« ihrer Erkrankung ausschließlich bei sich selbst lokalisieren würden.

2.4.1   Die zweite bis dritte Behandlungswoche in der Latenzzeit

Im Gegensatz zu gängigen Meinungen über die dominierende Bedeutung des Erstkontakts glauben wir, dass gerade der Zeitpunkt des zu erwartenden Wirkbeginns der antidepressiven Therapie besonders bedeutsam für das weitere Procedere ist, da sich hier zwei wesentliche Entscheidungen abzeichnen:

1. Die inzwischen möglicherweise eingetretenen Veränderungen des depressiven Syndroms erleichtern eine erste orientierende Beurteilung, ob man das richtige Antidepressivum gewählt hat.
2. Darüber hinaus ergeben sich in dieser Phase vielfach erste konkrete Möglichkeiten zur Identifizierung und Beeinflussung depressionsfördernder Kognitionen und Muster.

Ad 1: Zu den ganz besonders entscheidenden Kriterien dieses Verlaufsabschnittes zählt die Bewertung der nun bereits zu erwartenden Effektivität der antidepressiven Medikation. Nicht oft genug kann betont werden, dass ein allzu rascher Wechsel der antidepressiven Medikation vor dem Ablauf der Wirklatenzzeit tunlichst nur bei zwingender Notwendigkeit vorgenommen werden soll.

Zeigt sich, dass die gewählte Medikation auch bei ausreichender Dauer der Anwendung nicht wirkt, können neben der Überprüfung der Diagnose entsprechende Laborbefunde ausschließen, dass hier im Einzelfall eine verminderte Resorption bzw. Metabolisierung des Antidepressivums vorliegt (»Poor Metabolizer«).

In diesem Fall müsste eine Dosisanpassung vorgenommen werden, die naturgemäß auch mit dem Patienten besprochen werden soll.

Geschieht dies nicht, besteht die Gefahr, dass Patienten selbst das Medikament vor Beginn der eigentlichen Effektivität reduzieren oder absetzen. Wiederholt sich dieser Prozess mehrfach, ergibt sich neben der Verschleppung der Depression viel-fach die fehlerhafte Annahme, gegenüber allen Antidepressiva resistent zu sein. Bei kritischer rückblickender Überprüfung stellt sich aber oft heraus, daß die jeweiligen Antidepressiva in keinem Fall bis zum Zeitpunkt ihrer beginnenden Wirksamkeit eingenommen worden sind. Darüber hinaus führt eine unklare medikamentöse Strategie oft zu einer beträchtlichen Verschlechterung der therapeutischen Vertrau-ensbeziehung mit entsprechenden Missverständnissen und Enttäuschungen.

Dazu kommen Reboundphänomene mit Verschlechterung des Befindens, die der Patient bei zu raschem Absetzen oder abruptem Wechsel des Präparats spüren kann und die sich ebenfalls ungünstig auf die therapeutische Arbeit auswirken.

Verkürzt gesagt, sollten Veränderungen des medikamentösen Konzepts keines-falls zu früh, unbegründet oder auf Druck ungeduldiger Patienten oder Angehöri-ger vorgenommen werden.

Eine Vermeidung derartiger Behandlungsfehler gelingt durch die von Zapoto-czky schrittweise konzipierte Grundstrategie der Medikationsführung in den ersten Behandlungswochen (**Abb. II.2.1**).

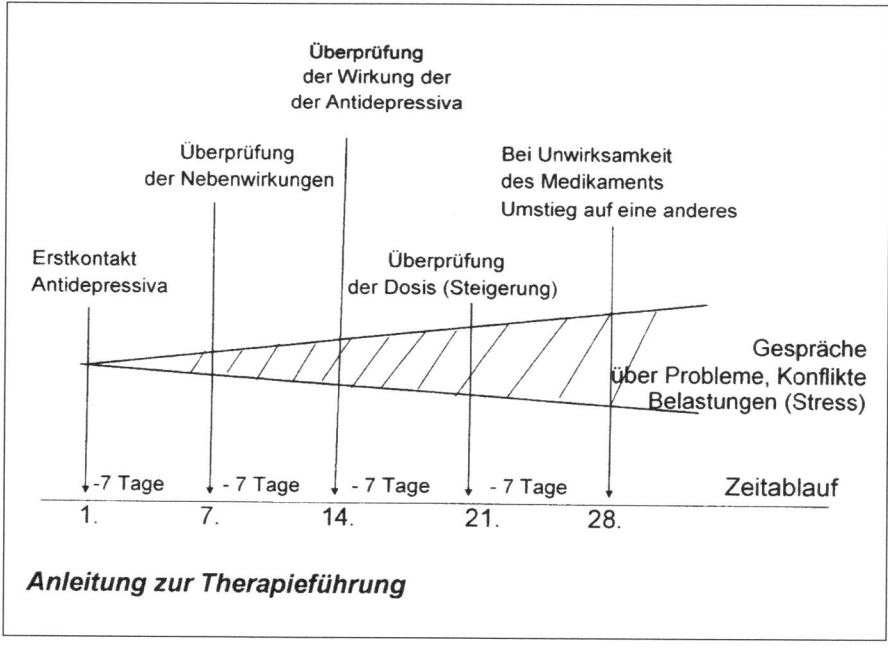

Abb. II.2.1: Strategien der Medikationsführung bei antidepressiver Ersteinstellung in Kombination mit der Gesprächsarbeit (Zapotoczky 2008)

Wenn man sich an diese ergebnisorientierte Vorgangsweise hält, kann sich in der überwiegenden Mehrzahl der Verläufe bereits ein nachvollziehbares Gesamtkon-zept für die weitere Arbeitsweise abzeichnen.

Die realistische Einschätzung eines zu diesem Zeitpunkt bereits erzielten thera-peutischen Effekts auf das depressive Geschehen ist dennoch nicht immer ganz einfach: Neben der tatsächlichen medikamentösen Wirkung können auch die inzwischen entstandene therapeutische Vertrauensbeziehung, ein verbessertes Verständnis der Angehörigen oder das (vorübergehende?) Wegfallen belastender Faktoren eine erste emotionale Stabilisierung mitbewirken.

Darüber hinaus sollte man in die Bewertung die Überlegung einbeziehen, dass in manchen Fällen der Patient den bereits erreichten medikamentösen Erfolg ebenso überschätzt wie der Therapeut. Bei Verlaufskontrollen mittels Depressionsskalen stellt sich oft heraus, dass bei der scheinbar bereits erfolgreich behandelten Depression zu diesem Zeitpunkt tatsächlich eine nur etwa 20 bis 40-prozentige Besserung des Beschwerdespektrums eingetreten ist. Die gefährlichste Konsequenz dieser Fehleinschätzung des Behandlungserfolgs liegt vor allem in der Tendenz zur vorschnellen Beendigung der Behandlung, die aber eigentlich nur eine oberflächliche Besserung bewirkt hat.

In jedem Fall sollte zusätzlich zur Beurteilung der Wirkung auch noch einmal gezielt nach weniger vordergründigen Nebeneffekten der Antidepressiva gefragt werden, da viele Patienten darüber nicht spontan berichten. Ganz besonders gilt dies für Effekte im Bereich der sexuellen Funktionen, deren Zusammenhang in der Medikation auch nicht von allen Patienten erkannt wird. Darüber hinaus ist es sinnvoll, die Patienten bereits in dieser Phase zu Gewichtskontrollen anzuleiten, um rechtzeitig eine massive Gewichtszunahme erkennen und deren Eskalation abfangen zu können. Da diese Problematik vielfach auch mit einem enorm gesteigerten Süßigkeiten- und Kohlehydrathunger einhergeht, informieren wir auch frühzeitig über diesen Aspekt.

Wenn notwendig, werden auch andere Gesichtspunkte der Lebensführung diskutiert. Sie betreffen vor allem das Ausmaß der bereits gegebenen Belastbarkeit sowie Tendenzen, durch Mehrleistung einen scheinbar durch die Depression eingetretenen Leistungs- und Wertverlust auszugleichen. Weitere Fragen richten sich auf allfällige Störungen des Tagesablaufs und der Schlafqualität.

Vielfach ergeben sich erst bei dieser Überprüfung der chronobiologischen Abläufe Hinweise auf erhebliche Depressionsreste, die aufgrund der vordergründigen subjektiven Entlastung oder z. B. bei Kontakten in einer Abendordination unbemerkt bleiben würden.

Neben der Beurteilung der erzielten Effekte durch Antidepressiva selbst, ergibt sich zu diesem Zeitpunkt im Fall einer Zusatzmedikation – etwa durch Tranquilizer – die Frage, ob diese bereits abgesetzt werden können. Dies deshalb, da wie bereits angeführt, Konsens darüber besteht, dass Tranquilizer und Hypnotika mit Abhängigkeitspotential keinesfalls länger als drei bis maximal vier Wochen verordnet werden dürfen.

Wenn die antidepressive Medikation den wünschenswerten Verbesserungseffekt auf Stimmung und Vegetativum bereits erzielt hat, ergibt sich nun die Aufgabe, den Patienten zur längerfristigen weiteren Einnahme zu motivieren. Dies erfordert ein weiteres Informationsgespräch, da viele Patienten nach wie vor der Meinung sind, dass nach Beendigung der angebrochenen Packung und der spürbaren Besserung ihre Erkrankung bereits beseitigt sein müsse. Zur Sicherheit sollte auch noch einmal über die Problematik eines abrupten Absetzens antidepressiver Medikamente – speziell aus dem Bereich der Serotonin-Reuptake-Hemmer (SSRI) – informiert werden, da sich in diesem Fall die depressiven Störungen rasch reaktivieren können.

Ad 2: Im Gegensatz zur Ansicht vieler, dass bereits mit spürbarem Wirkbeginn der antidepressiven Medikation die Entscheidung über Erfolg oder Misserfolg der Therapie der gegenständlichen Depressionsphase gefallen ist, beginnt jetzt erst die eigentliche Suche nach depressionsfördernden psychischen bzw. psychosozialen Hintergründen. Der Grund für diese vor allem bei stationärer Therapie besonders unerwünschte Verzögerung liegt in der Verzerrung aller Selbstbeurteilungen während der Zeit der noch nicht therapeutisch beeinflussten manifesten depressiven Akutphase. Da nicht alle Patienten sofort den Sinn weiterer Befragungen und psychotherapeutischer Veränderungsschritte verstehen, bedarf es auch hier einer gezielten Motivationsarbei zur Überwindung bestehender Widerstände.

3 Die psychodiagnostische Arbeitsphase

Somit setzt die eigentliche gesprächstherapeutische Arbeit erst nach Beginn der psychopharmakologischen Therapieeffekte ein, da vorher die depressive Affektlage eine auch nur annähernd realistische Sicht verantwortlicher psychischer Hintergrundfaktoren unmöglich macht.

Die Schwerpunkte dieses Arbeitsabschnittes liegen in der Identifizierung individueller depressionsfördernder Kognitionen und Verhaltensmuster, die bei ausschließlich medikamentöser Therapie den Grundstein zu weiteren Rezidiven legen könnten. Dennoch sind, wie bereits ausgeführt, bei den Patienten oftmals erhebliche Widerstände und Einsichtsmängel zu überwinden, speziell wenn sie ihr problematisches Verhalten als vermeintlichen Schutzfaktor gegen Ablehnung und depressive Gefühle entwickelt haben (vgl. Beck et al. 1981, von Zerssen 1994).

So kann beispielsweise dependentes Verhalten von den Betroffenen erst aufgrund aktiver eigener Erkenntnisarbeit identifiziert und verändert werden. Andernfalls läge es in der Natur der Dependenz, dem Therapeuten in allen Fragen und Anweisungen selbstverständlich zuzustimmen. Damit gerät der Patient aber nur in eine weitere Abhängigkeit zu einer zusätzlichen »Autorität«.

Entscheidend für die hier erforderliche diagnostische Arbeit ist die Tatsache, dass die Mehrzahl der für die Depressionsentwicklung verantwortlichen Einstellungen und Muster von den Betroffenen als »Ich-synton« und somit als »normal« erlebt wird. Man kann also nicht erwarten, dass sie bei der üblichen therapeutischen Fragetechnik als auffällig oder krank machend geschildert werden können.

Es ist daher notwendig, die diagnostischen Strategien vorerst darauf zu konzentrieren, den Betroffenen – analog zur Arbeit mit Patienten mit Persönlichkeitsstörungen – zu motivieren, selbst über häufig wiederholte abweichende Einstellungen und Verhaltensweisen nachzudenken.

Der von uns gewählte Schlüssel zu einer aktivierenden diagnostischen Arbeit beruht deshalb auf zwei wesentlichen Schwerpunkten:

- Anstelle der üblichen Vorgangsweise sollte das ärztliche Gespräch nicht als Befragung oder Untersuchung, sondern als Ermutigung zu einer »neugierigen Entdeckungsreise« zum besseren Verständnis bisher nicht bewusster individueller Eigenheiten angelegt werden.
- Dazu bedarf es einer zumindest teilweisen Veränderung der therapeutischen Rollenhaltung. Der Patient soll zu selbstständiger diagnostischer Arbeit motiviert werden, während sich der Therapeut auf Hilfestellungen durch Kommentare und richtungsweisende Hinweise beschränkt. Dabei können verschiedene Hilfsmittel, wie spezielle Gesprächsstrategien oder das später ausführlich beschriebene diagnostische Manual, eingesetzt werden.

Insgesamt besteht unsere Arbeitsweise in der betont gemeinsamen diagnostischen Arbeit mit dem Grundsatz einer möglichst starken Aktivierung des Patienten selbst.

Eine besondere Bedeutung wird in diesem Zusammenhang den bereits beschriebenen Varianten selbstentwertender Tendenzen durch eine gravierende Fehlregulierung des Selbstkonzepts beigemessen, deren Diagnostik und therapeutische Veränderung später noch detailliert ausgeführt werden.

Von der diagnostischen Strategie her gesehen, gibt es unterschiedliche Zugänge zur Identifizierung therapeutisch relevanter psychosozialer Risikofaktoren:

An den Beginn dieser Arbeit stellen wir grundsätzlich die Bitte an den Patienten, sich selbst zu charakterisieren und dabei vor allem auch auf häufig wiederholte Ängste, Gedanken, Tendenzen, Wünsche und Punkte der Selbstkritik einzugehen.

Dabei hat sich gezeigt, dass kritische Selbsteinschätzungen der depressiven Patienten durchaus bereits richtungsweisend für die weitere diagnostische Arbeit sein können. Besonders gilt das, wenn Betroffene im Laufe der Zeit ihre selbstschädigenden Verhaltensmuster erkannt haben und manchmal auch den Zusammenhang mit ihrem depressiven Kranksein herstellen konnten. Allerdings muss man dann klären, warum ihnen bisher dennoch keine Veränderung derartiger Muster gelungen ist.

Weitere Zugänge ergeben sich aus Informationen durch Bezugspersonen, die oft in deutlichem Widerspruch zu den Selbstbeschreibungen der Patienten stehen.

Da, wie bereits angesprochen, gerade bei depressiven Patienten Widerstände gegen die direkte Diskussion über psychische Hintergründe bestehen, wird gerne auf die Gesprächstechnik des »sokratischen Dialogs« zurückgegriffen. Es hat sich bestätigt, dass es durch vorsichtiges, aber dennoch gezieltes Hinterfragen besser gelingt, depressive Patienten zur Mitarbeit bei der Identifizierung problematischer Kognitionen und Muster zu gewinnen. Für den sehr häufigen Fall, dass dennoch Abwehr und Einsichtsmängel dominieren, haben wir in Anlehnung an Explorationshilfen aus der kognitiven Depressionstherapie ein diagnostisches Manual erarbeitet, das speziell auf die Kennzeichen der im theoretischen Teil dargestellten fehlerhaften Kompensationsmechanismen bei gestörter Selbstwertregulierung eingeht (Manual und Arbeitsanleitung sind im Anhang beigelegt).

3.1 Das Manual – Struktur, inhaltliche Ausrichtung und Zielsetzung

Die Idee zur Zusammenstellung eines Manuals ergab sich eigentlich aus dem Wunsch, die Patienten mittels eines eigens dafür konzipierten Fragenkatalogs zur aktiven diagnostischen Mitarbeit zu gewinnen und dadurch unbewusste Widerstände bzw. Verleugnungstendenzen zu minimieren.

Inhaltlich haben wir uns, zusätzlich zu den Angaben der Literatur, an den Themen orientiert, die von unseren Patienten – meist nach anfänglichen Widerständen – als selbstaggressiv, belastend und letztlich als erhebliche Stressfaktoren identifiziert worden sind. Obwohl wir uns unter der Vielzahl dieser Items ausschließlich auf die markantesten Themen beschränkt haben, denen auch in der zitierten Krankheitsforschung Bedeutung zugemessen wird, ergab sich ein erheblicher Umfang des Fragenkatalogs.

Übersichtlicher und verständlicher wurde das Manual erst, als es bei der Auswertung der Gruppenprotokolle gelang, nahezu gesetzmäßig wirkende Zusammenhänge in Form bestimmter, sich vielfach gegenseitig potenzierender Sequenzen von auffälligen Kognitionen und Verhaltensmustern deutlich zu machen. Sprachlich haben wir uns auf den Begriff »Reaktionskaskade« geeinigt, da dadurch auch für den Betroffenen der prozesshafte Charakter der Fehlentwicklungen deutlich gemacht wird.

Somit ergab sich ein Fragenkatalog, der insgesamt als eine Kurzbeschreibung von im Wesentlichen bekannten Kognitionen und Mustern konzipiert ist, die sich aus Selbstwertproblemen und daraus folgenden übermäßigen Anpassungsreaktionen ergeben. Er enthält somit die charakteristischen Reaktionsstufen einer regressiv gefärbten Fehlregulation des Selbstwertsystems.

Im Einzelnen sind das die sich gegenseitig verstärkenden Komponenten der Reaktionskaskade einer massiven Selbstentwertung, bedingt durch permanente Überanpassung, speziell die Muster:

- Tiefgreifende Selbstwertminderung
- Soziale Verunsicherung
- Tendenzen zu erhöhter interpersoneller Abhängigkeit (Dependenz)
- Erschwerte Abgrenzung
- Aggressionshemmung
- Unerfüllbarer Leistungsdrang mit Insuffizienzdenken und Schuldgefühlen
- Zwanghaftigkeit
- Selbstaggression mit unbegründeten Schuldgefühlen

Insgesamt werden für jeden Fragenbereich die charakteristischen Verhaltensmuster, Defizite, und problematischen Kognitionen abgefragt.

Zusätzlich wollen wir durch diese Untersuchungen mehr über möglicherweise bestehende individuelle Kompetenzen und Ressourcen erfahren, deren Verstärkung den Therapieeffekt verbessern könnte. Deshalb haben wir alternierend zur Suche nach Defiziten jeweils auch individuell gegebene Fähigkeiten und Ressourcen in den genannten Bereichen abgefragt. Somit stellen wir inhaltlich jeder Frage nach problematischen Kognitionen und fehleranfälligen Mustern auch Kompetenzen, schützende Kognitionen sowie positive Selbsteinschätzungen und Fähigkeiten gegenüber.

Gerade durch diese Untersuchungsstrategie können sich bei übersteigert positiven Selbstdarstellungen auch Hinweise auf die ebenfalls depressiogen wirksamen Tendenzen zur pseudonarzisstischen Selbstüberschätzung abbilden.

Ein weiterer Grund für diese alternierende Fragetechnik ergab sich aus der Erfahrung, dass ausschließlich auf negative Eigenschaften abzielende Fragemanualia vor allem zu Therapiebeginn den depressive Affekt nur verstärken. Daraus ergeben sich dann verfälschte Bilder sowie weitere Kränkungen, Selbstzweifel und Ängste für die Befragten.

Außerdem steigert sich bei dieser polarisierten Frageanordnung die Effektivität für Verlaufskontrollen, da bei günstiger Therapieentwicklung die Zunahme von positiven Kompetenzen und schützenden Kognitionen erkennbar wird.

3.1.1 Empirische Weiterentwicklung des Manuals: Faktorenanalytische Zuordnung zur Depression, geschlechtsspezifische Unterschiede, Normwerte

Zu den wesentlichen Untersuchungszielen zählte die Klärung der Frage, inwieweit bei akut depressiv Erkrankten spezifische Kriterien und Reaktionsstufen der Selbstabwertung sowie bestimmte »positive Fähigkeiten« oder »Ressourcen« so stark repräsentiert sind, dass daraus eine Erweiterung des Depressionsbegriffs um diese Dimensionen überlegt werden kann. Um diese Frage zu beantworten, sollte zunächst geklärt werden, welche Fragen (oder sog. »Fragebogenitems«) des Manuals mit welchen anderen Fragen substantiell korrelieren. Statt nun eine unüberschaubar große Zahl einzelner Korrelationskoeffizienten zu berechnen, bot sich für die statistische Überprüfung und ökonomische Präsentation dieser Zusammenhänge das Rechenverfahren der Faktorenanalyse an, zu dessen mathematischem Hintergrund auf einschlägige Lehrbücher der Statistik verwiesen werden muss.

Als Resultat der Faktorenanalyse ergeben sich einige wenige Faktoren (auch Dimensionen oder Skalen), auf denen jeweils diejenigen Fragebogenitems »laden«, welche etwas Gemeinsames messen (als »Ladung« bezeichnet man die Korrelation eines Fragebogenitems mit dem aus der Faktorenanalyse gewonnenen Faktor). Hierin besteht die »informationsreduzierende« (und damit die Anschaulichkeit erhöhende) Leistung der Faktorenanalyse.

Im vorliegenden Fall stützt sich die Faktorenanalyse auf eine erste Vorgabe des Manuals an 295 Personen, davon 207 Frauen (70,2 Prozent) und 88 (29,8 Prozent) Männer, mit einem Durchschnittsalter von 48,7 Jahren.

Es wurden vier Faktoren, Dimensionen oder Skalen gefunden, nämlich:

Skala (Faktor) 1: Ist gekennzeichnet durch eine noch deutlich depressiv gefärbte **Selbstwertminderung**, enthält aber auch alle anderen Muster der selbstentwertenden Reaktionskade wie Aggressionshemmung, reduzierte Fähigkeit zur Abgrenzung mit daraus resultierendem dependentem Verhalten, irrationale Schuldgefühle, Selbstaggressionen, erhebliche soziale Verunsicherung.

Itembeispiel:
»Es gibt Situationen, in denen alle anderen viel sicherer und selbstbewusster sind als ich.«

Skala (Faktor) 2: Fokussiert sich auf enormes **Leistungsstreben** mit Tendenz zur Erfüllung einer unrealistischen Idealnorm, weiters enthalten sind zwanghafte Mechanismen, Selbstaggression, Schuldgefühle, Schwierigkeiten sich gegenüber anderen abzugrenzen.

Itembeispiel:
»Ich übernehme freiwillig Aufgaben anderer, in der Hoffnung, dafür Anerkennung zu finden.«

Skala (Faktor) 3: Repräsentiert bereits nahezu ausschließlich positive Ressourcen speziell **Autarkie**, Abgrenzungsfähigkeit, Genussfähigkeit, souveräne Unabhängigkeit.

Itembeispiel:
»Hilfestellungen leiste ich nur, wenn sie mich nicht belasten.«

Skala (Faktor) 4: Enthält ebenfalls überwigend positive Ressourcen speziell **Spontanität** und entspannte Selbstständigkeit.

Itembeispiel:
»Vieles regle ich nach dem Gefühl.«

Die befragten Personen erhielten zugleich mit dem neu entwickelten Depressionsmanual auch die 90 Items umfassende Symptomcheckliste (SCL-90-R, Franke 2002) vorgelegt. Im Gegensatz zum Manual erfasst die SCL-90-R manifeste klinische Symptomatik aus den Bereichen Somatisierung, Depressivität, Ängstlichkeit, Zwanghaftigkeit bis hin zu paranoid oder auch psychotisch gefärbten Inhalten auf insgesamt neun Skalen und liefert zusätzlich einen Index für die psychische Gesamtbelastung.

Für uns waren die statistischen Zusammenhänge zwischen den Skalen des neu entwickelten Manuals und der Depressionsskala der SCL-90-R von Interesse. Hier zeigte sich, dass Skala 1 des Manuals (»Selbstwertminderung«) substantielle Zusammenhänge mit allen klinischen Skalen, aber insbesondere mit der Skala für Depressivität, sowie mit dem Index für die klinische Gesamtbelastung, aufwies. Für die übrigen drei Skalen des Manuals war das nicht der Fall.

Die ausgeprägte Korrelation zwischen Skala 1 und der Depressionsskala der SCL-90-R weist darauf hin, dass bei den untersuchten Patienten Selbstwertminderung, Aggressionshemmung sowie dependentes Verhalten mit irrationalen Schuldgefühlen und Selbstaggressionen als feste Bestandteile des depressiven Syndroms anzusehen sind.

Die in Skala 2 enthaltenen Kriterien haben hingegen nur schwächer korreliert und waren überwiegend durch Tendenzen zu Zwanghaftigkeit und enormer Leistungsbereitschaft charakterisiert. Möglicherweise können die Probanden in der hier untersuchten akuten therapeutischen Situation noch nicht erkennen, dass zwanghafte Leistungsmentalität keinesfalls als Schutz, sondern als Risikoverhalten zu betrachten ist.

Da die Skalen 3 und 4 vorwiegend als positive Kompetenzen zur Vermeidung depressiver Eskalationen gelten, war es keine Überraschung, dass für sie keinerlei Zusammenhang mit Depressivität bestand. Hingegen stellen sie überwiegend Therapieziele dar, die bei späteren Kontrollen stärker ausgeprägt sein sollten. Allerdings können sie bei unrealistischer, der tatsächlichen Situation nicht entsprechenden Überbetonung bei einzelnen Probanden auch allfällige Tendenzen zu expansiv pseudonarzisstischer Abwehr gegen eine Beeinträchtigung der Selbstwertregulierung aufzeigen.

In einem weiteren Schritt in Richtung »Praxistauglichkeit« des neuen Instruments entwickelten wir sogenannte »Testnormen«: Zu diesem Zweck legten wir das Manual sowohl Gesunden als auch depressiv Erkrankten vor, um neu hinzukommende Einzelergebnisse mit den Resultaten dieser beiden Stichproben vergleichen zu können. Vergleicht man die von Gesunden und depressiv Erkrankten erzielten Testpunktwerte, zeigt sich, dass erwartungskonform auf den Skalen 1 (»Selbstwertminderung«) und 2 (»Leistungsstreben«) des Manuals die Kranken, und auf den Skalen 3 (»Autarkie«) und 4 (»Spontanität«) des Manuals die Gesunden signifikant und substantiell höhere Werte erzielten. Hiedurch ergab sich eine weitere Bestätigung der Relevanz des Manuals in der Arbeit mit depressiv Erkrankten.

Nach geschlechtsspezifischer Sicht zeigten sich Unterschiede in der Wahl der Abwehrstrategien: Während bei Männern stärkere Tendenzen zu expansiv pseudonarzisstischen Abwehrstrategien vorlagen, tendierten Frauen mit gestörter Selbstwertregulierung eher zu selbstaggressiven und damit direkt selbstentwertenden Kognitionen und Mustern.

Im Fragebogen selbst sind die einzelnen Items, wie bei psychometrischen Fragebögen allgemein üblich, nicht nach ihren Ladungen auf diesen vier Faktoren gruppiert. Vielmehr folgt die Anordnung der Items auf dem Fragebogen **inhaltlichen Gemeinsamkeiten** bzw. **Themen** oder **Leitmotiven** in folgender Reihenfolge:

Thema 1: Selbstwert
Thema 2: Soziale Unsicherheit
Thema 3: Dependenz
Thema 4: Abgrenzungs(fähigkeit)

Thema 5: Leistungsstreben
Thema 6: Zwanghaftigkeit
Thema 7: Aggressionshemmung
Thema 8: Selbstabwertung

Die Details zu dieser empirischen Untersuchung werden von Renner, Schur, Salem & Scholz (in Vorbereitung) in einer gesonderten Publikation näher erläutert werden (siehe auch Schur 2008).

3.1.2 Konkrete Arbeitsweise zur diagnostischen Aktivierung der Patienten durch das Manual

Die Zeitpunkte der Erstanwendung und das praktische Vorgehen in der Anwendung des Manuals variieren naturgemäß nach der Situation der betroffenen Patienten.

Als einzige feste Regel hat sich die Empfehlung bewährt, das Manual nicht unmittelbar zu Therapiebeginn, sondern erst nach beginnender Effizienz der antidepressiven psychopharmakologischen Behandlung einzusetzen. Vorher wären alle Beurteilungen durch die dominierende depressive Verstimmung nicht ausreichend verwertbar.

Eine weitere Voraussetzung für den Arbeitsbeginn besteht in einer inzwischen erarbeiteten vertrauensvollen Patienten-Arzt-Beziehung, die auch eine möglichst offene Gesprächsatmosphäre zulassen sollte.

Die konkrete Arbeit mit dem Manual kann je nach Situation und Fähigkeiten der Patienten unterschiedlich gestaltet werden:

Die häufigste Variante ist, bei dafür ausreichender Motivation, eine selbstständige Durcharbeitung des gesamten Manuals durch den Patienten mit anschließendem gemeinsam bilanzierendem Gespräch über konkret festgestellte Auffälligkeiten und individuelle Ressourcen.

Alternativ dazu kann das Manual dem Patienten vom Therapeuten in Frageform vorgegeben werden. Je nach Zeitrahmen und Belastbarkeit kann das in einem Arbeitsgang oder, wenn nötig, auch in einzelnen Abschnitten erfolgen.

Eine weitere Möglichkeit mit dem Vorteil einer besonders guten Dokumentation und direkter Vergleichbarkeit bei Mehrfachanwendung liegt in der inzwischen ebenfalls vorliegenden digitalisierten Form, die vor allem von jüngeren und in dieser Arbeitsweise versierten Anwendern vorgezogen wird.

Wichtig ist, dass der Patient die Fragen bzw. deren Tendenzen richtig verstanden hat und sie im Sinne einer aktuellen Selbstbeschreibung beantwortet. Beides ist nicht selbstverständlich, da die Fragen aufgrund der vorgegebenen Kategorien entsprechend differenziert sein müssen und in ihrer Formulierung nicht jedem Bildungsgrad entsprechen.

Zur Abhilfe gegenüber Unklarheiten und Missverständnissen werden dem Patienten im Vorblatt des Manuals auch die wichtigsten Anleitungen vermittelt.

Dennoch wird von manchen Patienten gelegentlich anstelle der Ist-Darstellung ein unrealistisches Idealbild präsentiert. Es ergibt sich in diesem Fall dann die Frage, ob der Patient damit den vermeintlichen Wünschen des Therapeuten entgegenkommen will. Alternativ dazu kann es sich aber auch um tatsächliche Selbstüberschätzungen handeln, wie sie etwa bei der eher aggressiv narzisstischen Fehlreaktion auf Störungen des Selbstkonzepts anzutreffen sind.

Für die Unterscheidung zwischen Mustern der selbstaggressiv regressiven Überanpassung von der eher aggressiven pseudonarzisstischen Fehlregulation hat sich ein recht verlässliches Kriterium gezeigt: Während die Patienten mit regressiv selbstabwertenden Mustern Schwierigkeiten hatten, sich mit den vorwiegend in Faktor 3 und 4 enthaltenen positiven Kompetenzen zu identifizieren, fanden die expansiv pseudonarzisstisch reagierenden Patienten bei sich nur sehr selten Hinweise auf fehlerhafte Muster im Faktor 1 und 2. Hingegen entwarfen sie durch starke Identifizierung mit den Kriterien der Faktoren 3 und 4 gerne ein nicht sehr realistisches Idealbild von ihren Fähigkeiten und Ressourcen.

Aus allen genannten Gründen versuchen wir, den Patienten darüber zu informieren, dass es sich bei dem Manual keinesfalls um einen der üblichen psychologischen Tests handelt, sondern vielmehr eine »Entdeckungsreise« in seine individuellen Eigenheiten und Einstellungen ermöglicht. Damit können manche Abwehrhaltungen vermieden werden, die bei den üblichen Testverfahren in der diagnostischen Routine häufig auftreten.

Dementsprechend zielt unsere Information und Motivationsarbeit darauf ab klarzustellen, dass mit den Resultaten neben einer besseren Selbsteinschätzung auch eine sehr neue Grundlage für die nachfolgende gemeinsame Veränderungsungsarbeit geschaffen wird.

Die Auswertung der Selbstbeurteilungen sollte grundsätzlich gemeinsam mit dem Patienten erfolgen. Für eine möglichst hohe Effizienz haben sich aus unseren mehrjährigen Erfahrungen einige Richtlinien entwickelt:

Vorerst sollte der Patient Gelegenheit haben, seine eigenen Eindrücke mitzuteilen, die ihm bei der Beantwortung der Fragen aufgefallen sind. Auf dieser Grundlage kann dann die gemeinsame Diskussion über möglicherweise abweichende Kognitionen und Muster erfolgen.

Finden sich bemerkenswerte Aspekte, soll die Frage diskutiert werden, inwieweit es sich bei identifizierten Auffälligkeiten um häufig wiederholte oder durchgehende Fehlreaktionen im Sinne konstanter Meinungsbilder bzw. Verhaltensmuster handelt.

Ergeben sich auch hier auffällige Aspekte, dann wird über ihre Bedeutung diskutiert und dabei versucht, die Aufmerksamkeit der Betroffenen auf mögliche Zusammenhänge zur aktuellen depressiven Störung zu richten. In jedem Fall sollte im zweiten Teil des Manuals auch sorgfältig nach positiven Einstellungen, Kompetenzen und Ressourcen gesucht werden, die als wichtige Hilfsmittel für erfolgreiche Veränderungen eingesetzt werden können.

Mit dieser engen Zusammenarbeit in der Diagnostik wird auch die erste Grundlage für die notwendige Veränderungsarbeit geschaffen, wobei im Unterschied zu sonst üblichen psychotherapeutischen Prozessen auch hier der Patient eine wesentlich aktivere Rolle einnehmen soll. Im Kontrast zur üblichen hierarchischen Distanz zwischen Therapeuten und Patienten kommt es dabei zu einer Aktivierung des Betroffenen selbst als treibende Kraft für die Diagnostik und die Planung notwendiger Veränderungen. Dem Therapeuten hingegen kommt eher eine Beraterfunktion zu. Diese Veränderung ist nichts Neues, bestehen doch deutliche Parallelen der therapeutischen Rollenhaltung in der Schematherapie von Young et al. (2005) sowie bei der ressourcenorientierten Therapieführung (Flückiger und Wüsten 2008). Die langjährige Erfahrung hat bestätigt, dass diese veränderte Rollenverteilung bei entsprechender Motivation und Flexibilität des Therapeuten sehr gut funktionieren kann.

Ein nicht zu unterschätzendes Motiv für die Bereitschaft zu Veränderungen liegt im zunehmenden Ärger des Patienten über sich selbst, vor allem wenn er registriert, dass er bestimmte festgefahrene Kognitionen und Muster nicht ohne Weiteres ablegen kann bzw. wenn immer wieder Rückfälle in die alten Muster auftreten.

Zur Frage der Frequenz der Untersuchungen hat sich für uns ein erster Einsatz des Manuals frühestens ab der dritten Behandlungswoche bewährt. Kontrolluntersuchungen in etwa ein- bis zweimonatigem Abstand können die Beurteilung der erreichten Einsicht bzw. auch von erzielten Veränderungen erleichtern, werden aber in der therapeutischen Routine nur in Ausnahmefällen eingesetzt.

Auf jeden Fall empfiehlt sich aber eine letzte bilanzierende Untersuchung mit Einschätzung der erzielten Resultate vor Abschluss der durchschnittlich drei bis sechs Monate andauernden intensiveren Therapiephase.

3.1.3 Techniken zur Dokumentation depressionsfördernder Kognitionen und Muster im Längsschnittverlauf

Damit die Ergebnisse der diagnostischen Zusammenarbeit nicht eine einmalige Episode bleiben, sondern den Beginn eines kontinuierlichen Veränderungsprozesses darstellen, sollten sie in den folgenden Therapieperioden kontinuierlich dokumentiert werden. Wie sich noch zeigen wird, erfüllt die Dokumentation nicht nur einen statistischen Zweck, sie hat auch einen stark motivierenden Effekt für kontinuierliche Veränderungen und somit einen eigenen Stellenwert für die Therapie.

Analog zu den vorher beschriebenen Bereichen der Diagnostik und Manualarbeit hat die mehrjährige Erfahrung gezeigt, dass auch für die Dokumentation der Auffälligkeiten und der Erfolge in der Veränderungsarbeit unterschiedliche Vorgangsweisen sinnvoll sein können.

Die für den Therapeuten am besten überschaubare Variante, die allerdings nicht von allen Patienten im gleichen Ausmaß akzeptiert wird, ist die sogenannte »Kalenderdokumentation«. Gemeint ist damit, dass der Patient Auffälligkeiten und Fehlreaktionen in einem Tageskalendarium festhält und eventuell auch Anmerkungen macht, inwieweit es ihm gelungen ist, eingeschliffene negative Muster zu verändern. Daraus ergibt sich beim jeweils aktuellen therapeutischen Kontakt ein guter Überblick über den Verlauf und selbstverständlich auch eine sehr konkrete Gesprächsgrundlage.

Allerdings haben unsere Erfahrungen gezeigt, dass viele Patienten eine derartige schriftliche Dokumentationsarbeit nur lückenhaft durchführen oder ganz verweigern. Letzteres lässt auch auf weiterhin bestehende Widerstände bzw. eine geringe Compliance schließen. In diesem Fall wird es notwendig, mit dem Patienten über diesen Punkt zu diskutieren und sich, wenn nötig, auf andere Wege der Dokumentation zu einigen.

Die absolute Minimalvariante besteht in den Angaben, die der Patient aus seiner Erinnerung über den jeweils zurückliegenden therapeutischen Abschnitt machen kann. Allerdings beeinträchtigen dann Verdrängung, Verleugnung und andere Abwehrvorgänge die Effizienz und damit auch die Qualität der Gesprächsarbeit. In solchen Fällen ergibt sich die Notwendigkeit, gezielt nach bemerkenswerten Veränderungen bzw. Ereignissen in Familie, Beruf, Freizeit etc. nachzufragen.

Gelingt auch das nicht, ist zum gegebenen Zeitpunkt kaum mit einer aktiven Veränderungsbereitschaft des Patienten rechnen. In diesem Fall sollte die Sinnhaftigkeit des Behandlungskonzepts überdacht werden.

4 Die Veränderungsarbeit – Zielsetzungen und grundlegende Arbeitsstufen

Wie alle komplexen therapeutischen Leistungen gliedern sich auch die therapeutischen Veränderungsschritte selbstentwertender Kognitionen und Verhaltensmuster in mehrere Arbeitsabschnitte:

Wenn sich in der gemeinsamen diagnostischen Arbeit derartige Auffälligkeiten mit möglicher Relevanz für die depressive Erkrankung gefunden haben, wird es vorerst erforderlich, die individuellen Motive, Hintergründe und Begleitumstände zu klären. Wichtig für die Therapieplanung ist auch die Einbeziehung von Komorbiditäten bzw. Kombinationen mit anderen Auffälligkeiten.

Ist es gelungen, dem Patienten die notwendige *Einsicht* zu vermitteln, werden gemeinsam erste realistische *Zielsetzungen* erarbeitet. Danach diskutiert man die gegebenen Möglichkeiten zur Veränderung und die damit erforderlichen konkreten ersten Aktivitäten in die gewünschte Richtung.

Diese zielen im ersten Schritt oft auf eine bewusste *Erweiterung der eigenen Ressourcen,* z. B. in der Unterstützung bereits vorhandener Fähigkeiten, sich in bestimmten Situationen fallweise doch besser entspannen, abgrenzen und emanzipieren zu können u. a. m.

Unsere inzwischen langjährige Erfahrung hat gezeigt, dass die Grundlage für den ersten Schritt zu einer nach außen erkennbaren Verhaltensänderung meist in einer *Veränderung der inneren Einstellung* liegt, die es dem Betroffenen »erlaubt«, das bisherige Muster kritisch zu hinterfragen. Dabei ist immer wieder zu überprüfen, inwieweit die für eine Veränderung gewählte Thematik stimmig ist. Andernfalls besteht die Gefahr, dass die Therapie auf wenig relevante Themen und Aktivitäten abgleitet. Dahinter steht die meist unbewusste Absicht, das eigentlich problematische Muster wegen seiner vermeintlichen Schutzfunktion beizubehalten.

Während der gesamten Veränderungsarbeit sollte die bereits angesprochene Begleitdokumentation, in welcher Form auch immer, weitergeführt werden.

Zusätzlich hat es sich bewährt, speziell bei Zweifeln über den Verlauf, die erreichten Veränderungen durch das diagnostische Manual zu überprüfen. Das hat den Sinn, allenfalls bereits verbesserte Fähigkeiten zu erkennen, zusätzlich aber auch »Shifts« im Sinne eines *Umstiegs in andere problematische Kognitionen bzw. Aktivitäten* zu erfassen. Ähnlich wie bei anderen Therapieverläufen, z. B. in der Psychosomatik, ist es nicht ungewöhnlich, dass sich neben Teilerfolgen manchmal auf anderen Stufen der Selbstwertkaskade auch Verschlechterungen entwickeln.

Ein häufiges Beispiel dafür ist die Erfahrung, dass ein Patient einerseits seine Durchsetzungsfähigkeit in verschiedenen Lebensbereichen steigert, andererseits gegenüber dem Therapeuten in einer erheblichen Abhängigkeit verbleibt. Diese Verlagerung zur Dependenz und die damit verbundenen Delegationstendenzen können im ungünstigen Fall dann eine Verselbstständigung und Ablösung des Patienten vom Therapeuten sehr erschweren. Pragmatisch gesehen kann diese gerade bei depressiven Patienten häufige Tendenz zu dependentem Verhalten in den ersten Behandlungsphasen zu einer durchaus positiven Verstärkung der therapeutischen Kongruenz führen, allerdings sollte das Ziel einer rechtzeitigen Ablösungsarbeit immer im Auge behalten werden. Glücklicherweise beruhen aber keineswegs alle guten therapeutischen Beziehungen auf einer derartigen Abhängigkeit.

Unsere bisherige Erfahrung zeigt, dass Therapien selten abgebrochen werden, wenn die Patienten Fortschritte erarbeiten, und speziell, wenn ihnen der Therapeut ein Gefühl der Anerkennung und gemeinsamer Freude über den erreichten Erfolg vermittelt.

Alternativ dazu kommt es vor, dass Patienten in jeder Behandlungsphase die Therapie unterbrechen bzw. beenden. Solche Rückschläge ergeben sich nicht selten, wenn die erzielten Veränderungen in ihrer Wertigkeit überschätzt werden und damit der subjektive Bedarf an weiterer Veränderungsarbeit erlischt.

Ein anderes, bereits angesprochenes Gefahrenmoment besteht in einer oft überdimensionalen Enttäuschung, wenn trotz bester Vorsätze ein Veränderungsversuch misslungen ist:

Vor allem wenn ein Patient nach anfänglichen Erfolgen wieder in das alte selbstaggressive Muster gerät und sich trotz bester Vorsätze neuerlich nicht abgrenzen konnte, gewinnen Resignation und Selbstzweifel leicht die Oberhand. Präventiv hat sich hier die frühzeitige Vorbereitung des Patienten auf die Tatsache bewährt, dass nicht immer alles gelingen kann, sondern dass die Überwindung von Rückfällen und Niederlagen ein wichtiges Element zur endgültigen Veränderung darstellt. Als gutes Hilfsmittel zum Verständnis derartiger Prozesse und ihrer Konsequenzen hat sich beispielsweise die Erklärung der Gesetzmäßigkeiten der Selbstregulation nach Kanfer et al. (1996) bewährt.

Aufgrund der Mehrdimensionalität unseres Konzeptes sollte sich die therapeutische Aufmerksamkeit in dieser Phase naturgemäß auch auf *die Effizienz und Nebeneffekte der antidepressiven psychopharmakologischen Therapie* richten. Gerade bei gutem Therapieverlauf bestehen nicht selten verfrühte Wünsche, die Medikation bereits abzusetzen, über die dann ausführlich diskutiert werden muss.

Ein weiteres Zielgebiet der Therapiearbeit liegt in der stärkeren *Beachtung der Interaktionen mit der familiären und sozialen Umgebung.* Gerade jetzt, nach den ersten erfolgreichen Veränderungsschritten, lassen sich häufig bemerkenswerte Veränderungen des sozialen Verhaltens der Patienten beobachten. Im Gegensatz zu der eher egozentrierten ängstlichen Tendenz zur Selbstbeobachtung bzw. zur Fokussierung auf möglicherweise kritische Reaktionen der Umgebung entwickelt sich bei erfolgreichem Therapieverlauf zunehmend ein waches und empathievolles Interesse an den Gedanken, Gefühlen und Reaktionen der Bezugspersonen. Wir nennen das, vielleicht etwas irreführend, die »altruistische Phase«, in der es den Patienten oft erstmals seit langem gelingt, sich auch in die Denkwelt, Wünsche und Emotionen anderer einzufühlen. Damit wird es wieder möglich, an den vermeintlich viel stärkeren Bezugspersonen ebenfalls Schwächen, Zweifel, aber auch verschiedene, oft bisher übersehene positive Eigenschaften zu entdecken, die geeignet sind, frühere interpersonelle Ängste und Aversionen zu mindern.

Naturgemäß ist es sinnvoll, diese Fortschritte therapeutisch zu nutzen, da durch den damit verbundenen Abbau sozialer Ängste weitere großzügigere Veränderungsschritte ins Auge gefasst werden können.

Alternativ dazu wird oft registriert, dass besonders nähere Angehörige mit Überraschung, gelegentlich auch mit Unmut und Ärger, auf positive Veränderungen der Patienten reagieren, die sich nun möglicherweise besser abgrenzen können (Mentzos 2002). Diese negativen Reaktionen betroffener Bezugspersonen können bis zur Sabotage aller weiteren therapeutischen Fortschritte führen. Deshalb sollte man die Angehörigen bei Zustimmung des Patienten so intensiv wie möglich in den Informations- und Therapieprozess einbeziehen, um derartige Tendenzen möglichst früh zu erkennen.

Ein weiteres Aufgabengebiet ist die zunehmende *Veränderung der subjektiven meist sehr angstvollen Einstellung (Attribution)* gegenüber der Erkrankung mit ihren zu Therapiebeginn meist unerklärlichen und damit besonders beängstigenden, emotionalen und vegetativen Störungen. Gar nicht selten erkennen Patienten in dieser schon wesentlich stabileren Situation, dass der depressiven Erkrankung auch ein gewisser Alarmcharakter zukam, da sie sonst an ihrem Verhalten wahrscheinlich nichts geändert hätten. Dadurch soll der Patient Gelegenheit bekommen, seine damaligen Empfindungen, Ängste und Abwehrhaltungen zu reflektieren und damit der gesamten Erkrankung zumindest teilweise den Schrecken des Unkalkulierbaren zu nehmen. Gelingt dies nicht, würden sich, unbeschadet von der vorherigen therapeutischen Arbeit, bei Wiedereinsetzen von depressiven Symptomen erfahrungsgemäß neuerlich massive Verunsicherung mit heftiger Abwehr, Einsichtsmängeln und fehlender Compliance entwickeln.

Eine Patientin kam aufgrund eines Depressionsrezidivs und berichtete, sie sei bei der Erstmanifestation ihrer depressiven Erkrankung zwei Jahre zuvor bei einem benachbarten psychiatrischen Fachkollegen in Therapie gewesen. Die Therapie sei sehr erfolgreich verlaufen, mit dem Arzt habe sie sich sehr gut verstanden. Er habe ihr ausgezeichnet geholfen. Auf die Frage, warum sie den Therapeuten wechselt, berichtete sie, Wartezimmer und Ordination des früheren Arztes deswegen zu meiden, weil sie nie wieder so schwer depressiv sein wolle wie damals. Deshalb habe sie auch auf die ihr dringend empfohlene Weiterbehandlung verzichtet. Kurz gesagt, hatte sie eine Koppelung ihrer damaligen negativen Erlebnisse mit der Instanz entwickelt, die ihr an und für sich gut geholfen hatte.

Analog zu diesem Beispiel vermeiden viele Patienten im Rezidivfall die Wiedereinnahme der Medikation, mit der Argumentation: »Wenn ich diese Medikamente wieder nehme, bin ich genauso krank wie bei der erstmaligen Depressionserkrankung«. Gelingt es nicht, die irrationalen Ängste und Unsicherheitsgefühle mittel- und langfristig zu reduzieren, ist auch bei neuerlichen Anzeichen für ein Rezidiv keinesfalls mit einer realistischen Einstellung zur Notwendigkeit einer neuerlichen Therapie zu rechnen.

Zusammenfassend gesehen, erfolgt die psychotherapeutische Arbeit analog zur Gesamttherapie ebenfalls in bestimmten Stufen, deren Abfolge im Einzelfall durch individuelle Bedürfnisse modifizierbar bleiben muss:

1. Die erste notwendige therapeutische Aktivität liegt so gut wie immer im Aufbau einer stützenden und die krankheitsbedingte Verunsicherung minimierenden therapeutischen Beziehung.
2. Die psychodiagnostische Arbeit im Sinne der Suche nach problematischen depressionsfördernden Kognitionen und Mustern kann erst nach Abklingen der akuten subjektiven depressiven Verstimmung verwertbare Ergebnisse bringen.
3. Die im Einzelfall erarbeiteten Erkenntnisse über selbstschädigende Einstellungen und Muster erfordern eine genauere Identifizierung der individuellen Hintergründe, Motive und Zusammenhänge mit anderen begleitenden Störungen.
4. Die nächste Aufgabe gilt der Suche nach individuell nutzbaren Ressourcen und Fähigkeiten, die dem Patienten die Veränderungsarbeit erleichtern könnten.

5. Auf der Grundlage dieser gemeinsam erarbeiteten Fakten sollte der Patient zuerst seine eigene innere Einstellung zu den möglicherweise depressiogenen selbstentwertenden Tendenzen kritisch hinterfragen.
6. Erst danach sollten erste Schritte zur Veränderung geplant werden. Im Interesse einer hohen Wahrscheinlichkeit erster Erfolge ist es ratsam, anfangs eher kleine Veränderungen ins Auge zu fassen.
7. Die Nachhaltigkeit der Veränderungen kann durch eine sorgfältige Dokumentation von Erfolgen und Niederlagen wesentlich verstärkt werden.
8. Erst dadurch kann es gelingen, den Betroffenen zu einer objektiveren Sicht der eigenen Denkweisen, Ängste und Gefühle seiner oft fehlverstandenen Bezugspersonen zu bewegen. Damit kann eine Neubewertung der eigenen interpersonellen Position erfolgen, die im Gegensatz zur ursprünglichen Sicht eher ein altruistisch gefärbtes und verständnisvolleres Bild der Bezugspersonen ermöglicht.
9. Gegen Ende der Therapie stellt sich die Aufgabe einer abschließenden Diskussion der möglicherweise bestehenden Bedeutung der Depression im Lebenskontext. Zusätzlich soll der Patient auf die Möglichkeit von Rückfällen in seine früheren stereotypen Verhaltensmuster und damit verbundenen Krankheitsrezidiven hingewiesen werden.

4.1 Spezifische Interaktionen und therapeutische Rollenverteilungen in der Veränderungsarbeit

Auch in der therapeutischen Veränderungsarbeit ergeben sich gegnüber der klassischen psychotherapeutischen Grundhaltung erhebliche Veränderungen von Arbeitsweise und Rollenverteilung:

- Anstelle der üblichen Arbeitsweise mit Empfehlungen und Verboten, z. B. »Sie sollten« oder Negationen, wie z. B. »In Zukunft dürfen Sie nie mehr....«, muss zwischen Patient und Therapeut interaktiv beraten werden, welche Schritte am ehesten gelingen könnten, um aus dem depressiven Rückzug wieder zur aktiven Veränderungsarbeit zu gelangen. Dabei ist es für den weiteren Therapieverlauf besonders entscheidend, diese ersten Veränderungen so aussichtsreich wie möglich zu konzipieren. Gerade diese ersten Erfolgserlebnisse sind es, die dem sich vorher hilflos fühlenden Patienten das Gefühl geben, aus eigener Kraft wieder zur Selbstbestimmung zurückkehren zu können. Erst danach kann eine weitere Verstärkung tatsächlich stabilisierender und langzeitig wirksamer Leistungen angestrebt werden. So einfach dieses Vorgehen auf den ersten Blick auch erscheinen mag, ist in nahezu jedem Therapieverlauf mit Rückschlägen, aber auch mit Missverständnissen zu rechnen, die manchmal auch die Angehörigen betreffen.
- Im Kontrast zu den üblichen therapeutischen Beziehungen in der konventionellen Psychotherapie bleiben bei unserem Konzept die Rollenverteilungen auch im Veränderungsprozess etwas anderes konzipiert:
Der Patient sollte mit der neu gewonnenen Einsicht in seine wiederholten fehlerhaften Muster möglichst selbstständig Veränderungsvorschläge erarbeiten. Nur er selbst kann schließlich einschätzen, ob er sich die jeweiligen Veränderungsschritte in der aktuellen Situation zutrauen kann.

Der Therapeut fungiert als stützender bzw. kritischer Gesprächspartner, der dafür sorgt, dass die jeweils ermittelten problematischen Kognitionen und Muster in realistischen, d. h. auch tatsächlich machbaren Schritten verändert werden. Dabei sollten speziell individuell bestehende Ressourcen, wie positive Einstellungen und selbstaufwertende Fähigkeiten unterstützt werden. Zu den besonderen Aufgaben des Therapeuten zählt auch die Ermutigung nach Rückfällen in die schon überwunden geglaubten problematischen Muster, da sie von vielen Patienten als endgültige Niederlage bzw. als Beweis für ihre Hilflosigkeit gewertet werden.

4.2 Die charakteristischen Muster der Selbstentwertung – Konkrete Fallvignetten, Therapieverläufe und Strategien zur Veränderungsarbeit

Zur Veranschaulichung der generell bei gestörter Selbstwertregulierung resultierenden Fehlentwicklungen werden in Abbildung II.4.1 noch einmal die im theoretischen Teil dargestellten problematischen Reaktionsketten in Form einer komprimierten Übersicht in Erinnerung gebracht.

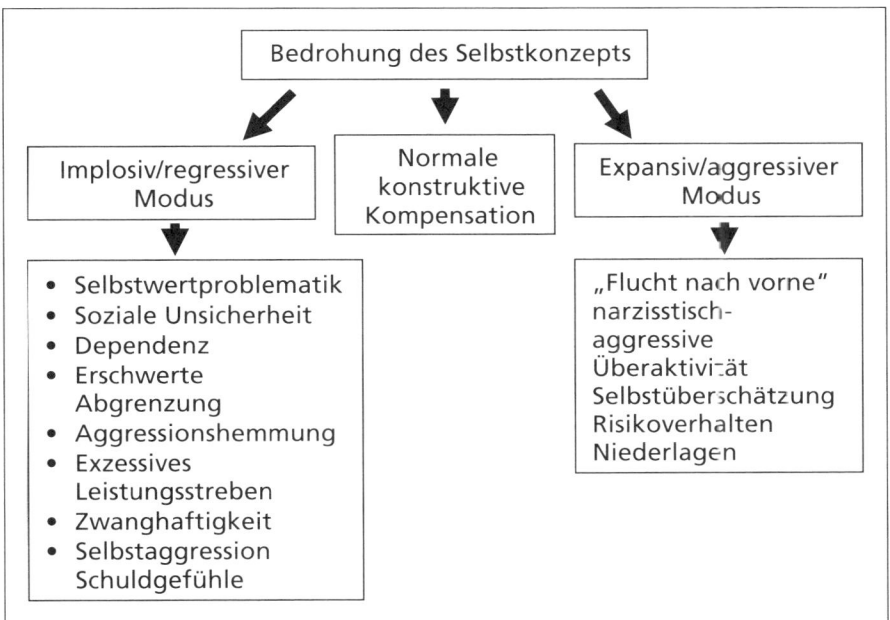

Abb. II.4.1: Überblicksszenario möglicher Reaktionen des Selbstkonzepts auf konkrete oder vermeintliche Entwertung (Scholz 2008)

Zur Konkretisierung der therapeutischen Arbeitsweise im Einzelverlauf werden deshalb die notwendigen Veränderungsschritte anhand von Fallbeispielen bzw. Therapieverläufen konkret dargestellt.

Dafür werden die am häufigsten angetroffenen Muster der selbstentwertenden Reaktionskaskade jeweils an einem beispielhaften Verlauf dargestellt.

Im Einzelnen sind das die charakteristischen Stufen der selbstentwertenden Reaktionskaskade mit den eher regressiv gefärbten Mustern:

- Eskalierende Selbstwertminderung
- Soziale Verunsicherung
- Erhöhte interpersonelle Abhängigkeit (Dependenz)
- Übertriebene Ich-Idealbildung mit unerfüllbarem Leistungsstreben
- Zwanghafte Tendenzen zur Selbstkontrolle
- Aggressionshemmungen mit erschwerter Fähigkeit zur Abgrenzung
- Selbstaggressionen mit starken Tendenzen zur weiteren Selbstabwertung
- Alternativ dazu aggressiv gefärbte Versuche einer expansiv narzisstischen Gegenregulierung

An den Anfang dieser somit phänomenologisch orientierten Reihe von Fallberichten stellen wir die häufigste Reaktionskaskade der regressiv orientierten selbstschädigenden Überanpassung und beginnen, nicht unlogisch, mit der Problematik einer Patientin, bei der die Selbstwertproblematik direkt im Vordergrund des Störungsbildes stand.

4.2.1 Das Muster einer »ausgeprägten Selbstwertminderung« als Hintergrund einer depressiven Entwicklung – Fallbeispiel

Die 42-jährige blasse, sehr depressiv wirkende Angestellte erklärte am Beginn des Gesprächs, sie habe den Psychiater keinesfalls aus eigenen Stücken, sondern nur auf Wunsch ihrer besorgten Angehörigen aufgesucht. Sie sei nicht krank. Vielmehr kämen zurzeit ihre bisher verborgenen Leistungsmängel an den Tag.

Allerdings beängstigt sie die »erschreckende Unfähigkeit«, ihre negativen Gedanken zu beherrschen. Statt Arbeitsfreude und Dankbarkeit gegenüber ihrer Familie empfinde sie nur tiefe innere Leere.

Beunruhigend empfand sie auch ihre ständige körperliche Erschöpfung, die zugenommen hat, obwohl Sie »nichts Wirkliches« geleistet habe. Zusätzlich waren ohne äußeren Grund Appetitlosigkeit, ständige Müdigkeit, Schwindelgefühle, Druckgefühl im Hals und an der Brust und fallweise unbeherrschbares Herzklopfen aufgetreten – Beschwerden, die sie ängstigten, die sie aber auf jeden Fall vor ihrer Umgebung verbergen wollte.

Besonders zermürbend war für sie das inzwischen regelmäßig einsetzende Erwachen zwischen zwei und vier Uhr. Danach kam es zu stundenlangem Grübeln über allerlei Versäumnisse und Fehler. Durch den Schlafmangel verdichtete sich auch die Gewissheit ihrer Unfähigkeit zur Bewältigung der Aufgaben des kommenden Alltags.

Obwohl sie inzwischen selbst überzeugt war, für die Umgebung – insbesondere für die Familie – eine Belastung zu sein, kränkten sie deren wohlmeinende Zusprüche und Beruhigungsversuche. Empfehlungen, »sich zusammenzunehmen«, »etwas Schönes zu denken« etc., steigerten zusätzlich ihre Schuldgefühle, da sie gerade das nicht fertigbrachte.

Im Gespräch zur Erhebung der Vorgeschichte fanden sich weder in der Partnerschaft noch in der beruflichen und sozialen Situation vordergründig erkennbare Traumen oder Belastungsfaktoren. In ihrer Herkunftsfamilie hatte ein Onkel väterlicherseits vermutlich an Depressionen gelitten.

Sie war als zweites Kind mit drei Geschwistern in einer Handwerkerfamilie aufgewachsen. Im Vergleich zu den Geschwistern und gleichaltrigen Schulkameraden
beurteilte sie sich rückblickend als eher still, ernst und ein wenig ängstlich. Spott
und Kritik bedeuteten für sie immer eine Katastrophe, deshalb sei sie ungern mit
Gleichaltrigen zusammen gewesen.

Aufgrund ihrer sehr guten Schulleistungen wurde sie ohne Schwierigkeiten in
der Krankenpflegeschule aufgenommen, die sie mit Erfolg absolviert hatte. Auf
ihrer Station erwies sie sich als so fleißige und stets einsatzbereite Mitarbeiterin, so
dass sie in kürzester Zeit zur Assistentin der Pflegedirektorin aufstieg. Dort nahm
sie allerdings oft die Funktion des »Sündenbocks« ein, ohne dagegen auch nur
andeutungsweise zu protestieren. Im Kontrast zu ihrem negativen Selbstbild galt
sie für ihre Mitarbeiterinnen als absolut pflichtbewusst, ordnungsliebend und besonders hilfsbereit.

In der diagnostischen Arbeit scheiterten vorerst auch, trotz medikamentös erziel-
ter Besserung der ängstlich-traurigen Verstimmung, alle Versuche, die Patientin auf
den Kontrast zwischen negativer Selbstbewertung und guter Beurteilung durch die
Umgebung hinzuweisen. Erst nach der Arbeit mit dem Manual, die sie so gewissen-
haft durchführte, dass sie uns auf sprachliche Unklarheiten bei einigen Formulie-
rungen hinweisen konnte, ergab sich ein anderes Bild. Nach anfänglich heftigen
Widerständen erkannte sie im Verlauf einer durchaus kontroversen Diskussion mit
ihrem Therapeuten, dass die Relation zwischen ihrer durchgehend negativen Selbstbeurteilung und ihrer hohen Leistungsmotivation tatsächlich nicht stimmen konnte. Damit gelang es ihr erstmals, neben ihren »Schwächen« auch ihre ausgeprägte
soziale Kompetenz, Tüchtigkeit und konsequente Einsatzbereitschaft als nützliche
Ressourcen zu erkennen.

Die dadurch veränderte Einstellung zu sich selbst war dann auch die Grundlage des ersten Veränderungsschrittes: Die Patientin beschloss nun, jeden neuerlichen
Impuls zur Selbstabwertung kritisch zu überprüfen und zumindest den Versuch zu
unternehmen, selbst dagegen zu argumentieren.

Als ihr das, abgesehen von gelegentlichen Misserfolgen, immer öfter gelang,
folgte der Beschluss, sich nun konkret mit unberechtigter Kritik bzw. mit vermeintlichen negativen Beurteilungen ihrer Person bzw. ihrer Leistung auseinanderzusetzen, anstelle wie bisher darauf mit neuerlich gesteigerten Leistungsanforderungen
zu reagieren.

In dieser Arbeitsphase fiel nach mehrwöchiger Gesprächsarbeit auf, dass sie
begann, ihre bisher ängstlich vermiedene ambivalente Haltung zu ihrer Vorgesetzten zunehmend anzusprechen. Sie erkannte auch, dass die Vorgesetzte selbst unter
erheblichem Druck stand und wahrscheinlich deshalb »nicht immer so ausgeglichen
sein könne«.

Im Zuge der weiteren Arbeit gelang es ihr zunehmend, Ungerechtigkeiten von
dieser Seite nicht mehr allzu persönlich zu nehmen.

Zudem wurde ihr die Teilnahme an einer »Selbstsicherheitsgruppe« empfohlen,
in der sie nach anfänglichem Zögern sehr aktiv und erfolgreich mitgearbeitet hat.

Gegen Ende der Therapie, nach knapp sechs Monaten, bestand eine weitgehen-
de emotionale Stabilität. Die vegetativen Probleme und Schlafstörungen waren seit
vielen Wochen nicht mehr aufgetreten.

Rückblickend meinte sie, dass ihr »Zusammenbruch« ein wichtiges Signal gewesen sei, ohne das sie möglicherweise aus ihrer ständigen »Selbstverurteilung«
nie herausgekommen wäre.

Fasst man die an dieser Patientin beobachteten Auffälligkeiten zusammen, ergab sich das Bild einer dekompensierten Selbstwertproblematik, die offensichtlich zum Selbstschutz sowohl erheblich gesteigertes Pflicht- und Ordnungsgefühl als auch eine deutliche Aggressionshemmung gegenüber unberechtigter Kritik produziert hat. Unübersehbar waren, neben den dominierenden selbstentwertenden Kognitionen, deutliche Parallelen zum Typus Melancholicus.

Als sehr positive Ressourcen für die Therapie erwiesen sich ihre soziale Kompetenz, und ihre Konsequenz sowie die beträchtliche Bereitschaft zur Kooperation, die sich letztlich zur starken Motivation für die Veränderungsarbeit entwickelt hatte.

Therapeutisch gelang es, sie nach dem Durchbrechen der anfänglichen Uneinsichtigkeit zur Planung eigener Ziele und Behandlungsschritte zu motivieren. Letztendlich waren diese recht erfolgreich. Besonders hilfreich war ihre Arbeit in der Selbstsicherheitsgruppe, da sie hier erhebliche Defizite direkt verändern konnte. Seit Beendigung der Therapie bestanden anlässlich weiterer Kontrollkontakte keine konkreten Hinweise auf Tendenzen zur Selbstabwertung. Auch für die Zukunft ist vermutlich nicht mit einer bleibenden Verunsicherung zu rechnen, da die Patientin meint, in der abgelaufenen Krankheit sogar einen gewissen Sinn erkannt zu haben.

4.2.1.1 Kommentar – Therapiestrategien bei Selbstwertminderung

Wie bereits im theoretischen Teil ausgeführt, ist es in jedem Einzelfall nötig, vorerst zu klären, was der Betroffene konkret unter dem allgemein verwendeten Begriff »Selbstwertminderung« versteht. Gerade für die Therapie macht es einen erheblichen Unterschied, ob darunter »Selbstwertminderung« im eigentlichen Sinn oder »Selbstverachtung«, »Selbstabwertung«, »Selbstbeeinträchtigung« oder noch andere Varianten verstanden werden.

Die insgesamt begrenzte Effizienz vieler zur Selbstwertstärkung angebotenen Trainingsschemata könnte gerade durch diese allzu großzügige Verallgemeinerung des Grundbegriffs »Selbstwertminderung« erklärt werden.

Damit soll der Wert derartiger Trainingsformen nur insofern relativiert werden, als es sicherlich notwendig ist, in jedem Einzelfall auf die individuell gegebenen Hintergründe und Nuancen einzugehen.

Grundsätzlich ist auch zu berücksichtigen, dass Selbstwertminderung auch durch zahlreiche äußere Faktoren oder andere Ursachen bedingt sein kann, die möglicherweise auch durch angemessene Maßnahmen beeinflusst werden können.

Für Diagnostik und therapeutische Veränderungen bei aus Selbstwertproblemen entstandener Selbstwertminderung sind einige Fakten zu berücksichtigen:

- Viele Befunde sprechen dafür, dass Selbstwertminderung nur dann eine krankheitsfördernde Rolle annimmt, wenn die »normalen« Bewältigungsmechanismen zur Anpassung nicht ausreichend funktionieren. In diesen Fällen ist auch mit weiteren Eskalationen in Richtung einer regressiven Überanpassung zu rechnen. Nahezu immer finden sich somit auch andere selbstschädigende Folgereaktionen der fehlerhaften Kompensationskaskade, u. a. dependentes Verhalten, Aggresionshemmungen bzw. verringerte Fähigkeit sich abzugrenzen, nach denen man grundsätzlich fahnden sollte.
- In diesem Zusammenhang soll auch speziell auf die große Nähe vieler Patienten mit Selbstwertproblemen zum Typus Melancholicus (Tellenbach) hingewiesen

werden, bei denen dann das dafür bewährte Arsenal therapeutischer Aktivitäten hilfreich sein kann (von Zerssen 1999). Damit kann der Patient in der Tendenz unterstützt werden, die in diesem Muster ebenfalls enthaltenen positiven Werte und Ressourcen für sich und seine soziale Umgebung zu verstärken (Thase und Friedman 1999) und damit auch eine persönliche Aufwertung erleben. In anderen Fällen wird das konkrete Problem eher der ersten Stufe der kognitiven Triade nach Beck entsprechen und damit die therapeutische Aufmerksamkeit auf die Identifizierung und Veränderung weiterer kognitiver Verzerrungen und daraus resultierender selbstschädigender Folgereaktionen richten (Hautzinger 2003).

- Unsere therapeutischen Zielvorstellungen zielen darauf ab, Selbstwertminderungen wieder mit »normalen Mitteln« konstruktiv kompensieren zu können bzw. wenn das nicht gelingt, die Eskalation in Richtung weiterer Selbstentwertung zu vermeiden. Außerdem sollten von den Betroffenen die Zusammenhänge zwischen der selbstwertbedingten Reaktionskaskade und der depressiven Erkrankung erkannt werden. Auch hier gilt, dass die Voraussetzung für die ersten sichtbaren Veränderungen nur gegeben ist, wenn die Patienten zu einer kritischen Überprüfung ihres bisherigen scheinbar schützenden Musters angeregt werden konnten.

- Selbstwertraining sollte, wie oben bereits angedeutet, bei diesen Patienten nicht sterotyp angewendet werden, sondern sich sehr nach der gegebenen sozialen Kompetenz und den individuellen Hintergründen orientieren.

- Besonders hilfreich ist gerade bei dieser Stufe der selbstentwertenden Reaktionskaskade die Gruppenarbeit, da sie den Betroffenen am Beispiel der anderen Teilnehmer die Irrationalität ihrer Selbstabwertung vor Augen führt. Anderseits ergeben sich sehr wertvolle konkrete Übungsmöglichkeiten der ersten Veränderungsschritte »in vivo« und die Möglichkeit, die dabei erlebten Schwierigkeiten mit Gleichgesinnten aufzuarbeiten.

- In jedem Fall muss bei der Veränderungsarbeit mit gelegentlichen Rückfällen in diese Reaktionsmuster gerechnet werden. Deshalb macht es Sinn, die Patienten auf Tendenzen in diese Richtung vorzubereiten. Die Kalenderdokumentation bietet hier die Möglichkeit, für den Patienten frühzeitig Rückfälle in übertriebene Rückzugstendenzen, Dependenz oder Aggressionshemmung etc. zu registrieren und in die Veränderungsarbeit einzubeziehen.

Keinesfalls hilfreich sind gut gemeinte Aufwertungsgespräche oder die Argumentation »Andere sind auch nicht besser« etc., da sie von den Betroffenen ohne therapeutische Unterstützung nicht akzeptiert werden können. Ebenso ins Leere gehen in dieser Phase auch bibliotherapeutische Versuche mit Ratgebern zur Selbstaufwertung, da die Patienten gerade dazu nicht in der Lage sind und sich damit noch wertloser fühlen als zuvor.

4.2.2 Das Muster einer »eskalierenden sozialen Unsicherheit« – Fallbeispiel

Die mit der Diagnose schwere Depression zugewiesene 54-jährige Lehrerin signalisierte uns unter erheblichen Schuldgefühlen und Skrupeln, dass sie eigentlich keine Behandlung erwarte, sie sei vor allem an einem ärztlichen Zeugnis für ihre Frühpensionierung interessiert.

Aufgrund der Schwere ihres Krankheitsbildes, speziell der massiven Antriebshemmung und den heftigen Selbstvorwürfen, wurde sie dann dennoch zu einer stationären Behandlung motiviert.

Im ländlichen Bereich als zweitältestes von insgesamt sieben Kindern aufgewachsen, litt sie ständig darunter, dass sie nach ihrer Ansicht weniger Beachtung fand als ihre Geschwister.

Obwohl es ihr teilweise gelang, die damit verbundenen Probleme und »Komplexe« durch gute Schulleistungen auszugleichen, wurde ihr Wunsch nach einem Studium (Psychologie) abgelehnt, mit dem Argument, »man könne es sich nicht leisten«.

Nach erfolgreich absolvierter Ausbildung wurde sie in einer Kleinstadt Volksschullehrerin. Bei den Schülern war sie beliebt, im Lehrerkollegium blieb sie weitgehend unbeachtet und deshalb auch unbehelligt.

Insgesamt lebte sie immer sehr zurückgezogen, blieb unverheiratet und beschäftigte sich fast ganztägig mit Lesen. Im Laufe der Jahre haben sich ihre sozialen Kontakte dann nahezu ausschließlich auf Bibliotheksbesuche reduziert.

Der eigentliche »Auslöser« ihrer Depression sei ein Vorfall gewesen, der sie seither schwer belastete: Bei einer alltäglichen Heimfahrt mit dem Bus musste sie mithören, dass mehrere Schüler sie scherzhaft nachahmten und sich auch sonst über sie enorm lustig machten.

Exakt ab diesem Zeitpunkt traten die erwähnten depressiven Symptome sowie Schlafstörungen und Kopfschmerzen auf.

Von da an geriet sie auch in eine noch stärkere Isolierung, vermied alle denkbaren privaten Kontakte, verzichtete auf Fahrten mit dem Autobus und legte den weiten Heimweg meist zu Fuß zurück. Bei Lehrerbesprechungen fühlte sie sich extrem unwohl, dachte stets über Möglichkeiten nach, die Versammlung möglichst rasch wieder zu verlassen.

Nach einem einwöchigen Krankenstand, von dem sie sich eine Besserung ihrer »Erschöpfung« erwartete, konnte sie sich gar nicht mehr aufraffen, an ihren Arbeitsplatz zurückzukehren.

Das war der Auslöser für ihren Pensionierungswunsch.

In den ersten Gesprächen war sie passiv, enorm ängstlich und dermaßen selbstanklagend, dass sich keine Argumente für konstruktive Veränderungen abzeichnen konnten.

Das von ihr mit großer Sorgfalt durchgearbeitete Manual ergab viele problematische Kognitionen in den Bereichen Selbstwertminderung und soziale Kompetenz.

Auf letzterem Gebiet verneinte sie kategorisch jede Möglichkeit zur Verbesserung ihrer Probleme. Auch für den therapeutischen Berater zeichneten sich auf den ersten Blick kaum greifbare Perspektiven für erste Veränderungen ab.

In den darauf folgenden Wochen sprachen die emotionalen und vegetativen Störungen recht gut auf eine aktivierende antidepressive Medikation an, während sich an ihren Rückzugstendenzen überhaupt nichts geändert hatte. Deshalb war es keine große Überraschung, dass sie sich heftig gegen den empfohlenen Besuch der Depressionsgruppe zur Wehr setzte.

Schließlich stimmte sie »dem Therapeuten zuliebe« einem unverbindlichen Besuch bei der Depressionsgruppe zu. Dort saß sie während der ersten Sitzungen als stummer Gast. Als sie von Mitpatienten direkt in das Gespräch einbezogen wurde, begann sie schließlich, Fragen zu beantworten.

Auf der Suche nach positiven, für die Veränderungsarbeit nützlichen Fähigkeiten haben wir gerade ihre anfängliche energische Ablehnung der Teilnahme in einer Gruppentherapie als ersten Hinweis auf eine doch gegebene Fähigkeit zur Abgrenzung gewertet, mit der sie auch ihre sonstigen sozialen Ängste teilweise überwand.

Später, nach Ende der Therapie, berichtete sie von ihrer Erleichterung, als sie erkannte, dass offensichtlich auch andere Teilnehmer in der Gruppensituation sehr verängstigt und unsicher reagiert hätten. Erst dadurch sei es ihr möglich geworden, selbst wieder soziale Kontakte aufzunehmen. Ab diesem Zeitpunkt entwickelte sich bei ihr geradezu ein starker Ehrgeiz, sich bei jeder Gruppensitzung zumindest einmal zu Wort zu melden.

Innerhalb einiger Wochen besserte sich die Stimmung deutlich, die Patientin wirkte deutlich entlastet und zunehmend kommunikativ. Allerdings mussten mehrfache Episoden mit Rückschlägen und Ängsten überwunden werden.

Nach der Entlassung aus der stationären Behandlung besuchte sie als externer Gast weiterhin die Gruppensitzungen. Sie hatte dort einige Kontakte mit anderen Mitgliedern geknüpft, mit denen sie sich auch außerhalb des therapeutischen Rahmens traf.

Schließlich nahm sie ihren Dienst wieder auf und hat sie sich inzwischen zu einer Ausbildung in einer pädagogischen Spezialdisziplin angemeldet.

Von einem Pensionierungswunsch ist nach der Therapie nicht mehr die Rede.

4.2.2.1 Kommentar – Therapiestrategien bei erheblicher sozialer Unsicherheit

Soziale Unsicherheit ist ein ähnlich vieldeutiger Begriff, wie etwa Selbstwertprobleme, und kann dementsprechend unterschiedliche Hintergründe bzw. Verlaufsvarianten haben. Besonders problematisch ist die Abgrenzung zu den sozialen Phobien. Aufgrund der jeweils unterschiedlichen therapeutischen Schwerpunkte ist hier der Versuch einer Zuordnung sinnvoll. Im gegenständlichen Fall besteht ein erkennbarer Konnex zu kindlichen Kränkungen und daraus entstandenen Selbstwertproblemen sowie ein kontinuierlicher sozialer Rückzug zur Vermeidung weiterer befürchteter sozialer Abwertungen.

Da aber gerade diese vermeintliche Schutzfunktion zu der Abwehr gegenüber der Identifizierung der sozialen Fluchttendenzen beiträgt, sollten als Grundlagen für sinnvolle therapeutische Veränderungen einige Aspekte berücksichtigt werden:

- Im Gegensatz zur Zwanghaftigkeit sind sich Menschen mit vordergründiger sozialer Unsicherheit ihrer Problematik meist zumindest teilweise bewusst. Allerdings entwickeln sie dennoch vielfach starke Tendenzen, die Motive und Konsequenzen ihres Rückzugsverhaltens auch gegenüber sich selbst zu vertuschen.
- Deshalb ergibt sich eine ausreichende Einsicht als Grundlage für Veränderungswünsche oft erst nach längerer Gesprächsarbeit bzw. im Zuge der gemeinsamen Reflexion der Resultate der Untersuchung mittels des Manuals.
- Gerade bei diesem Muster kann es oft leichter sein, bei der gemeinsamen Auswertung Übereinstimmung über erkennbare Defizite zu erreichen, während bei der Diskussion erkennbarer individueller Ressourcen heftige Widerstände zu erwarten sind. Dennoch besteht in der Mehrzahl der Verläufe eine gute Bin-

dungsfähigkeit und dankbare Akzeptanz gegenüber Zuwendung, die sich therapeutisch nutzen lässt.

- Für die ersten Arbeitsschritte scheint es bei massiver sozialer Unsicherheit sinnvoll, vorerst eine gute Bindung in einer Einzeltherapie aufzubauen, da gerade hier ein allzu häufiger Therapeutenwechsel vielfach irritierend sein kann.
- Erst danach sollte sich der agierende Personenkreis erweitern. Besonders nützlich, aber nicht einfach durchzusetzen, ist in diesem Zusammenhang die Eingliederung in einen Gruppenprozess. Neben Gruppen für Patienten mit Depressionen und Angststörungen sind auch Aktivierungsgruppen sowie gruppenweises kreatives Arbeiten sinnvoll. Allerdings muss in nahezu jedem Einzelfall mit erheblicher anfänglicher Abwehr gerechnet werden, die besonders intensive Motivationsarbeit erfordert. Auf jeden Fall sollte die Einbindung in den Gruppenprozess sehr behutsam erfolgen. Es hat sich bewährt, diesen Patienten die Möglichkeit zu geben, vorerst passiv und beobachtend teilzunehmen, da andernfalls Fluchtreaktionen unvermeidlich sind.
- Bei vielen Verläufen hat sich auch die Anleitung der Patienten zur Beobachtung des Sozialverhaltens von Bezugspersonen sehr bewährt, da sich dabei für die Betroffenen erstmals herausstellt, dass auch andere im sozialen Kontakt Ängste und Unsicherheiten zeigen. Gerade in diesem Bereich werden die Patienten durch die Erfahrung, »nicht der Einzige zu sein«, zum Umdenken motiviert. Eine zusätzliche Strategie besteht in der Empfehlung, sich über Hintergründe und Motive scheinbar sehr dominanter Personen in ihrer Umgebung Gedanken zu machen. Nicht selten erkennen sie dann auch bei diesen Personen Angst und Unsicherheit als Auslöser für scheinbare Selbstsicherheit und Imponiergehabe.
- Die ersten konkreten eigenen Veränderungen liegen meist in einer *Veränderung der inneren Einstellung* und sollten gerade bei sozialer Unsicherheit sehr auf die vom Patienten selbst als machbar eingeschätzten Schritte reduziert bleiben, da bei Misserfolgen mit rascher Resignation und Rückzug zu rechnen ist.Unverzichtbare Hilfen sind Entspannungstechniken (Jacobson), Selbstsicherheitstraining sowie bei stärkeren vegetativen Begleitstörungen auch Biofeedback-Übungen.
- Naturgemäß muss bei der Veränderungsarbeit mit gelegentlichen Rückfällen in die gewohnten Reaktionsmuster gerechnet werden. Deshalb macht es Sinn, die Patienten auf Tendenzen in diese Richtung vorzubereiten. Die Kalenderdokumentation bietet die Möglichkeit für den Patienten, frühzeitig Rückfälle in übertriebene Rückzugstendenzen aber auch Dependenz oder Aggressionshemmung etc. zu registrieren und damit auch zu unterbrechen.
- Die wichtigsten Zielbereiche der Veränderungsarbeit sind insgesamt angstfreiere soziale Aktivitäten, eine höhere Selbstsicherheit sowie ein besseres Durchschauen sozialer Gegebenheiten und Interaktionen.

Die in vielen Therapien und Ratgebern wohlgemeint gegebene Anregung, »Gehen Sie mehr unter die Leute« kann, wie auch der obige Fall bestätigt, erst dann hilfreich sein, wenn eine ausreichende Motivation und Angstminderung erzielt worden ist.

Eine bei sozialer Unsicherheit besonders wichtige Ressource ist darüber hinaus auch das Angebot zur Teilnahme an längerfristigen Gruppenkontakten, da andernfalls Rückfälle in Rückzug und Isolierung eintreten können.

4.2.3 Das Muster »Exzessive interpersonelle Abhängigkeit« (Dependenz) – Fallbeispiel

Von einem auf die ärztliche Behandlung Prominenter spezialisierten Kollegen wurde mir unter hohem Zeitdruck die 32-jährige Frau eines Wirtschaftstreibenden zugewiesen. Unterschwellig ließ der behandelnde Arzt durchblicken, dass aufgrund der Schwere der Erkrankung vermutlich eine Einweisung auf eine geschlossene Station notwendig sein würde.

Die Patientin selbst, eine schlanke, für ihren Status eher schlicht gekleidete, angenehm wirkende Frau, machte im Gegensatz dazu keinen besonders auffälligen oder schwer depressiven Eindruck. Allerdings stellte sich bald heraus, dass sie sich enorm beherrschte und sehr darauf bedacht war, sich »normal« zu verhalten. In weiteren Gesprächen berichtete sie über erhebliche Schlafstörungen mit frühem Erwachen – um etwa vier Uhr früh – mit quälendem Grübeln über Fehler und Versäumnisse. Morgens fühlte sie sich dementsprechend erschöpft, in keiner Weise leistungsfähig und voller Schuldgefühle gegenüber ihrem überaus tüchtigen und liebevollen, aber bezüglich ihrer Krankheit nicht sehr verständnisvollem Ehemann. Es stellte sich heraus, dass sie den Partner nahezu vergötterte und sich in allen Beziehungen seinen Meinungen und Wünschen untergeordnet hatte. Dazu kam noch als weitere Belastung, dass ihr Mann, in dessen Betrieb sie die Buchhaltung führte, dazu neigte, sie für alle Probleme und Unzulänglichkeiten des Betriebs verantwortlich zu machen. Das tägliche Gefühl, ihre Aufgaben nicht erfüllen zu können, setzte sie sehr stark unter Druck.

In weiteren Gesprächen zeigte sich dann doch ein deutliches depressives Syndrom mit Antriebsstörungen, Durchschlafstörungen und enormen Ängsten, die sich vor allem auch auf ihre Aufgaben als Mutter bezogen. Im Gespräch zeigte sich zunehmend, dass sie sich den damit verbundenen Verpflichtungen nicht ausreichend gewachsen fühlte. Daraus hatte sie die beunruhigenden Zwangsvorstellungen entwickelt, sie könnte ihre Kinder attackieren, schlecht versorgen, verwahrlosen lassen etc. Letzteres war wohl auch der Grund für die erhebliche Verunsicherung des zuweisenden Hausarztes gewesen.

Ein erstes biographisch orientiertes Gespräch brachte keinerlei auffällige Fakten zu Tage. Ganz im Gegenteil, die Ehe wurde als vorzüglich beschrieben, der Gatte zwar als fordernd, aber insgesamt rücksichtsvoll. Das Elternhaus sei laut ihrer Beschreibung nahezu ideal gewesen. Es habe dort ein sehr starker Familienzusammenhalt bestanden. Als Älteste in der Familie hatten ihr die gesellschaftlich stark beanspruchten Eltern erhebliche Verantwortung für die jüngeren Geschwister übertragen.

Im weiteren Behandlungsverlauf wurde die Patientin nach kurzer stationärer Behandlung auf einer offenen psychiatrischen Station in vordergründig stabilisiertem Zustand entlassen.

Danach bestanden unter der antidepressiven Medikation noch über einige Wochen sporadisch einsetzende Stimmungstiefs und erhebliche Leistungsängste. Die beschriebenen, auf die Mutterrolle gerichteten übertriebenen Ängste, gingen jedoch verloren.

Die nächsten Monate waren durch zwei wesentliche Auffälligkeiten geprägt: Einerseits entwickelte die Patientin gegenüber dem Therapeuten eine unübersehbar abhängige Tendenz, die soweit ging, dass sie nahezu jede, auch wenig relevante Entscheidung – z. B. das Bestreiten von Tennismatches, Besuche bei Verwandten

– *von der Meinung ihres Therapeuten abhängig machen wollte. Anderseits bemühte sie sich nach Kräften, auch ihm gegenüber alles für sie Belastende und »Auffällige« ängstlich zu vertuschen.*

Je drängender die diagnostischen Fragen in dieser Richtung gestellt wurden, desto idealer schilderte sie ihr Elternhaus und ihre Ehe. Ein erster Wendepunkt mit Erreichen nahezu völliger Symptomfreiheit ergab sich durch eine schwere Erkrankung des Gatten, der von ihr enorm umsorgt und beschützt wurde. Damit schienen sich ihre Störungen und Probleme vorerst erledigt zu haben.

Erst nach etwa eineinhalb Jahren intensivierte sich der therapeutische Kontakt neuerlich. Der Ehemann hat sich inzwischen erholt und ist zu seinem früheren dominanten Verhalten übergegangen.

Die Patientin selbst klagte über neuerlich auftretende Stimmungskrisen und Ängste mit unterschiedlicher Thematik, immer mit dem Leitthema des Zweifelns an ihrer eigenen Leistungsfähigkeit und Verlässlichkeit.

Nach der Einstellung auf ein Antidepressivum vom SSRI-Typ erholte sie sich rasch und war in der Gesprächsarbeit nun auch weitaus offener und kooperativer. Gelegentliche vorsichtige Kritik am Verhalten ihres Partners wurde von ihr selbst sofort zurückgenommen und ins Gegenteil gekehrt – »Ich muss dankbar sein, so einen geduldigen Mann zu haben, der mir alles nachsieht« etc.

Im Manual ergaben sich erhebliche selbstabwertende Tendenzen mit mehreren Schwerpunkten. Neben erheblichen Selbstwertproblemen und selbstaggressiver nie erfüllbarer Leistungsmentalität ergaben sich bei allen diesbezüglichen Fragen deutliche Hinweise auf eine starke Tendenz zu dependentem Verhalten.

Unbeschadet dessen bemühte sich die Patientin nach wie vor, ihre aktuelle Situation, besonders aber auch ihre kindliche Entwicklung, so normal und idyllisch wie möglich darzustellen. Gerade dabei passierten ihr eine Reihe von scheinbaren Fehlleistungen. Bei der Schilderung der Zuwendung und Besorgnis ihrer Mutter ergaben sich zahlreiche skeptische Bemerkungen über ihr Aussehen und ihre Leistungen, die sie zutiefst verunsichert und getroffen haben. Dabei erwähnte sie auch die Tendenz der Mutter zur kritischen Bilanzierung ihrer Fähigkeiten im Vergleich zu ihren als Genies dargestellten Geschwistern.

Erst nach Freilegung dieser Sichtweise – in diesem Fall nach mehrjähriger Behandlung – konnte sie ohne größere Probleme über ihre massiven Selbstwertprobleme als Kind sprechen. Nun erkannte sie auch die Motivation ihrer Versuche, sich gegenüber weiteren Ängsten und Selbstwertkrisen durch hohe Leistungsbereitschaft, »vorauseilenden Gehorsam«, Konfliktvermeidung sowie hohe Bereitschaft zur Unterordnung, abzusichern.

In diesem Zusammenhang hat sie selbst erkannt, dass ihr Verhalten einerseits zum scheinbaren Schutz diente, sie aber in eine permanente Unterordnung und Abhängigkeit gebracht hat.

Damit begannen erstmals konstruktive Überlegungen über Möglichkeiten von schrittweisen Veränderungen, wobei sie als erstes Ziel ihre Gespanntheit, Unsicherheit und ihre Leistungsängste verändern wollte.

Als sie nach guten Fortschritten mit einer Entspannungstherapie mehr unter die Leute zu gehen begann, erzählte sie in der Therapie, dass sie mit Staunen beobachtet habe, wie viele ihrer Bekannten ebenfalls unsicher wirkten und scheinbar ebenfalls unter Ängsten zu leiden schienen. Das sei ihr bisher nie aufgefallen.

Anschließend entwickelte sie viele soziale Eigeninitiativen und damit auch eine gewisse Selbstständigkeit gegenüber dem Partner, der darüber nicht nur erfreut war.

Zu diesem Zeitpunkt kam es auch zu einer merkbaren Emanzipation vom Einfluss des Therapeuten. Diese drückte sich nicht nur in einer verminderten Frequenz der Therapietermine aus, sondern auch in erstmaligen vorsichtigen Widersprüchen.

Zusammengefasst betrachtet, haben sich bei der Patientin aufgrund einer offensichtlich in der Kindheit geförderten Selbstwertproblematik nahezu alle Lebensentscheidungen – unter anderem auch die Partnerwahl und die Lebensgrundhaltung – im Sinne einer Aggressionshemmung, Leistungsmentalität und Tendenz zur permanenten dependenten Unterordnung entwickelt.

Auch als daraus unerträgliche Belastungen und letztlich Krankheitssymptome entstanden, hat sie sowohl ihre Selbstwertprobleme als auch die daraus entwickelten selbstaggressiven Verhaltensweisen verheimlicht und ihre Dependenz energisch verteidigt.

Hilfreiche Ressourcen für die Therapiearbeit waren neben der scheinbaren Ausweglosigkeit mit daraus entstandenem Handlungsbedarf ihre gute Bindungsfähigkeit in der Therapie, aber auch ihre hohe Intelligenz und ausgeprägte Sensibilität für Nuancen. Die Chance zur Wende zur Veränderung und Überwindung ihrer erheblichen Widerstände wurde wahrscheinlich durch die Möglichkeit zur aktiven Betreuung des dominanten Partners, aber auch durch die Erfahrung der nachfolgenden Wiederholung ihrer früheren Probleme, eingeleitet. Die Therapie hatte hier eher eine im Hintergrund lenkende Funktion mit Vermittlung von Werkzeugen und Strategien zum schrittweisen Erkennen und Reduzieren ihres abhängigen Verhaltens.

4.2.3.1 Kommentar – Therapiestrategien bei exzessiver interpersoneller Abhängigkeit (dependentem Verhalten)

Wie in dem hier vorgestellten Beispiel erkennbar, ist die Neigung zu dependenter Grundhaltung sehr oft mit anderen Reaktionsmustern eines fehlerhaft reagierenden Selbstwertsystems kombiniert. Somit bestehen erhebliche Übergänge etwa zur verringerten Fähigkeit zu Abgrenzung, Aggressionshemmung und Versuchen, die Anhänglichkeit durch enorme Leistungsangebote zu demonstrieren.

Es genügt keinesfalls, einem dependent reagierenden Patienten seine Eigenheiten mitzuteilen, da daraus, abgesehen von seiner sicheren Zustimmung zu allen Äußerungen des Therapeuten, noch keine echte Motivation zur Veränderung entsteht. Vielmehr ist zu erwarten, dass auch gegenüber dem Therapeuten eine abhängige Haltung eingenommen wird.

Eine echte Bereitschaft zu Veränderungen wird nur möglich, wenn die Betroffenen selbst erkennen, dass sie zu einem immer wieder in abhängige Beziehungen führenden Muster tendieren.

Erst mit dieser Erkenntnis kann der Wunsch nach Eigenständigkeit und Emanzipation so stark werden, dass die ersten selbstständigen Meinungsbildungen und Aktivitäten möglich werden.

- Da eine sofortige Emanzipation – wie sie oft von wohlmeinenden Ratgebern empfohlen wird – mit Sicherheit scheitern muss, sollte als erster Schritt eine »innere« Meinungsfreiheit angestrebt werden. Konkret sollte beschlossen werden, dass der Patient bei anstehenden Entscheidungen anstelle darüber nachzudenken, »wie die jeweilig dominierenden Bezugspersonen handeln würden«, ein eigenes Konzept entwickelt »wie ich das machen werde«.
- Erst wenn diese Bestrebungen zumindest im Ansatz gelungen sind, sollte gemeinsam über die Möglichkeit nachgedacht werden, erste Signale der Eigenständig-

keit auch gegenüber anderen erkennbar zu machen. Dabei sollten auch deren erstaunte oder ablehnende Gegenreaktionen vorausgesehen und in das Konzept einbezogen werden.

- Hilfreich sind auch hier individuell erkennbare Ressourcen, speziell Teilbereiche, in denen sich die Patienten eine gewisse Autarkie bewahren konnten, z. B. die Fähigkeiten, sich durch eigene Strategien in bestimmten Situationen dominanten Einflüssen zu entziehen, eine gut ausgebildete Beobachtungsgabe für des Verhalten anderer etc.
- Bereits einige Zeit vor Beendigung der Therapiearbeit ergibt sich die Aufgabe der Ablösung vom oft übertrieben starken Einfluss des Therapeuten. So komfortabel eine Abhängigkeit in der therapeutischen Beziehung anfangs auch sein mag, in späteren Therapiephasen wird sie mit Sicherheit zur Belastung für alle Beteiligten. Deshalb ist es in vielen Fällen sinnvoll, dieses Thema mit dem Patienten immer wieder anzusprechen.
- Ein besonders guter Weg zur Vermeidung einer allzu polarisierten Beziehung zum Therapeuten liegt in der Gruppenarbeit. Dies auch deshalb, da sich nahezu in jeder Angstgruppe oder Depressionsgruppe Patienten mit erhöhter Tendenz zu dependentem Verhalten finden, deren Verhalten besonders gut erkannt und für die Selbsteinsicht reflektiert werden kann.

Ziele der angestrebten Veränderungen sind es, neben einer verbesserten Fähigkeit die überstarken Tendenzen zur Unterordnung zu kontrollieren und auch Rückfälle in andere Stufen der selbstentwertenden Reaktionskaskade zu vermeiden. Außerdem sollte für die Patienten erkennbar werden, dass sie die scheinbar schützenden, aber auch fordernden und bevormundenden Haltungen ihrer Bezugspersonen durch ihre eigenen abhängigen Verhaltensweisen gefördert haben.

Wenig Erfolg versprechend sind hingegen Aufforderungen, sich »stärker zu emanzipieren«, »abzunabeln« etc., da es sich dabei wieder um paradoxe und in der gegebenen Situation undurchführbare Anweisungen handelt. Deshalb können derartige Bestrebungen ohne stufenweise Vorbereitung auch nicht lange durchgehalten werden, woraus bei dem zu erwartenden Misslingen der Emanzipation eine neuerliche Eskalation von Niederlagen und Unselbstständigkeit entstehen würde.

4.2.4 Das Muster einer »ausgeprägten Aggressionshemmung« – Fallbeispiel

Der bereits etwa 13 Monate an Depressionen leidende 51-jährige Akademiker kam in unsere Abteilung, nachdem er bereits in zwei internistischen Abteilungen, einer Neurologie, zwei psychiatrischen Stationen sowie einem Privatsanatorium ohne wesentliche Veränderungen seines Zustandes behandelt worden war. In diesem Zeitraum hatte er auch die verschiedensten Antidepressiva verordnet bekommen, die weitgehend wirkungslos geblieben waren.

Bei den ersten Gesprächen wirkte er resigniert, nahezu kindlich trotzig und voll selbstzerstörerischer Ironie. So meinte er beispielsweise, es sei nicht sein Wunsch, hier besonders intensiv behandelt zu werden, er suche hauptsächlich seine Ruhe und Schutz vor seinem Arbeitgeber, einem regional sehr bedeutenden Wirtschaftsunternehmer. Insgeheim ließ er sein Erstaunen durchblicken, dass man ihn trotz des langen Krankenstands noch nicht gekündigt hatte.

Schon bei flüchtiger Kenntnis seiner Vorgeschichte lagen für uns einige Hintergründe seiner depressiven Entwicklung auf der Hand. Seine Kindheit verbrachte er in einem extrem patriarchalisch geführten Elternhaus. Der Vater hatte sich eine führende Position in einem großen Unternehmen erarbeitet und dominierte völlig Sohn und Ehefrau, denen er offensichtlich nicht sehr viele Entscheidungskompetenzen überließ.

Der Sohn, unser Patient, war intelligent und in Schule und Ausbildung sehr fleißig. Dennoch wurde er vom Vater fühlbar geringschätzig behandelt. Das Schlimmste für den Patienten war die Erfahrung, dass es ihm nie möglich war, den Vater zu konfrontieren, weil er selbst in Konfliktsituationen stets den Rückzug antrat.

Bedauerlicherweise gelang ihm eine gewisse Ablösung vom Einfluss des Vaters erst mit etwa 23 Jahren, also zu einem Zeitpunkt, als er bezüglich seiner beruflichen Ausbildung bereits die Richtung der väterlichen Karriere eingeschlagen hatte.

Die Konsequenz war, dass er sich seiner relativ früh erreichten verantwortungsvollen beruflichen Position nie gewachsen fühlte. Dazu kam, dass er diese Stellung auf Wunsch des Vaters angestrebt und wahrscheinlich durch dessen Einfluss erreicht hatte. Möglicherweise war es der daraus entstandenen Ambivalenz zuzuschreiben, dass er zusätzlich in dauernde Konfrontation mit einem Berufskollegen geriet, den er als »besonders schwach« beurteilte. Sein eigentliches Dilemma bestand in der Erkenntnis, dass es ihm trotzdem nicht gelang, sich in diesem Machtkampf durchzusetzen.

Analoges erlebte er in seiner Ehe mit einer ebenfalls sehr dominanten Partnerin, bei der er, wie er sich ironisch ausdrückte, »die vierte Geige« spielte.

Auf dieses Dilemma im therapeutischen Dialog angesprochen, reagierte er mit der sarkastisch vorgebrachten Erklärung, das wisse er natürlich alles selbst. Außerdem hätten ihm das schon alle bisher tätigen Ärzte erklärt. Doch das habe ihm nicht im Mindesten geholfen.

Deshalb war es für uns keine große Überraschung, als er die gemeinsame diagnostische Arbeit mit dem Manual eher widerwillig, mit großer Skepsis und mehr oder weniger »der Therapie zuliebe« aufnahm.

Allerdings erkannte er dabei rasch seinen »speziellen Teufelskreis«, indem er sich immer wieder völlig unberechtigte Niederlagen gefallen ließ, um sich anschließend selbst die bittersten Vorwürfe über seine »Schwäche« zu machen. Besonders belastend empfand er die Erfahrung, dass er bei bereits unerträglich gewordener Spannung gelegentlich dazu neigte, aus scheinbar nichtigen Gründen massive Wutanfälle zu produzieren. Deren Opfer waren fast immer ihm nahe stehende oder völlig neutrale, also an seiner Problematik unschuldige Menschen. Gefolgt waren diese Ausbrüche stets von extremen Reue- und Schuldgefühlen, die ihn letztlich wieder in seinem unterwürfigen Verhalten bestärkten.

Nach diesem ersten Schritt der Arbeit mit dem Manual wuchs sein Ärger über seine unendliche Kompromissbereitschaft so stark, dass er sich selbst zu Veränderungen entschloss. Sehr darauf besorgt, selbst die Initiative zu behalten, machte er als ersten Schritt den Vorschlag, bei den nächsten unberechtigten Vorwürfen – von wem auch immer – sich erkennbar abzuwenden und damit eine erste gewisse Ablehnung sichtbar zu machen.

Analog dazu gelang es ihm immer öfter, seine Ehefrau bei allzu großen Einmischungen in seine Kompetenzen etwas besser auf Distanz zu bringen. Und wenn sie es durch überraschende Winkelzüge dennoch fertig brachte, sein Konzept zu *durchbrechen, kommentierte er seine Rückfälle und Schwächen mit heiterer Selbstironie.*

Erst später, im weiteren Verlauf der Therapie, unternahm er es, sich in kritischen Situationen verbal zu äußern, wobei er vom Therapeuten dazu ermutigt wurde, dies nicht in aggressiver Art, sondern »im Kammerton« oder »in Zimmerlautstärke« und ohne deutlich erkennbaren Zorn zu tun.

Das depressive Syndrom selbst reagierte viele Wochen nur geringfügig auf die medikamentöse Therapie, die erst nach einer kompletten Umstellung der antidepressiven Medikation zu einer Rückbildung der vordergründigen depressiven Symptome geführt hat.

Nach seiner Rückkehr ins Unternehmen kam es nach vorübergehenden Spannungen durch das permanent vorwurfsvolle Verhalten seines Konkurrenten zu einer wesentlichen Verbesserung seiner strategischen Haltung. Er ersetzte seine früheren Versuche zu rascher Flucht durch ruhige Gegenargumentation und, wenn dies nicht half, durch ironische Distanzierung, bis sich das aktuelle Problem meist von selbst geregelt hatte.

Bei zusammenfassender Betrachtung lag bei dem Patienten eine tiefe und andauernde Verunsicherung durch den dominanten Vater vor, die nach Bewusstwerden seiner Unfähigkeit zur Abgrenzung und Gegenaggression erheblich eskalierte. Naturgemäß hatte er in diesem Kontext kaum die Möglichkeit, das notwendige Durchsetzungsvermögen und die an die Alltagssituation angepassten Aggressionen und Abgrenzungstechniken zu erlernen. Daraus hat sich als weiteres Glied der Kaskade fehlerhafter Regulationen des Selbstwertsystems eine permanente Unterschätzung der eigenen Fähigkeiten entwickelt, die seine berufliche Situation bis zur Unerträglichkeit verschärfte. Therapeutische Hilfe von »außen« lehnte er anfangs trotzig ab, da er sie offensichtlich mit väterlicher Dominanz assoziierte.

Andererseits hatte er nach Abbau der ersten Widerstände seine Eigenschaften als »Macher« und ganz besonders seine Fähigkeit zu heiterer Selbstironie als wichtige Ressourcen hervorragend nutzen können.

4.2.4.1 Kommentar – Therapiestrategien bei ausgeprägter Aggressionshemmung

Auffälligkeiten im Bereich Aggressionshemmung haben sich bei der Arbeit mit dem Manual so häufig gefunden, dass sich uns die Frage aufdrängt, inwieweit es sich hier um ein vordergründiges Präsentiersymptom handeln könnte, das eigentlich andere weniger gut erkennbare Hintergründe verdeckt.

Andererseits bestätigen viele der eingangs zitierten Untersuchungen den engen Zusammenhang zwischen Störungen des Selbstwertsystems mit der Konsequenz gehemmter Aggressionsbereitschaft auch in »ungefährlichen« Alltagssituationen.

Gelegentlich muss auch das Missverständnis bereinigt werden, dass unter dem Begriff Aggressionshemmung die grundsätzliche Vermeidung von Zorn, Wut und wilden Aggressionshandlungen verstanden wird. Vielmehr handelt es sich bei dieser Störung um die fehlende Fähigkeit, sich im Alltag gegenüber unberechtigten Vorwürfen oder Angriffen mit der Situation angepassten emotionalen Reaktionen (»im Kammerton«, wie sich ein Patient ausdrückte) zu verteidigen.

Eine von vielen Patienten selbst durchschaute Konsequenz gestörter Aggressionsfähigkeit besteht in der dadurch deutlich zunehmenden Tendenz zur Selbstaggression, da letztlich nur mehr der Betroffene selbst als Aggressionsobjekt übrig bleibt.

Allerdings ist dabei nicht selten zu beobachten, dass nahe Angehörige gerade von diesen scheinbar schüchternen und unaggressiven Menschen durchaus heftigen, meist unberechtigten Aggressionen ausgesetzt werden, da sie möglicherweise quasi in das eigene soziale Schema inkorporiert wurden. Dadurch kommt es auch nicht selten vor, dass gerade diese in Alltagssituationen in ihrer Abwehr besonders gehemmten Menschen durch ihre gelegentlichen nicht nachvollziehbaren Wutanfälle als überaggressiv und brutal gelten und damit neuerliche Selbstabwertungen erfahren.

Als Grundlage zur Diagnostik und therapeutischen Veränderungsarbeit bei aus Selbstwertproblemen entstandener Zwanghaftigkeit sind einige spezielle Fakten zu berücksichtigen:

- Die Veränderungsarbeit sollte erst nach sorgfältiger Klärung der individuellen Entwicklungshintergründe beginnen und, wie schon betont, in anfangs sehr kleinen Schritten erfolgen. Hilfreich dafür ist eine lebensnahe Analyse der Lerngeschichte der Aggressionshemmung, speziell der spezifischen Auslöser und des nachfolgenden Reaktionsmusters, das schließlich zur Verminderung der Konfliktfähigkeit geführt hat.
- Entscheidend für den Beginn der Veränderungsarbeit ist deshalb das Erarbeiten der notwendigen Einsicht, da auch viele der Betroffenen selbst die Zusammenhänge zwischen ihrer Konfliktscheu und den daraus entstandenen Selbstaggressionen bzw. scheinbar unmotivierten Aggressionsexzessen nicht erkennen.
- Der nächste Schritt besteht in der gemeinsamen Suche nach individuell hilfreichen Kompetenzen und Ressourcen. Nahezu immer finden sich schon in der Vorgeschichte Erfahrungen über geglücktes Abwehrverhalten durch frühes Durchbrechen der Reaktionskaskade. Etwa wenn es gelang, die Ablehnung ohne umfangreiche Erklärungen zu signalisieren. Deshalb sollten bei unberechtigten Forderungen und Vorwürfen die ersten Schritte eher auf derartige nonverbale, aber erkennbare Zurückweisung abzielen.
- Wenn das gelungen ist, wird als nächste Stufe bei neuerlich auftretenden analogen Situationen meist ein Versuch zu möglichst ruhiger und unemotionaler Richtigstellung vereinbart. Somit sollten sich anfangs weniger die Argumente ändern, sondern vielmehr die emotionale Komponente, deren Eskalation in ängstlichem Rückzug oder übermäßiger Aggression den selbstschädigenden Aspekt massiv verstärkt hat.
- Überaus hilfreich kann eine Gruppenarbeit sein, in deren Verlauf erste Schritte zur Abwehr und Kritik geübt werden. Speziell bei sehr starker Aggressionshemmung kann hier als erster Schritt anstelle spontaner Kritik eine aktive Rückfrage eingeschaltet werden, die dann in der nachfolgenden Diskussion zur Erläuterung des eigenen kritischen Standpunktes ausgebaut wird. Anschließend besteht die Möglichkeit, diese Aktivitäten mit Gleichgesinnten metakommunikativ auf ihre Effektivität zu bewerten. Naturgemäß können derartige Übungen auch in der Einzeltherapie vorgenommen werden.
- Auch hier muss immer noch mit gelegentlichen Rückfällen in diese Reaktionsmuster gerechnet werden. Deshalb macht es Sinn, die Patienten auf Tendenzen in diese Richtung vorzubereiten. Die Kalenderdokumentation bietet die Möglichkeit, frühzeitig Rückfälle in übertriebene Rückzugstendenzen, Dependenz oder unnötigen Leistungsangeboten etc. zu registrieren und damit auch zu unterbrechen.

In späteren Therapieabschnitten kann es gelingen, durch eine nun weniger angstbesetzte und damit objektivere Beobachtung der scheinbar übermächtigen Bezugspersonen auch deren Motive und Schwächen zu erkennen.

Ziele der Veränderungsarbeit sind eine ausreichende Bereitschaft und Kompetenz, sich besonders gegenüber den »kleinen« alltäglichen Zumutungen sowie unberechtigten Vorwürfen und Aggressionen abzugrenzen, ohne die Fassung zu verlieren oder einen vorschnellen Rückzug anzutreten.

Ganz verfehlt sind grundsätzlich konfliktfördernde therapeutische Aktivitäten, da sie dem Patienten seine Defizite in kontraproduktiver Art vor Augen führen. Dazu kommt, dass Betroffene vor allem in den Anfangsphasen der Therapie dazu neigen, ihre Aggressionen, wenn überhaupt, neuerlich bei »weniger gefährlichen« Kontrahenten oft im familiären Nahbereich bzw. bei Untergeordneten auszuleben. Daraus ergeben sich neue Konflikte, Schuldgefühle und Reuereaktionen, die das ursprüngliche Problem weiterhin komplizieren.

4.2.5 Das Muster »Verlust der Fähigkeit zur Abgrenzung« – Fallbeispiel

Fallbericht: »Der Mann, der nicht Nein sagen konnte«

Niemand hätte vermutet, dass hinter der freundlichen und kompetenten Fassade im Wesen des Unfallchirurgen D. S. eine andere ängstliche Seite existiert, da er diese sorgfältig vor sich selbst verborgen hielt. Abgesehen von seinem überdurchschnittlichen beruflichen Können, das ihn weit über seine derzeitige Position als Oberarzt qualifizierte, war er immer bereit, sich um Probleme anderer zu kümmern, ohne dabei seinen eigenen Vorteil im Auge zu haben.

Auf diese Art wurde er an seinem Arbeitsplatz – einer privat geführten Unfallklinik – zum ruhenden Pol für Patienten und Kollegen. In Relation zu den Aufgaben verfügte die Klinik nicht über eine angemessene Zahl von dafür ausgebildeten Mitarbeitern.

Umso härter traf den Chirurgen die Depression, die er trotz seiner medizinischen Ausbildung anfangs nicht als solche erkannte und schon gar nicht akzeptieren wollte. Deshalb war es für ihn logisch, die bleierne Müdigkeit und Entschlusslosigkeit als Folge permanenter Überarbeitung einzuschätzen.

Rückblickend gesehen, gelang es ihm aber nicht einmal jetzt, seine Belastungen einzuschränken, da er zur Abwehr zunehmender Schuldgefühle freiwillig weitere Aufgaben und Verantwortungen übernahm. Damit manövrierte er sich immer tiefer in den Teufelskreis zwischen Leistungsängsten und Erschöpfung hinein.

Als sich auch hartnäckige Schlafstörungen, Kopfschmerzen, Schweißausbrüche und Engegefühl in Hals und Brust einstellten, nahm er eine Woche Urlaub. Doch auch im Urlaub konnte er sich zu keinen nennenswerten Aktivitäten entschließen.

Da es ihm danach nicht besser ging, entstanden massive Ängste, seinen Aufgaben nicht mehr gerecht werden zu können, sowie die absolute Gewissheit, an einer noch nicht erkannten schweren körperlichen Erkrankung zu leiden.

Daran konnten auch die negativen Ergebnisse einer heimlich über einen befreundeten Kollegen organisierten Durchuntersuchung nicht viel ändern. Dessen Empfehlung, einen psychiatrischen Kollegen aufzusuchen, stieß auf heftige Ablehnung, da er sich keinesfalls seelisch krank fühlte.

In einsichtigen Momenten gestand er sich allerdings ein, dass er seine veränderten Stimmungen weder vernünftig erklären, noch seine Emotionen aus eigener Kraft steuern konnte. Dadurch wurde er noch mehr verunsichert, was sich sehr negativ auf sein bereits angeschlagenes Selbstwertgefühl auszuwirken begann.

In dieser Phase lag er auch viele Nächte wach und grübelte über alle Fehler und Versäumnisse, die er seiner Meinung nach verschuldet hatte. Insgeheim betrachtete er seine aktuellen Beschwerden und Probleme als strafende Konsequenzen dieser Verfehlungen – eine Logik, die seiner Selbststrenge und seinem enormen Gerechtigkeitsgefühl auch in gesunden Zeiten durchaus entsprochen hätte.

Erst nach einem weiteren gescheiterten Erholungsurlaub akzeptierte er eine erste ernstzunehmende Unterhaltung über seinen seelischen Zustand. Ganz bewusst suchte er dazu einen ihm unbekannten Psychiater in einer weiter entfernten Region auf, dem er vordergründig seine Symptome als »typischen Fall von Burn-out« zu präsentieren versuchte.

Die ihm gestellte Diagnose Depression nahm er zwar zur Kenntnis, wandelte sie innerlich aber rasch in den Begriff »Erschöpfungsdepression«, besser noch »Erschöpfungssyndrom« um.

In der Hoffnung, das Problem damit »in den Griff zu kriegen«, akzeptierte er nun auch die Verschreibung eines Antidepressivums, da ihm der Gedanke einer Besserung durch »Wiederherstellung seines Serotoninspiegels« am ehesten plausibel vorkam.

Tatsächlich fühlte er sich nach etwa zweieinhalb Wochen besser und in seiner Stimmung etwas stabilisiert – allerdings auf niedrigem Niveau. Grund genug für ihn, wieder zu arbeiten und zur Tagesordnung überzugehen.

Aus dieser Sicht war seine Skepsis gegenüber der Empfehlung, das Antidepressivum noch mehrere Monate einzunehmen, verständlich. Schließlich wollte er sich wieder gesund und ohne »Chemie« leistungsfähig fühlen. Umso größer war sein absolutes Unverständnis gegenüber der Ankündigung seines Psychiaters, dass erst jetzt die eigentliche Therapiearbeit beginnen würde.

Seine Abwehr konzentrierte sich vor allem auf die Klarstellung, dass er »normalerweise« keine wesentlichen beruflichen und finanziellen Probleme habe. Es bestünden auch keine erwähnenswerten Schwierigkeiten in seiner Ehe oder mit seinem Freundeskreis.

Nach einigen unergiebigen diagnostischen Gesprächen begann er mit Hilfe des mit großer Skepsis entgegengenommenen diagnostischen Manuals, bisher nicht bewusste Hintergründe und Verhaltensmuster zu registrieren.

In deren Mittelpunkt standen sein ständiger Wunsch nach Akzeptanz und die Unfähigkeit, sich gegen unberechtigte Forderungen abzugrenzen. Erst nachdem er diese Eigenheiten »schriftlich vor sich hatte« und darüber hinaus auch den darin enthaltenen Wiederholungszwang erkannte, war er bereit, alle bisherigen Beschönigungen aufzugeben und seine Situation im Detail kritischer zu analysieren.

Als vorletztes Kind einer im Grenzland lebenden Familie wuchs er mit drei Geschwistern in eher ärmlichen Verhältnissen auf. Sehr früh schon war er ein Einzelgänger und wich Gleichaltrigen ängstlich aus. Damals fürchtete er sich übermäßig vor Verspottung, Kritik oder Zurechtweisungen.

Dennoch hatte sich ein erheblicher schulischer Ehrgeiz entwickelt, der zu Leistungen führte, die ihm letztlich ein Stipendium ermöglicht haben. Merkwürdigerweise haben aber weder seine hervorragenden Studienergebnisse noch seine gute berufliche Karriere zu einer ausreichenden Selbstzufriedenheit beigetragen.

Im Hintergrund seines Denkens blieb er davon überzeugt, er müsse mehr leisten als andere, um akzeptiert zu werden bzw. mit sich selbst zufrieden sein zu können.

Während er sich seinem direkten Vorgesetzten trotz dessen ersichtlicher Schwächen unbeschränkt unterordnete, ergaben sich gegenüber gleichrangigen Kollegen erhebliche Aggressionen. Diese wagte er allerdings nie offen zu zeigen.

Der Hintergrund seines Zorns war die zunehmende Häufung immer ähnlich ablaufender Episoden, in denen sich meist knapp vor den Wochenenden Kollegen mit der Bitte an ihn wandten, in letzter Minute ihren Wochenenddienst zu übernehmen, weil sie selbst aus zwingenden Gründen verhindert wären. Merkwürdig daran war, dass er diese Wünsche immer akzeptierte, obwohl ihm klar war, dass viele angebliche Hinderungsgründe der Kollegen tatsächlich nicht existierten bzw. maßlos übertrieben waren.

Zusätzlich bekam er Ärger mit seiner Frau, die seinen Einsatz als Flucht vor familiären Verpflichtungen deutete.

War es ihm wieder einmal nicht gelungen, derartige Ansinnen abzuwehren, erfasste ihn ohnmächtiger Zorn gegen den jeweiligen Kollegen, den er allerdings nicht äußerte, und gegen seine eigene Schwäche und Weichheit, die er sich nicht erklären konnte.

Weitere Eigenheiten, die sich beim gemeinsamen Durcharbeiten des Manuals ergaben, bestanden in ständiger Unzufriedenheit mit den eigenen Leistungen und einer nahezu zwanghaften Übergenauigkeit und Selbstkontrolle, welche ihn zum »langsamen Arbeiter« gemacht haben. Daraus wuchsen neuerlich Schuldgefühle und Existenzängste.

Ihm wurde erst jetzt bewusst, dass er sich während der Freizeit und des Urlaubs nur selten entspannen konnte. Es sei denn, es ergaben sich daraus neue Herausforderungen. Erkältungen und andere Erkrankungen traten bei ihm nahezu gesetzmäßig an Wochenenden und im Urlaub auf.

Während des gesamten, über mehrere Monate ausgedehnten Gesprächsprozesses kam es neben den erwähnten Erkenntnissen auch zu einer deutlichen Neubewertung seiner eigenen Leistungen, aber auch zu Reaktionen in seiner Umgebung.

Als erster Schritt zur Durchbrechung dieser Entwicklung wurde beschlossen, bis zum nächsten Treffen seine kontraproduktiven Verhaltensweisen zu dokumentieren und über Veränderungsmöglichkeiten, aber auch besonders über seine eigenen Gefühle und Motive in der aktuellen Situation nachzudenken.

Bei dieser Arbeit akzeptierte er erstmals seine unbestreitbar bestehenden Fähigkeiten und Kompetenzen, speziell sein allgemein anerkanntes Wissen, seinen Fleiß und die stark entwickelte Fähigkeit, sich Belastungen anzupassen.

Wochen später berichtete er über einen weiteren erfolglosen Versuch, sich gegen Aufgaben, die eigentlich anderen zustanden, abzugrenzen. Er habe zwar anfangs abgelehnt, dann aber das Gefühl gehabt, damit eine ihn aufwertende Haltung aufzugeben und deshalb doch wieder zugestimmt. Schließlich habe es sich einfach eingebürgert, dass er auch unbeliebte zusätzliche Aufgaben »gerne« übernehmen würde.

Im Gegensatz zu den ersten Gesprächsphasen, in denen er alle seine überwiegend negativen Selbstbewertungen und Muster als »normal« und »logisch« bezeichnet hatte, begann er sich nun zunehmend über sich selbst zu ärgern. Das zeigte er vor allem durch sarkastische Beschreibungen seiner nun selbst als problematisch erkannten Fehlreaktionen.

Die Leistung des therapeutischen Gesprächspartners bestand analog zur kognitiven Therapie im Wesentlichen darin, alle wertenden Behauptungen – z. B. »Ich leiste grundsätzlich zu wenig« oder »Man kann mit mir einfach nicht zufrieden sein« – auf ihre Richtigkeit bzw. Überprüfbarkeit zu hinterfragen. Dabei stellte sich vielfach heraus, dass bei näherem Betrachten viele dieser Annahmen auch für ihn selbst nicht haltbar waren.

Zum Abschluss der Diskussion über die Resultate der Arbeit mit dem Manual wurde verabredet, unlogische und selbstschädigende Reaktionen und Muster in einem Kalender mit Tagesrubriken zu dokumentieren.

In den folgenden Wochen ergaben sich einige gravierende Veränderungen. Eines Tages eröffnete er seinem Therapeuten, er habe nun erkannt, dass sein Hauptproblem daran liege, »nicht Nein sagen zu können«. Eine genauere Betrachtung zeigte, dass er sich inzwischen in einigen Fällen bereits besser abgegrenzt hatte. Hingegen fehlten ihm bei neuerlichen Versuchen von Kollegen, ihm ihre Verpflichtungen zu übertragen, im entscheidenden Augenblick die notwendigen Argumente. Resultat war, dass er sich gegen seinen Willen wieder zu Mehrleistungen überredet sah.

Als Grund für dieses »Umfallen« nannte er neuerlich seine Unsicherheit und die daraus entstandene Angst, als »ungefällig« abgelehnt zu werden.

Nachdem sich in den folgenden Diskussionen keine wesentlichen neuen Aspekte abgezeichneten, richtete sich die gemeinsame Aufmerksamkeit zunehmend auf Veränderungen der noch bestehenden unbefriedigenden Anteile seines Reaktionsmusters.

Dabei sollte seiner Meinung nach der Schwerpunkt in der Erarbeitung »besserer Argumente zum Nein sagen« liegen. Er stimmte dem Therapeuten aber zu, dass parallel dazu auch an einer Verbesserung seines Selbstwertgefühls gearbeitet werden sollte.

Konkret wurde als Grundlage für eine bessere Abgrenzung vereinbart, dass er als ersten Schritt seine Wünsche nach Anerkennung weniger offen zeigen sollte. Danach erarbeitete er sich mit dem Therapeuten eine Auswahl freundlicher und höflicher Begründungen, nach denen er den jeweiligen Wünschen zwar gerne entgegengekommen wäre, aber leider für den anstehenden Termin schon andere Pläne gemacht hätte.

In den nächsten Wochen berichtete der Patient erstaunt über die ersten Erfolge und fragte sich, warum ihm das bisher nicht gelungen sei. Tatsächlich gelang es ihm in den folgenden Monaten mit den erarbeiteten Argumentationen und dem Gefühl, damit erstmals erfolgreich zu sein, sich immer leichter von unbilligen Forderungen und Zumutungen abzugrenzen.

Die grundlegende Notwendigkeit, unabhängiger von der Meinung anderer zu sein, hat er sich erst ab diesem Zeitpunkt durch weitere konsequente Arbeit an seinem Selbstwert erarbeitet.

Zu einer beständigen spannungsfreien Fähigkeit zur Abgrenzung kam es allerdings erst durch einen neuerlichen therapeutischen Anlauf nach einer Serie von Rückfällen in seine früheren Verhaltensweisen, mit der Konsequenz eines ausgeprägten Depressionsrezidivs, das ihn dann zur weiteren Therapiearbeit motivierte.

4.2.5.1 Kommentar – Therapiestrategien bei gravierendem Verlust der Fähigkeit zur Abgrenzung

Verminderte Fähigkeiten zur Abgrenzung und Aggressionshemmung sind naturgemäß eng assoziierte Eigenschaften. Beide führen zu Selbstschädigung und über chronische Stressbelastungen oft zu depressiven Erkrankungen und Angststörungen.

Dennoch bestehen deutliche Abstufungen, etwa wenn Patienten, die sich nicht gut abgrenzen können, zusätzlich glauben, von der Umgebung in allen Bereichen durchschaut zu werden. Dieses Gefühl, ein »gläserner Mensch« zu sein, der sowieso nichts verbergen kann, wirkt sich auf ihr gesamtes zwischenmenschliches Verhalten aus und bewirkt naturgemäß auch Reaktionen der Bezugspersonen.

In vielen Fällen finden sich in graduell unterschiedlichem Ausmaß auch enge Anklänge an den Typus Melancholicus mit den bereits angesprochenen therapeutischen Möglichkeiten.

Darüber hinaus existieren noch zahlreiche andere Varianten mit unterschiedlichen Hintergründen, deren Ermittlung dann in jedem Einzelfall die Grundlage des weiteren Vorgehens sein soll.

Das entscheidende Kriterium für eine Abkehr vom bisherigen Muster ist die Erkenntnis der Betroffenen, dass ihre scheinbar freiwillig übernommenen Mehrbelastungen keinesfalls die erwartete Anerkennung bewirkt haben. Erst dann wird vielfach das Gefühl zugelassen, von der Umgebung ausgenützt zu werden, ohne dafür die unterschwellig gewünschte Aufwertung zu erhalten. Es geht also auch hier vorerst um eine Veränderung der inneren Einstellung, die die Vorstellung, sich durch mangelnde Abgrenzung zu schützen, relativiert. Die Veränderungsarbeit selbst ist nach Überwindung anfänglicher Einsichtsmängel und Widerstände manchmal unkomplizierter als zuvor befürchtet. Allerdings bedarf es zur Überwindung langjährig eingeschliffener Vorbehalte und Hemmungen vielfach zusätzlicher strategischer Beratung durch den Therapeuten.

- Zur Vermeidung neuerlicher Niederlagen werden auch hier anfangs sehr niedrig schwellige und somit machbare Veränderungsschritte empfohlen: Vorerst sollte die übertriebene Tendenz zum bereitwilligen Offenlegen von Gedanken, Gefühlen und Wünschen reduziert werden. Damit wächst oft die Erkenntnis, nicht von vornherein von jedem durchschaut zu werden.
- Der nächste Schritt besteht – wie im Fallbereich geschildert – in der Entwicklung von Strategien, die geeignet sind, die Abgrenzung gegenüber unberechtigten Forderungen abzusichern. Anfangs geht es oft um eher oberflächliche Änderungen der Taktik gegenüber unberechtigten Forderungen und Übergriffen. Gerade darin liegt eine die Kreativität des Therapeuten herausfordernde Leistung, die der meist durch Ängstlichkeit eingeengte Patient alleine nicht erbringen kann. Nicht selten handelt es sich dabei um die Anleitung für den Patienten, ein erstes »Nein« so zu formulieren, dass für den fordernden Teil kein Gesichtsverlust entsteht. Dennoch soll es beim »Nein" bleiben. Das mag zwar keine kunstvoll imponierende Psychotherapievariante sein, erleichtert es dem Patienten aber, durch die veränderte Attribution aus seiner ursprünglich angstbesetzten Verhaltenskaskade auszuscheren.
- Sehr hilfreich sind Möglichkeiten, derartige Strategien in Gruppen zu erarbeiten und zu erproben, da Mitpatienten mit ähnlichen Problemen die besten und kritischsten Trainer zum Thema Abgrenzung sein können. Vielfach erlebt man ein Staunen der betroffenen Patienten, z. B. »Wie leicht ist das gegangen". In diesem Fall sollte man ihnen für die Förderung weiterer derartiger Aktivitäten verständlich machen, dass der Unterschied zu ihrem früheren Handeln – vor allem in strategischen Überlegungen – begründet ist: Wenn es ihnen gelingt, im Voraus die Gedanken und Reaktionen der agierenden Bezugspersonen vorauszusehen, wird es bei gegebener Motivation auch wesentlich einfacher, kreative Konzepte zum Selbstschutz gegen die erwartbaren Übergriffe zu konzipieren.

In diesem Zusammenhang sollte ein wichtiges Therapieziel sein, den vorher als mächtig und fordernd erlebten Angehörigen in seiner Gesamtheit zu verstehen. Das gelingt besonders gut, wenn es dem Patienten im Zuge der Therapiearbeit gelingt, sich auch auf die Motive, Wünsche und Ängste anderer einzustellen. Daraus kann sich eine noch angstfreiere Abgrenzung entwickeln, da dann die ablehnende Argumentation mehr Rücksicht auf die möglichen Reaktionen der Umgebung zulässt.

Gleichzeitig ist es sinnvoll, die Bezugspersonen so intensiv wie möglich in den Therapieprozess einzubeziehen und über die dadurch zu erwartenden Veränderungen zu informieren. Andernfalls muss man öfters mit Unverständnis und gelegentlich auch Ablehnung Angehöriger rechnen, wenn Patienten in der Therapie lernen, sich in Alltagssituationen zu wehren, eigene Meinungen zu äußern und sich besser abzugrenzen beginnen.

Die nicht selten in einschlägigen populären Ratgebern propagierten Anweisungen »sich besser durchzusetzen«, »Flagge zu zeigen« oder »sein Ich zu stärken« sind zwar gut gemeint, treffen aber speziell zu Therapiebeginn gerade den Bereich, den die Patienten noch keinesfalls beherrschen.

Wie bei allen anderen Stufen der selbstentwertenden Reaktionskaskade, muss bei der Veränderungsarbeit mit gelegentlichen Rückfällen in die gewohnten Reaktionsmuster gerechnet werden, speziell wenn die Bezugspersonen in diese Richtung Druck ausüben. Deshalb macht es Sinn, die Patienten auf Tendenzen in diese Richtung vorzubereiten.

4.2.6 Das Muster »Zwanghafte Selbstkontrolle« – Fallbeispiel

Die 43-jährige sehr bescheiden und ängstlich wirkende Hausfrau berichtete beim Erstkontakt von klassischen Symptomen einer Depression mit sehr ausgeprägten Schlafstörungen. Zusätzlich bestanden Grübelzwang, traurige Verstimmung und ängstlich erlebte Verringerung der körperlichen Belastbarkeit mit sofortigem Einsetzen von Herzklopfen und Druckgefühl auf der Brust. Über längere Zeit sei es ihr nur mit großer Anstrengung gelungen, ihren Zustand, für den sie sich sehr schämte, geheim zu halten und nach außen hin »normal« zu wirken.

Dass »mit ihr etwas nicht stimmt", fiel den sonst an ihrem Wohlbefinden nicht sehr intensiv interessierten Angehörigen erst durch einen extrem gesteigerten Putzzwang auf. Mit Irritation bemerkte man, dass sie ungewöhnlich viel Zeit dafür aufwendete, um das Einfamilienhaus und den Garten extrem sauber zu halten. Unangenehm war dabei, dass sie hinter jedem das Haus betretenden Familienmitglied sofort den Boden reinigte. Weiters verwendete sie viel Zeit, um im Garten jede Spur von vermeintlichem Unkraut zu entfernen. Häufig sprach sie in diesem Zusammenhang von der Notwendigkeit »peinlicher Sauberkeit«, ohne die sie keine Minute entspannt sein könne.

Da sich die Angehörigen durch diese ständigen Rituale belästigt fühlten, kam es zu Konflikten, in deren Verlauf dann schließlich auch ihr schlechter »gesundheitlicher« Zustand auffiel.

Aus der Vorgeschichte ergab sich, dass die Patientin die älteste Tochter eines Lehrerehepaars war. Der Vater sei für seine »eiserne« Strenge bekannt gewesen. Oft habe sie ihn in tiefen Konflikten mit sich selbst erlebt. Als eigentlich gutmütiger Mensch litt er darunter, nicht anders zu können, als Schüler bei den geringsten Fehlern massiv zu bestrafen. Die Mutter war ängstlich und überaus sensibel, speziell gegenüber jeder Kritik ihres Partners.

Als älteste Tochter stand sie eine Zeitlang im Mittelpunkt der elterlichen Zuneigung. Das änderte sich nach der Geburt ihres vier Jahre jüngeren Bruders, der vor allem bei dem Vater als »Stammhalter« fortab massiv in den Vordergrund geriet. Dadurch stark gekränkt und verunsichert, tröstete sie sich überwiegend mit der einzigen konkret positiven Erfahrung, manchmal aufgrund ihres Fleißes und ihrer Genauigkeit einen begrenzten väterlichen Zuspruch erreichen zu können.

Vorzugsschülerin in Grund- und Mittelschule, schloss sie auch die Handelsakademie mit sehr guten Leistungen ab. In ihrem Beruf als Buchhalterin wurde sie aufgrund ihrer Verlässlichkeit, aber auch wegen ihres stillen unaufdringlichen Wesens sehr geschätzt. Über lange Zeit fand sie keinen richtigen »Anschluss«, strebte jedoch aus Angst vor Zurückweisung gar keine Kontakte an.

Umso intensiver engagierte sie sich in ihrer ersten festen Beziehung, aus der zwei Kinder hervorgingen. Ihr Mann, ein in einem anderen Betrieb tätiger Buchhalterkollege, teilte ihre Lebenseinstellung. Besonders schätzte er ihre Neigung zur Exaktheit, in der er sie ihrer Ansicht nach noch erheblich übertraf.

Daraus entstand ein zunehmendes Spannungsfeld, vor allem in der Karenzzeit, als sich die Patientin auf das Verrichten der häuslichen Arbeiten beschränken musste. Analog zur damaligen Beziehung mit ihrem Vater, verlagerte der Gatte seine Zuwendung nun zunehmend auf die Kinder. Gleichzeitig entwickelte er eine wachsende Tendenz, kleinste Fehler ihrer Haushaltsführung anzusprechen und demonstrativ auszubessern. Dieses Verhalten kränkte sie sehr, motivierte sie aber anderseits zu Höchstleistungen in der Haushaltsführung.

Insgesamt kam es daurch aber auch zu einer permanenten inneren Anspannung – mit dem Resultat, dass sie Tag und Nacht über mögliche Fehler nachdachte und sich zunehmend zwang, alle Leistungen mehrfach zu kontrollieren. Der »Erfolg" war, dass man begann, sie als »langsame Arbeiterin« einzuschätzen.

Als sich die Symptome der Depression entwickelten, wachte sie regelmäßig gegen drei Uhr morgens auf und begann, sich mit allen denkbaren Versäumnissen zu beschäftigen, die sie sich vorwarf. Als Erleichterung empfand sie es, nachts Hausarbeiten durchzuführen, wie bügeln, putzen und exaktes Ausrichten der Hemden im Kleiderkasten – »so wie es mein Mann am liebsten hat«. Meist gegen fünf Uhr früh wurde sie durch lähmende Müdigkeit zu einem kurzen erholungsarmen Schlaf gezwungen. Naturgemäß stand sie danach müde und mit schlechtem Gewissen auf, um ihre Rituale mit noch massiveren Schuldgefühlen fortzusetzen.

Ihr Therapeut erlebte bereits bei den ersten Gesprächen einen eklatanten Misserfolg: Bei jedem auch noch so behutsam angedeuteten Ansprechen ihrer Übergenauigkeit widersprach sie heftig, um ihn zu überzeugen, dass sie enorm schlampig, leistungsunfähig, unbegabt und damit auch wertlos für ihre Familie sei. Alle Versuche ihr zu helfen, seien mit Recht gescheitert. Dies würde nur gelingen, wenn sie sich selber ändern und ihre Fähigkeiten verbessern könnte.

Eine erste Bereitschaft zur Mitarbeit ergab sich nach der Besserung der anfänglichen manifest depressiven Verstimmung durch eine antidepressive Medikation. Jetzt konnte sie motiviert werden, das diagnostische Manual durchzuarbeiten und die darin gestellten Fragen zu beantworten. Erwartungsgemäß brauchte sie dafür überdurchschnittlich viel Zeit und stellte zahlreiche Rückfragen, um »ja keinen Fehler zu machen«. Das Ergebnis war eine nahezu ideale Darstellung aller im Manual zur Diskussion gestellten positiven Eigenschaften und Fähigkeiten.

Schon auf den ersten Blick lag die Vermutung nahe, dass die Patientin keinesfalls ihren derzeitigen Ist-Zustand dargestellt hat, sondern den Versuch unternommen hatte, den von ihr vermuteten Wünschen ihres Therapeuten entgegenzukommen und somit ein Idealbild von sich zu entwerfen. Demnach beurteilte sie sich als locker, sozial kompetent und angstfrei. Gerade die Diskussion über den Kontrast zu ihrem wirklichen Zustand erbrachte schließlich eine beginnende Einsicht in ihr Dilemma, alles hundertprozentig richtig machen zu wollen. In den folgenden Gesprächen erkannte sie – wenn auch nur zögernd – ihre Tendenz zur zwanghaften Selbstkontrolle, und sah auch zunehmend den Zusammenhang mit dem Einfluss dominierender Instanzen wie Vater und Partner.

Erst daraus entwickelte sie den lebhaften Wunsch zu Veränderungen, wobei ihr vorerst kleine Schritte im Sinne einer »ökonomischeren« Arbeitseinteilung vorschwebten. Vermutlich beabsichtigte sie, dadurch noch effizienter und leistungsfähiger zu werden.

Das wurde ihr bei der gemeinsamen Auswertung der von ihr akribisch durchgeführten Langzeitdokumentation bewusst. Denn es stellte sich heraus, dass sie nie ihr eigentlich angestrebtes »Idealresultat« erreicht hatte.

Erst zu diesem Zeitpunkt erkannte sie, dass sie sich selbst permanent durch unerfüllbare Normen unter Dauerdruck gesetzt hatte. Im weiteren Verlauf gelang es ihr, zunehmend auch auf unberechtigte Kritik ihrer Umgebung gelassener zu reagieren. Nur zögerlich war sie bereit, ihre gut erkennbaren persönlichen Ressourcen – speziell ihren Fleiß, ihre Leistungsbereitschaft und Konsequenz – anzuerkennen und auch in der Veränderungsarbeit einzusetzen.

Erwartungsgemäß kam es auch zu einigen Konflikten mit den nächsten Bezugspersonen. In dieser Zeit suchte uns auch ihr Partner auf, um uns besorgt mitzuteilen, dass sich der Zustand seiner Frau seit Therapiebeginn wesentlich »verschlechtert« habe. Vorher sei sie nie so eigensinnig und widerspenstig gewesen. Jetzt lasse sie sich von niemand mehr leiten und vernachlässige ihre Aufgaben.

Um dem abzuhelfen, schlug er vorsichtig eine Erhöhung der antidepressiven Medikation vor und verwies auf seine inzwischen umfangreichen Kenntnisse über Depressionen, die er sich vor allem aus dem Internet angeeignet hatte.

Auf diese Kritik angesprochen, verteidigte die Patientin ihren Partner. Sie zeigte aber zum ersten Mal eine ihm gegenüber weniger angstvolle Einstellung, indem sie anmerkte, dass möglicherweise auch bei ihm erhebliche Leistungsängste und Unsicherheiten zu vermuten seien.

Somit ergab sich eine typische Entwicklung, indem die Patientin zwar die Folgen der Verunsicherung ihres Ehemannes erkannte, aber vorerst noch immer nicht die Parallelen zu ihrer eigenen Entwicklung sah. Immerhin relativierte sie die bisherige Rollenverteilung und entwickelte selbst Strategien, das Selbstbewusstsein des Partners zu stärken, ohne dabei wieder in ihre früheren Zwänge und Leistungsexzesse zurückzufallen.

Mit zunehmender Therapiedauer konnte sie sich wesentlich erfolgreicher in die Gefühle und Ängste ihrer Umgebung hineindenken, wodurch sie viele programmierte Konflikte erstaunlich geschickt vermeiden lernte. Ein zwei Jahre danach zufällig zustande gekommenes Gespräch ergab eine Konsolidierung ihres Zustands und der Beziehung, wobei allerdings erkennbar war, dass sich das Muster ihres Partners nicht grundlegend geändert hat.

4.2.6.1 Kommentar – Therapiestrategien bei ausgeprägter zwanghafter Selbstkontrolle

Da Zwänge mit verstärkter Selbstkontrolle bei unterschiedlichsten Persönlichkeits-varianten, Erlebnisreaktionen und psychischen Krankheiten auftreten können, muss vorerst ihr spezieller Hintergrund geklärt werden.

Für unsere Darstellung ist es sinnvoll, sich ausschließlich auf Zwanghaftigkeit als Konsequenz von Fehlreaktionen eines gestörten Selbstwertsystems zu beschränken. Auch hier ist anzunehmen, dass diese Varianten zwanghaften Verhaltens so gut wie nie isoliert auftreten, sondern fast immer mit anderen selbstentwertenden Kognitionen und Mustern assoziiert sind.

Für Diagnostik und therapeutische Veränderungen bei aus Selbstwertproblemen entstandener Zwanghaftigkeit sind einige Fakten zu berücksichtigen:

- Zwanghafte Menschen stufen sich selbst häufig als schlampig und unordentlich ein und haben demnach vorerst kein Verständnis für ihre diagnostische Zuordnung. Das hat sich auch in der faktorenanalytischen Untersuchung des diagnostischen Manuals bestätigt, da die depressiven Patienten in der ersten Untersuchung alle Stufen der regressiven Reaktionskaskade stark mit ihrem depressiven Zustand assoziierten, nicht aber die Zwanghaftigkeit und ihre oft übertriebene Leistungsmentalität.
- Vielfach erkennen sie erst bei der Diskussion ihrer Angaben im diagnostischen Manual und der anschließenden Langzeitdokumentation, dass sie sich in ihrer Leistung und Perfektion an nie erreichbaren Idealnormen orientieren. Ein ebenfalls oft hilfreicher Weg besteht in der Gruppenarbeit. Auch hier kann oft eindrucksvoll erlebt werden, wie gerade diese Patienten ihre Zwanghaftigkeit über lange Zeit als »normal und notwendig« einschätzen und sie gegen jede Kritik verteidigen.
- Gerade bei diesem Muster ist es nicht immer einfach, individuelle Ressourcen für die Veränderungsarbeit zu finden, abgesehen von den immer anzutreffenden Grundfähigkeiten wie Tüchtigkeit und Konsequenz. Diese werden aber erst dann akzeptiert, wenn eine erste Einsicht in das eigene Muster erreicht ist. Günstige Ressourcen sind Hinweise auf eine individuelle Fähigkeit zur Entspannung, etwa bei veränderter Umgebung, oder eine zumindest angedeutete Tendenz zur Autarkie, u. a.
- Ergeben sich erste Impulse zu Veränderungen, muss damit gerechnet werden, dass die Patienten auch an dieses Vorhaben mit erheblichem Perfektionismus herangehen und sich damit neuerlich unter starken Druck setzen. Die Therapeuten sollten deshalb nicht den Fehler machen, die meist hohe Bereitschaft zur akribischen Mitarbeit an der Manualarbeit und Dokumentation als Ausdruck einer Verbesserung einzuschätzen.
- Zu den Voraussetzungen für erste Erfolge zählen gemeinsame Überlegungen über Hintergründe, die sich fast immer in Selbstwertproblemen, Tendenzen zur ständigen Unterordnung und Selbstaggressionen mit geringem Zutrauen in die eigene Leistungsqualität identifizieren lassen. Der erste Schritt zu tatsächlichen Veränderungen kann nur erfolgreich sein, wenn die Patienten selbst auch die Möglichkeit des Misslingens akzeptieren und mittragen.
- Das Ziel der gesamten Veränderungsarbeit liegt nicht in einer völligen Rückbildung der Zwanghaftigkeit. Denn es wäre wirklichkeitsfremd, die grundsätzliche Tendenz zur Exaktheit zu verändern. Wichtiger sind die Verminderung von

Kontrollexzessen, ständigen Selbstvorwürfen und das Erkennen der Zusammenhänge mit den hintergründigen Störungen des Selbstkonzeptes.

Hingegen bewirken die in Ratgebern verbreiteten Empfehlungen, »alles locker zu nehmen«, »sich selbst zu vertrauen«, etc. aufgrund der Paradoxie dieser Anweisungen speziell zu Therapiebeginn gerade das Gegenteil im Sinne einer weiteren Verkrampfung. Werden ähnliche Anweisungen im therapeutischen Kontext gegeben, können daraus für den Patienten unerträgliche Spannungen entstehen. Diese führen aufgrund der Doppelbindungssituation oft zum Therapieabbruch.

4.2.7 Das Muster »ausgeprägte Selbstaggressionen mit unbegründeten Schuldgefühlen« – Fallbeispiel

Nach mehrjähriger Rezidivfreiheit traten im Anschluss an eine erste Depressionsphase nach seiner Scheidung bei dem sehr sportlich wirkenden Bauingenieur neuerlich Antriebsstörungen, Schlafstörungen, Verlust der körperlichen Leistungsfähigkeit sowie permanente Übelkeit und Durchfälle auf.

Obwohl mit Depressionerkrankungen bereits erfahren, erklärte er seinen Zustand einerseits mit dem Verdacht, körperlich krank zu sein, andererseits mit selbstverschuldeten Schwierigkeiten. Er habe sowohl dienstlich als auch privat permanentes Fehlverhalten an den Tag gelegt.

In der Vorgeschichte fanden sich, abgesehen von seiner Behauptung, seinen Job »schlecht zu machen«, keine besonderen Auffälligkeiten bezüglich seiner beruflichen und sozialen Entwicklung. Er arbeitet als Statiker in einem großen Bauunternehmen, und laut eigener Aussage seien ihm nie ernsthafte Fehler unterlaufen. Sein Kommentar dazu war, er habe ungewöhnliches Glück gehabt.

Zu seiner familiären Situation berichtete er, dass er im Alter von 25 Jahren eine Tochter aus sehr begütertem Haus geheiratet habe. Die 12-jährige Ehe, aus der drei Kinder hervorgingen, sei in den ersten Jahren sehr gut verlaufen. Später habe es Schwierigkeiten und Meinungsverschiedenheiten gegeben, die letztlich zur Scheidung geführt hätten. Die »gute Phase« der Ehe habe hauptsächlich darin bestanden, dass er sich allen Tendenzen und Meinungen seiner Partnerin untergeordnet hatte. Doch dann, nachdem er das erste Mal aufbegehrte, habe die Partnerschaft offensichtlich nicht mehr funktionieren können.

Nach der Scheidung blieb er einige Zeit allein. Er begann dann aber eine Beziehung mit einer jüngeren Mitarbeiterin, die nach seiner Beschreibung sehr an ihm hänge. Dennoch beendete er die neue Partnerschaft, da er trotz lange zurückliegender Scheidung massive Schuldgefühle gegenüber seiner Ehefrau entwickelte. Außerdem bestünden seit längerem starke Selbstwertprobleme, die er früher in dieser Form nicht gekannt habe.

In den ersten drei Wochen der Behandlung wurden nach der Einstellung auf ein Antidepressivum die depressiven Symptome deutlich besser, während Selbstanklagen und Schuldgefühle kaum beeinflussbar schienen. Im Zuge des anschließenden ambulanten Therapieverlaufs lernte der Patient eine etwa gleichaltrige, offensichtlich sehr gut zu ihm passende Frau kennen, mit der er »ernste Absichten" hegte. Auffallend war, dass er diese Verbindung geheim hielt, obwohl er seine neue Partnerin damit massiv kränkte.

Insgesamt blieben alle Beziehungen nach der Scheidung ohne sexuelle Kontakte, da ihn Schuldgefühle, die er nicht genau begründen konnte, davon abhielten.

Der diagnostische Dialog verlief schwierig, weil der Patient einerseits alle gegen ihn sprechenden Argumente selbst vorbrachte, andererseits stets bemüht war, dem Therapeuten »nicht noch mehr Ärger« zu bereiten.

Im Manual zeigten sich ausgeprägte Schuldgefühle und massive Selbstaggressionen sowie Hinweise auf eine starke Selbstabwertung sowie eine erhebliche Neigung zur Dependenz. Beim Auswertungsgespräch auf seine Selbstaggressionen angesprochen, meinte er ironisch, dass seine Schuldgefühle wahrscheinlich gar nicht echt seien, weil er möglicherweise zu ehrlicher Reue gar nicht fähig wäre.

Bei der Erstellung des therapeutischen Konzeptes entstand folgerichtig die Schwierigkeit, dass der Patient zwar jede Bemühung um Veränderung akzeptieren wollte, aber nicht davon abgehen konnte, seine Person und sein Handeln zu verurteilen.

Der Versuch dagegen anzugehen, wurde von ihm mit dem Scherz abgetan, er sei nun einmal »sein eigener Staatsanwalt«. Schließlich kenne er sich selbst am besten.

Diese Fähigkeit zur Selbstironie wurde nach Besserung seiner anfänglichen depressiven Symptomatik zur hilfreichen Ressource für die ersten Schritte, um eine veränderte Sichtweise zu erreichen. Bei den folgenden Therapiekontakten wurde er vom Therapeuten mit der Frage begrüßt, was alles Schädliches er inzwischen gegen sich selbst unternommen habe. Gab er neue Fakten sowie »Fehler und Vergehen« bekannt, wurde quasi eine gemeinsame Gerichtsverhandlung abgehalten. Dabei lernte er erstmals, seine eigene Bestrafungstendenz ironisch zu erleben und damit auch zu relativieren.

Obwohl sich der Therapieverlauf gut anließ, ergab sich für den Therapeuten der Verdacht, dass sich der Patient weiterhin sowohl im privaten als auch im familiären Umfeld ohne wesentlichen Grund schuldbewusst verhielt.

Darauf angesprochen, bestätigte er dies bereitwillig. Er »bekannte sich schuldig«, ohne von sich aus eine konstruktive Alternative entwickeln zu können.

Nach langen schwierigen Gesprächen willigte er schließlich ein, sich öffentlich zu seiner neuen Beziehung zu bekennen. Offensichtlich war das ein entscheidender Schritt, da er ab diesem Zeitpunkt seine neue Partnerschaft nicht mehr mit den vorherigen Skrupeln erlebte und sich sogar die Freiheit nahm, sie seinen Freunden und Verwandten vorzustellen.

Bei der nach etwa achtmonatigen Therapiedauer versuchten Bilanzierung erkannte er deutlich die Zusammenhänge zwischen der Kränkung seines Selbstwerts, seiner Verstrickung in eine zunehmende Abhängigkeitshaltung gegenüber der ersten Partnerin und die daraus entstandenen Aggressionshemmungen sowie Selbstaggressionen als Hintergründe der scheinbar unerklärlichen »aus dem Nichts auftauchenden Schuldgefühle«.

4.2.7.1 Kommentar – Therapiestrategien bei Selbstaggressionen mit unbegründeten Schuldgefühlen

Neben der Tatsache, dass selbstaggressives Verhalten nahezu gesetzmäßig zum Spektrum des depressiven Syndroms zählt und dort in regelrechte Versündigungsideen ausarten kann, muss in jedem Fall unterschieden werden, inwieweit Selbstaggressionen als Ausdruck von Aggressionshemmungen einen Risikofaktor für die Entwicklung depressiver Erkrankungen darstellen können. Dies scheint im gegebenen Fall durchaus eine wesentliche Rolle gespielt zu haben.

Für die Diagnostik und therapeutischen Veränderungen bei aus Selbstwertproblemen entstandener sozialer Unsicherheit sind folgende Fakten zu berücksichtigen:

- Der wahre Hintergrund der durch Selbstaggressionen ausgelösten Schuldgefühle ist vielen Betroffenen nicht immer eindeutig klar, deshalb versuchen sie vielfach eine oder mehrere Fehlhandlungen in ihrer Biographie dafür verantwortlich zu machen.
- Da sie in der diagnostischen Gesprächsarbeit an diesen Erklärungen meist sehr stark festhalten, blockieren sie oft jede andere Perspektive und Veränderungsarbeit, weil sie sich vornehmlich für »krank und schuldig« halten.
- Für eine erfolgreiche Veränderung dieser Perspektiven bedarf es zur Veränderung des eigenen Beurteilungsrahmens neben guter Kenntnis der individuellen Reaktionsmuster auch der Motivation. Das kann durch die Selbstbeurteilung – etwa durch das Arbeitsmanual oder gelegentlich, wie im beschriebenen Fall, durch behutsame paradoxe Strategien – erfolgen. Diese können allerdings nur dann funktionieren, wenn die Patienten als Ressourcen genügend Intelligenz und Selbstironie mitbringen, um damit ohne Missverständnisse und ohne Schäden umgehen zu können.
- Besonders hilfreich sind auch die aus der kognitiven Therapie entwickelten Hilfestellungen zur Identifizierung dysfunktionaler selbstaggressiver Kognitionen, wenn der Patient erkennen kann, dass sie einer kritischen Überprüfung nicht standhalten. Erfahrungsgemäß sind tatsächliche Ansätze zu Veränderungen besonders erfolgreich, wenn der Patient die Zusammenhänge seiner Schuldgefühle mit der vorher abgelaufenen Reaktionskaskade der Selbstentwertung erkennen konnte.
- Da Selbstaggressionen vielfach kausal mit bestehender Aggressionshemmung und verminderter Fähigkeit zur Abgrenzung assoziiert sind, sollten hier immer auch die bereits beschriebenen Veränderungsschritte dieser Störbereiche in Angriff genommen werden.
- Eine weitergehende Umstrukturierung im Sinne einer vollständigen Löschung der gelegentlich scheinbar aus dem Nichts auftauchenden Schuldgefühle ist in einer Kurzzeittherapie nicht immer sicher zu erreichen. Deshalb liegen die Ziele der Veränderungsarbeit vorerst in einer weniger schmerzlich erlebten Attribution allzu selbstkritischer Einstellungen. Weitere Ziele liegen in der Veränderung der regressiven Verhaltensmuster im Hintergrund und im Erlernen von Strategien zum Umgang mit gelegentlich auftauchenden Episoden gesteigerter Selbstkritik und Schuldgefühlen.

Keinesfalls gelingt es, dem Betroffenen seine Beurteilungen einfach »auszureden«, da er schon nach kurzer Zeit überzeugendere Argumente gegen sich selbst entwickeln würde.

4.2.8 Das Muster »Flucht in aggressive narzisstische Verhaltensweisen« – Fallbeispiel

Der zum Zeitpunkt des Erstkontakts 29-jährige freie Mitarbeiter in einer großen Werbefirma wurde unter der Devise »schwere Depression« zugewiesen. Dabei stellte sich bald heraus, dass der Patient zwar tatsächlich depressiv war, die Zuweisungsdiagnose jedoch einige andere wesentliche Krankheitsbefunde und Fakten vertuschte. Im Aufnahmegespräch ergaben sich starke Hinweise auf eine manifeste Spielsucht mit enormen Geldverlusten und erheblichen familiären Turbulenzen sowie auf eine manifeste Alkoholabhängigkeit.

Die biografische Anamnese zeigte keinen Hinweis auf eine familiäre Vorbelastung durch Sucht oder Depression.

Der Patient wuchs mit einem jüngeren Bruder in gutbürgerlichem elterlichem Milieu auf. An besondere Probleme in dieser Zeit konnte er sich nicht erinnern, außer dass er sich eine Zeitlang durch die vermeintliche Bevorzugung des jüngeren Bruders gekränkt gefühlt habe.

Er selbst sei, möglicherweise als Reaktion auf diese Gegebenheiten, ein besonders lebhaftes »schlimmes« Kind gewesen. Er habe es wohl deshalb durch Streiche, »große Reden« und andere Aktionen zum Anführer einer Gruppe Gleichaltriger gebracht. Allerdings seien ihm diesbezüglich Niederlagen nicht erspart geblieben, auf die er dann mit heftigen Emotionen und stürmischen Aggressionen reagiert hätte.

Nach grenzwertigen, gerade noch ausreichenden Schulleistungen maturierte er und begann danach bei einer Zeitung seine Ausbildung in der Werbebranche. Da er es in einem geordneten Betrieb schlecht aushielt, wurde er freier Mitarbeiter und war damit eine Zeitlang sehr erfolgreich. Nach seinem »Zusammenbruch«, wie er seine depressive Störung zu nennen pflegte, zog er sich beruflich stark zurück, weil er sich keine weiteren Leistungen mehr zutraute.

Seine Ehe, aus der drei Kinder entstanden waren, stand unmittelbar vor der Scheidung. Auch hier wusste der ansonsten wendige und unternehmungslustige Mann keinen Rat. Hingegen entstand der Eindruck, dass er zur Abwehr seiner aktuellen Probleme noch intensiver und verlustreicher spielte als sonst.

Obwohl seine Bereitschaft zur stationären Therapie zumindest teilweise als Flucht vor seinen Problemen und Gläubigern motiviert war, sprach er auf die verordnete antidepressive Medikation rasch an. Mit der Besserung seiner vorherigen Antriebshemmung trat vorübergehend eine leichte euphorische Antriebssteigerung in den Vordergrund. Dementsprechend wurde der Patient wieder äußerst redselig, erging sich dabei vor allem in wortreichen Schilderungen seiner früheren Kontakte mit Prominenten.

Alle Versuche, ihn auf Probleme bzw. fehlerhafte Verhaltensmuster oder Einstellungen hinzuweisen, scheiterten, da er die Schuld für sein jetziges Kranksein ausschließlich in Fehlhandlungen seiner sozialen und familiären Umgebung sah.

Bei der Arbeit mit dem Manual zeigte sich, dass der Patient alle positiven, auf hohe Fähigkeiten hinweisenden Aspekte des Fragekatalogs sehr stark angesprochen hatte, während, wie im Gespräch, überhaupt kein Hinweis auf selbstschädigende Muster, Probleme oder selbstaggressive Kognitionen bestand.

Natürlich wurde er im nachfolgenden Gespräch auf die Diskrepanz zwischen seiner depressiven Erkrankung und Gesamtsituation mit den Ergebnissen der bisherigen diagnostischen Arbeit konfrontiert. Dabei erging er sich zunehmend wieder in Schuldzuweisungen, wobei diesmal vor allem seine Eltern im Vordergrund standen. Ihnen kreidete er Lieblosigkeit, fehlendes Interesse an seinen Problemen und die ständige Bevorzugung seines Bruders an. Es sei selbstverständlich, meinte er in diesem Zusammenhang, dass er sich als Kind wertlos und ungeliebt fühlen musste. Seine Tragödie sei auch, dass ihn seine Freunde, Partnerinnen und Berufskollegen trotz seines hohen Einsatzes nie richtig verstanden hätten.

Erst jetzt gelang es, mit dem Patienten über seine nahezu lebenslang bestehende massive Verunsicherung und Angst vor Abwertung ins Gespräch zu kommen. Aufgrund seiner Intelligenz erkannte er rasch den Zusammenhang zwischen seinem massiven Ehrgeiz nach Leistung und Bedeutung und den dadurch in den Hintergrund gedrängten Ängsten und »Minderwertigkeitskomplexen«. Dennoch wehrte er sich heftig, das wahre Ausmaß seiner Selbstüberforderungen und derer Zusammenhang mit der Serie erlittener Niederlagen zu akzeptieren.

Therapeutisch nutzbare Ressourcen ließen sich zu diesem Zeitpunkt lediglich in der bereits erwähnten hohen Intelligenz und Kreativität vermuten. Als erhebliches Problem stellte sich seine geringe Fähigkeit zu gelassener entspannter Sicht von Schwierigkeiten heraus.

Dementsprechend ergab sich als vordringliche Aufgabe das Erlernen der progressiven Muskelrelaxation nach Jacobson, nachdem sich herausgestellt hatte, dass er für andere Entspannungstechniken, wie z. B. autogenes Training, zu getrieben war.

Nach ersten Erfolgen auf diesem Sektor wurden mit ihm sehr pragmatisch Situationen besprochen, bei denen er vermutlich wieder in sein altes überaktives Muster fallen könnte. Der Patient beschloss, in Risikosituationen eine kurze »Planungsphase« einzuschalten. Anstelle wie bisher sofort zu handeln, wollte er sich mit zwei Fragen befassen, die er nach seinem eigenen Sprachgebrauch konzipiert hatte. Die erste Frage formulierte er so: »Gehe ich schon wieder ins alte Muster?« Die zweite Frage: »Will ich schon wieder jemandem etwas beweisen?«

Bei der Besprechung der Resultate anhand seiner Dokumentation zeigte sich der Patient sehr nachdenklich, da sich neben wenigen Fortschritten auch sehr viele Misserfolge abgezeichnet haben.

In der folgenden Diskussion erkannte er selbst, dass der von ihm geplante Denkprozess zu komplex war, um ihn in herausfordernden Situationen erfolgreich anzuwenden.

Auf der Suche nach alternativen Vorgehensmöglichkeiten kam er zu dem Schluss, die Grundlinien seines Handelns nicht erst in aktuellen Situationen verändern zu müssen, sondern ganz prinzipiell für alle Lebensbereiche. Als konkretes Beispiel wurde der Beschluss gefasst, anstelle sofortigen Handelns vorerst zu versuchen, die Gedanken und Wünsche des Gesprächspartners zu verstehen.

Bei den folgenden Kontrollen berichtete der Patient, dass ihm auch diese Veränderung enorm schwer gefallen sei, da er gegen seine Überzeugung, für jedes Problem bereits die »schnelle« Lösung zu wissen, handeln musste. Dennoch gelang es ihm nun öfter, anstelle sofortigen Reagierens sich in die Gesprächspartner hineinzudenken.

Dabei erkannte er zunehmend, dass viele Aussagen und Argumente, die er ursprünglich als gegen sich selbst gerichtet aufgefasst hatte, eigentlich Signale eigener Wünsche und Bedürfnisse seiner Gesprächspartner waren und mit ihm viel weniger zu tun hatten als ursprünglich gedacht.

Analog zu anderen Fallbeispielen hatten wir auch hier den Eindruck, dass es dem Patienten schließlich immer besser gelang, sich mit der Denkwelt seiner Umgebung auseinanderzusetzen und damit auch seine eigene Rolle vorsichtiger und überlegter anzulegen.

Dennoch soll keinesfalls übersehen werden, dass er zwischendurch immer wieder Rückschläge erlitt. Neben der gelegentlichen Tendenz zu Rückfällen in sein expansives Verhaltensmuster hatte er nach der Stabilisierung seines depressiven Krankseins auch eine Phase mit sehr starkem Verlangen, sein früheres Glücksspielverhalten (Automatenspiel) wieder aufzunehmen. Bei erhöhter innerer Anspannung und Ärger habe sich fallweise wieder massives Alkoholverlangen gemeldet.

Inzwischen hatte er jedoch die Zusammenhänge zwischen seinen Depressionen, der Spielsucht und seinem Alkoholproblem begriffen und sich dementsprechend zurückgehalten. Insgesamt ergab sich im Zuge der über sieben Monate dauernden

Veränderungsarbeit der Eindruck, dass es ihm gelungen war, viele unrealistische und teilweise grandiose Selbstperspektiven abzubauen, wobei auch ihm selbst eine bestehende Anfälligkeit in diese Richtung bewusst blieb.

4.2.8.1 Kommentar: Therapiestrategien bei aggressiv-narzisstischem Abwehrmodus

Auf den ersten Blick müsste man annehmen, dass Menschen, die ihre Selbstwertprobleme durch aktive aggressiv/narzisstische Vorwärtsstrategien lösen, bessere Ressourcen und Möglichkeiten für die Veränderungsarbeit aufweisen. In der therapeutischen Routine hat sich aber gerade für diese Patientengruppe eher das Gegenteil erwiesen. Dafür sind mehrere Gründe maßgeblich:

- Im Gegensatz zu depresssiv Erkrankten mit vordergründiger Unsicherheit und Dependenz ist der Aufbau einer therapeutischen Beziehung vor allem zu Beginn schwieriger, da diese Patienten dazu neigen, den Therapeuten sofort zu vereinnahmen und durch Präsentiersymptome, Scheinaktivitäten und Imponiergehabe von den tatsächlichen Veränderungszielen abzulenken. Das sollte aber keinesfalls gelingen, da Veränderungen nur möglich sind, wenn eine diesen Gegebenheiten entsprechende Distanz gewahrt bleibt.
- Erschwerend für die Diagnostik und Therapie sind gelegentliche Abgrenzungsschwierigkeiten zu affektiven Störungen, speziell des Typs Bipolar II. Wir haben auch beobachtet, dass der Beginn einer verbindlicheren Psychotherapie bei manchen Patienten vorübergehend ähnliche Phasen von Hyperaktivität auslösen kann, wie sie gelegentlich bei antidepressiver Medikation registrierbar sind. Eine Differenzierung gelingt meist aus der Vorgeschichte, speziell wenn frühere phasenhaft verlaufende Episoden auf eine tatsächliche bipolare Störung hinweisen. Möglicherweise gibt es in Einzelfällen auch direkte Zusammenhänge und Übergangsformen.
- Zu den größten Schwierigkeiten zu Therapiebeginn zählt es vor allem, den Betroffenen den problematischen, selbstschädigenden Charakter ihres expansiven »Machertums« bewusst zu machen. Man darf dabei nicht übersehen, dass dieses Verhalten ursprünglich als Strategie zum Selbstschutz entwickelt wurde und somit auch verteidigt wird. Bei der Auswertung des diagnostischen Manuals finden sich fast immer Idealwerte für alle abgefragten Kompetenzen und Leistungen, die dann in weiteren Gesprächen kritisch hinterfragt werden müssen. Dabei stellt sich nicht selten eine Tendenz zu »magischen Überzeugungen« heraus, die ähnlich wie bei Glücksspielsüchtigen unrealistische Einschätzungen fördert, wie etwa »Mir kann nicht wirklich etwas passieren« oder »Ich falle immer wieder auf die Füße« etc..
- Hingegen ist es, im Gegensatz zu den regressiven Mustern, nahezu als gesetzmäßig zu betrachten, dass expansiv narzisstisch reagierende Patienten nur geringe Neigung zeigen, die im Manual angeführten problematischen Kognitionen und Muster in Faktor 1 anzukreuzen.
- Eine erste Einsicht kann am ehesten durch Rückschlüsse von den entstandenen Problemen auf das vorherige Verhalten gewonnen werden. Erst wenn es gelingt, den Patienten selbst die Problematik seiner expansiven Muster und unrealistischen Vorstellungen erkennen zu lassen, entsteht eine tatsächliche Veränderungsbereitschaft. Darüber hinaus fällt es sehr vielen Betroffenen überaus schwer, sich von ihren oft unrealistischen Phantasien und Impulsen fernzuhalten.

- Deshalb macht es Sinn, anstelle sofortiger Verhaltensänderungen die Patienten vorerst zu vermehrter Beobachtung der Aktivitäten und Motive ihrer Bezugspersonen anzuleiten. Hilfreich, aber nicht immer einfach durchzusetzen, ist der Versuch, die meistens vorhandene Getriebenheit durch Entspannungsübungen zu reduzieren.

- Im Gegensatz zu den Strategien bei regressiven Verhaltensmustern bringen einzelne erfolgreiche Veränderungen meist wenig, da ihnen ohne Umstellung der auf Vorwärtsverteidigung eingestellten Grundhaltung meist nur episodischer Charakter zukommt. Tatsächliche Veränderungen des Verhaltens gelingen nur, wenn die Patienten erste Erfolge einer weniger überaktiven Grundhaltung registrieren können. Die Voraussetzung dafür ist das Erarbeiten der Einsicht in die tatsächlichen Motive der Bezugspersonen, die dann auch weniger provokant und bedrohlich erlebt werden können. Dementsprechend liegt hier ein wichtiger Schwerpunkt therapeutischer Unterstützung, da nur bleibende Umstellungen des Grundmusters tatsächliche Erfolge erwarten lassen. Dafür ist es auch notwendig, die vielfach dominierenden »magischen« und somit unrealistischen Überzeugungen bezüglich der Erfolgsaussichten expansiv aggressiven Verhaltens zu relativieren. Von Seiten des Therapeuten bedarf gerade diese Arbeit erheblicher Geduld und zumindest anfangs einer Bereitschaft zu kürzeren Intervallen zwischen den Therapiekontakten. Dazu kommt noch, dass es bei diesen Patienten mit der Bereitschaft für eine sorgfältige Dokumentation meist erhebliche Schwierigkeiten gibt.

- Eine weitere Problematik zeichnet sich erfahrungsgemäß dadurch ab, dass die Rückfallstendenz in die expansiven narzisstischen Muster vermutlich noch größer ist als bei eher regressiven Bewältigungsmechanismen. Dies ist zumindest der Eindruck, den wir bei den langzeitig beobachteten Verläufen gewonnen haben, ohne hier ausreichende globale Erfahrungswerte bringen zu können. Die bereits im Fallbericht angesprochenen Ressourcen meist bestehender außergewöhnlicher Kreativität und meist auch hoher Aktivität können andererseits vielfach als gute Hilfe zur Überwindung von Niederlagen und Resignation eingesetzt werden.

Realistische Ziele der Veränderungsarbeit liegen somit auch hier nicht in einer völligen Umstrukturierung, sondern in einer an die sozialen Gesetzmäßigkeiten besser angepassten Kommunikation auf dem Boden einer etwas veränderten Grundhaltung. Keinesfalls sinnvoll sind massive Konfrontationen mit aggressivem Grundton, da sie die an sich selbst unsicheren Patienten neuerlich zu expansiv/aggressiven Verhaltensweisen provozieren würden.

5 Zwischenbeurteilung bzw. Abschlussphase der Therapie

Nach einer den gegebenen Rahmenbedingungen und dem jeweiligen Schweregrad entsprechenden Therapiedauer von drei bis sechs Monaten wird in jedem Fall eine Zwischenbilanz gezogen.

Zusätzlich zu einer Bewertung der aktuellen emotionalen Situation, des Antriebs sowie einer Bilanz über die Effektivität der antidepressiven Medikation, sollte jetzt ein Überblick über tatsächlich erreichte Einsichten und Therapieziele erstellt werden. Immer sinnvoll ist in dieser Phase die gezielte Suche nach Hinweisen auf das längerfristige Nebenwirkungsspektrum der antidepressiven Pharmakotherapie, speziell Gewichtszunahme, sexuelle Funktionsstörungen etc..

Zur Beurteilung der konkret erreichten Veränderungen kann eine neuerliche Kontrolluntersuchung des Manuals zeigen, inwieweit sich selbstschädigende Kognitionen und Muster reduziert haben bzw. welcher Arbeitsbedarf in dieser Richtung noch besteht. Besonders gut sichtbar werden die erreichten Veränderungen in der digitalen Form, da hier ein direkter Abgleich der Verlaufsuntersuchungen auch graphisch sichtbar gemacht werden kann. Eine den Patienten zur Weiterarbeit motivierende Information liegt dabei auch im Nachweis einer Steigerung der in den Skalen 3 und 4 enthaltenen Angaben über positive Kompetenzen und andere Ressourcen. Daraus ergibt sich dann eine aktuelle Gesamtbilanz erreichter bzw. noch anzustrebender Veränderungen.

Zur Verminderung der meist immer noch bestehenden Verunsicherung durch die meist unheimliche und unverständliche Erkrankung, sollte in jedem Fall vor Abschluss der Therapie ein Gespräch über die individuelle Funktionalität und somit den möglichen »Sinn« der depressiven Erkrankung stattfinden. Dabei sollen nicht nur die von Hell (2007) in seiner Diskussion über den Sinn der Depression angesprochenen sozialen Dimensionen angeführt werden, sondern auch Zusammenhänge mit teilweise selbst verursachter Überlastung. Speziell sollte die Bedeutung von selbstentwertenden Reaktionskaskaden mit Rückzug, Aggressionshemmung, Dependenz u. a. m. für die manifeste Erkrankung hervorgehoben werden.

Wenn die erhobenen Befunde die Möglichkeit einer Beendigung der Therapie aufzeigen, sollte in Analogie zu den Empfehlungen von Perry et al. (1999) auf jeden Fall eingehend auf erkennbare erste Anzeichen von Rezidiven und die damit notwendig werdenden Maßnahmen hingewiesen werden.

Natürlich gibt es protrahierte Verläufe, bei denen die Therapie in unterschiedlichem Ausmaß verlängert oder allenfalls um andere Behandlungsvarianten bereichert werden muss, speziell wenn die Selbstentwertung nicht die Ursache, sondern nur eine Begleiterscheinung des Auftretens depressiver Erkrankungen ist. In diesem Fall profitieren die meisten depressiven Patienten zwar auch von dieser Therapie, benötigen aber auch die Berücksichtigung anderer Hintergründe und damit zusätzliche Hilfestellungen.

6 Organisatorische Konzeptvarianten zur konkreten Durchführung der mehrdimensionalen Depressionstherapie

Da wir, wie einleitend begründet, besonderen Wert auf die konkrete Durchführbarkeit des Therapiekonzepts in verschiedenen therapeutischen Settings geachtet haben, ergaben sich für die praktische Durchführung mehrere mögliche Organisationsformen: Nahezu optimal, aber nicht immer durchführbar, ist die Variante der psychopharmakologischen und psychotherapeutischen Betreuung »aus einer Hand«. Sie ist mit Sicherheit die für den Patienten angenehmste Behandlungsform, erfordert aber vom Therapeuten eine entsprechend breitere Kompetenz sowie die notwendige Zeit für die Gesprächsarbeit. Offenkundige Vorteile liegen auch in der größeren Sicherheit gegenüber dem Risiko von unterschiedlichen Interpretationen und Missverständnissen, die sich automatisch ergeben, wenn mehrere Therapeuten zusammenarbeiten.

Wir haben dennoch sehr gute Erfahrungen mit einer Arbeitsteilung gemacht, wenn durch entsprechende vorbereitende Kontakte und fallbezogene Kommunikation eine einheitliche Linie mit gegenseitiger Abstimmung von Intentionen und Effekten der Psychopharmakologie und Psychotherapie gewährleistet ist. In diesem Kontext haben sich sowohl die Zusammenarbeit zwischen Ärzten untereinander als auch Teamkonstellationen, z. B. von Ärzten mit Psychologen bzw. auch mit Psychotherapeuten, bewährt.

Eine dritte Möglichkeit besteht in unserem anschließend detaillierter dargestellten Gruppenkonzept, in dem die Schwerpunktthemen des diagnostischen Manuals in geschlossenen oder halboffenen Gruppen durchgearbeitet werden. Nach bisherigen Erfahrungen haben sich derartige Gruppen sowohl im stationären Rahmen aber auch poststationär bzw. im niedergelassenen Bereich bewährt.

Ihre Bedeutung für eine bessere flächendeckende Versorgung depressiv Erkrankter und unsere auf diesem Gebiet sehr guten Erfahrungen rechtfertigen eine gesonderte Darstellung dieses Arbeitsbereichs.

6.1 Die Arbeit in der »Depressionsgruppe« – ein Werkstattbericht

So bedeutsam die wissenschaftliche Bestätigung der Bedeutung von Fehlregulierungen des Selbstkonzepts für affektive Erkrankungen sein mag, glauben wir dennoch, dass es zum Verständnis des hier vorgeschlagenen Konzeptes ebenso wichtig ist, die Betroffenen mit ihren konkreten Erfahrungen zu Wort kommen zu lassen.

Am anschaulichsten gelingt das durch die Beschreibung der Arbeit in den Depressionsgruppen, da hier, abgesehen von einleitenden Informationen und Abgrenzung der Thematik, die Inhalte und Fortschritte nahezu ausschließlich durch die Patienten selbst erarbeitet werden.

Ein nicht zu unterschätzender zusätzlicher Aspekt liegt in der konkreten Möglichkeit zur summarischen Einschätzung der mit dieser Arbeitsform erzielbaren therapeutischen Fortschritte bei depressiv erkrankten Patienten.

Das Gruppenkonzept hat gegenüber den Einzeltherapien auch den Vorteil einer weniger starken Fixierung der Patienten auf einen Therapeuten. Dies kann vor allem bei Dependenz sehr wichtig sein. Weitere positive Seiten der Gruppenkonzepte sind die gegenseitigen Hilfestellungen, die sich oft sehr günstig auf die Verbesserung der Einsicht in selbstschädigende Fehlreaktionen auswirken.

Unübersehbar sind auch die ökonomischen Aspekte sowie die größere Breitenwirkung, da bei dieser Arbeitsweise wesentlich mehr Patienten erfasst werden können.

Ein gewisser Aufwand muss allerdings für die Motivationsarbeit einkalkuliert werden, da viele Menschen mit Selbstwertproblemen anfangs fürchten, sie müssten sich in der Gruppenarbeit sofort aktiv beteiligen und damit bisher verheimlichte Ängste offenlegen.

Ein anderer limitierender Faktor ist die gegenüber der Einzeltherapie geringere Fokussierung auf die individuellen Probleme des Einzelnen. Vielfach ergibt sich daraus die Notwendigkeit, nach Beendigung der Gruppensitzungen mit den betroffenen Patienten nachzuarbeiten.

Für eine erfolgreiche Gruppenarbeit ist es notwendig, dass der Therapeut mit der Methodik vertraut ist und sich mit der therapeutischen Zielsetzung identifiziert.

6.1.1 Strukturmerkmale und Methodik der Gruppenarbeit

Von der *organisatorischen Konzeption* aus betrachtet, ergibt sich aufgrund des Trends zu einer eher kurzen stationären Aufenthaltsdauer in unserem Arbeitsbereich eine Präferenz für halboffene Gruppen. Dabei ist es wünschenswert, wenn eine Kerngruppe über längere Zeit den gesamten Themenbereich gemeinsam durcharbeiten kann.

Bezüglich der zeitlichen Struktur hat sich für uns die Frequenz der Gruppenarbeit von ein- bis zweimal wöchentlich mit der Dauer von 60 bis 90 Minuten bewährt. Es ist aber sicherzustellen, dass die Patienten im Intervall die Möglichkeit zur Einzelarbeit haben.

Der Arbeitsstil wechselt von anfänglich stark strukturierter Gesprächsführung mit der notwendigen Wissensvermittlung in den ersten Sitzungen zu einer danach überwiegend interaktiven Gruppenarbeit. Ab diesem Zeitpunkt beschränken sich die Therapeuten nahezu ausschließlich auf die Vorgabe eines gestuften Themenkataloges (siehe Anhang) mit der Aufgabe, allzu grobe Abweichungen oder Rückfälle in bereits überholte Arbeitsschritte zu verhindern.

Die *inhaltliche Thematik* der Informationsarbeit konzentriert sich anfangs auf die Themen »Wissenswertes über Depressionen«, »Umgang mit Verlust, Trauer, krankheitsbedingter Isolierung«, sowie möglichen Hintergrundstörungen, wie Traumen, biorhythmische und lebensabschnittsbedingte Verstärker sowie über die aktuellen Behandlungsmöglichkeiten, speziell durch eine Kombination von Medikation und Gesprächstherapie.

Die Gruppenteilnehmer werden besonders motiviert, ursächliche oder durch die Depression ausgelöste selbstschädigende Kognitionen und Reaktionsmuster zu erkennen und zu verändern.

Die *Ziele der Gruppenarbeit* fokussieren analog zu den Intentionen der Einzeltherapie auf Einsichtsverbesserung, Abbau von Ängsten, Erkennen der Zusammenhänge zwischen psychischen Hintergründen und Erkrankung sowie eine möglichst nachhaltige Veränderung problematischer Einstellungen und Muster.

Darüber hinaus sollte eine Änderung der oft stark verunsicherten Einstellung gegenüber der depressiven Symptomatik erreicht werden. Vor Beendigung der Therapie wurden die Patienten über die möglichen Erkennungszeichen und notwendigen Maßnahmen bei Rezidiven oder Syndromverschiebungen informiert.

6.1.2 Häufige inhaltliche Stereotype in einer »Depressionsgruppe«

Ergänzend zu der in der Einleitung bereits skizzierten Zusammenfassung der wesentlichsten inhaltlichen Ergebnisse soll hier der Versuch einer zusammenfassenden Darstellung von immer wiederkehrenden Trends und therapeutischen Prozessen unternommen werden, die wir in der »Depressionsgruppe Villach« über mehr als ein Jahrzehnt registrieren konnten.

Naturgemäß ist zum Zeitpunkt der Eingliederung des Patienten mit erheblichen Ängsten und Vermeidungstendenzen zu rechnen.

Gründe dafür sind, neben den allgemein üblichen Vorbehalten gegenüber einer Gruppenarbeit, offensichtlich die enorme Verunsicherung depressiver Patienten durch den unerwarteten Verlust der Autarkie über Stimmung, Antrieb und körperliche Funktionen. Es ist in dieser Situation einfühlbar, dass bei der immer noch negativen öffentlichen Einstellung zu psychischen Erkrankungen zusätzliche Ängste vor weiterer Abwertung und damit auch erhebliche Verheimlichungstendenzen bestehen können.

Nicht selten fanden sich neben den oft vorhandenen Rückzugstendenzen und Sprechängsten auch andere Hintergründe, wie Vorbehalte gegenüber einer Konfrontation »mit psychisch Kranken« oder die Vorstellung, man müsse dort alle Lebensprobleme schildern. Das insgesamt aber am stärksten dominierende Motiv, sich gegen die Gruppenarbeit zu wehren, besteht zweifellos in der auch zu Therapiebeginn noch bestehenden Angst vor der Offenlegung der depressiven Erkrankung.

Dazu kommt gelegentlich die Enttäuschung, nicht »mit meinem eigenen Therapeuten« arbeiten zu können.

Die Erfahrung hat aber gezeigt, dass bei ausgiebiger Motivationsarbeit die Mehrzahl der Patienten für eine Gruppenarbeit gewonnen werden kann.

Erst wenn es den Patienten, oft unterstützt durch bereits erfahrene Gruppenteilnehmer, gelingt, die massive Verunsicherung und Abwehr gegenüber dem Schreckgespenst einer »psychischen Krankheit« zu reduzieren, kann mit einer aktiven Mitarbeit in der mehrdimensionalen antidepressiven Therapie gerechnet werden. Konkrete Möglichkeiten dafür ergeben sich einerseits durch die Akzeptanz der Krankenrolle, anderseits haben wir gerade im Gruppenprozess oft eine gegenseitige Deeskalation der Ängste und Verunsicherung erlebt:

Eine 45-jährige Patientin mit erstmals aufgetretener Depression wehrte sich anfangs energisch, an der Depressionsgruppe teilzunehmen. Sie argumentierte vor allem mit ihrer gehobenen Position und dem damit für sie subjektiv angenommenem Bekanntheitsgrad in der Region. Umso erleichterter wirkte sie bei der ersten Gruppensitzung, als sie nach kritischem Blick auf die anderen Teilnehmer feststellte, »Das sind ja alles ganz normale Leute. Ich habe geglaubt, hier werden nur lauter Verrückte sitzen«.

- Als wichtiges Signal für die ersten Fortschritte der Gruppenarbeit gilt eine bei vielen Teilnehmern spürbare Erleichterung, nun erstmals öffentlich über ihre bisher tabuisierte Krankheit bzw. Schwäche sprechen zu können.

Eine dadurch erzielbare erste Veränderung der bisherigen Sicht ihrer Erkrankung liegt im »Zulassen« der Erkenntnis der eigenen Abwehr- und Verheimlichungsstrategien und der kritischen Diskussion der dahinterliegenden Abwehrmechanismen.

- Wenn es gelang, die angesprochenen Abwehrmechanismen zu überbrücken, hat sich als Leitthema vor allem die starke Tendenz zur Selbstabwertung mit der Konsequenz zu übertriebener sozialer Unterordnung und Verzicht auf eigene berechtigte Ansprüche herauskristallisiert. Als Konsequenz darauf stießen die Teilnehmer auf die immer gleichen Standardreaktionen, wie enorme Leistungsbereitschaft, zwanghafte Selbstkontrolle, Überanpassung an gegebene Normen und interpersonell abhängiges Verhalten mit weitgehender Aufgabe der eigenen Autarkie und Entscheidungskompetenz.

Eher zufällig wurde uns der Kontrast zwischen noch nicht überwundener Abwehr und bereits in der Gruppe kollektiv erarbeiteten Erkenntnissen demonstriert, als eine soeben zur Therapie aufgenommene 52-jährige Landwirtin irrtümlich in die »Gruppe für Fortgeschrittene« geriet und sofort das Wort an sich riss. Ohne den zunehmenden Unwillen der bereits erfahrenen Gruppenteilnehmer zur Kenntnis zu nehmen, erklärte sie, die Lösung ihres Problems schon gefunden zu haben. Sie müsse einfach noch effizienter arbeiten, sich mehr anstrengen, vom Nachbarn mehr Weideland pachten, den Stall vergrößern, zwei Kühe mehr einstellen, dann werde sicher alles gut.

- Bei näherer Betrachtung der Wechselwirkungen dieser Reaktionsmuster ließen sich auch in der Gruppenarbeit die beschriebenen unterschiedlichen Algorithmen erkennen: Besonders häufig fanden sich somit eine charakteristische implosiv-selbstaggressive Reaktionskaskade mit den Mustern Selbstwertminderung, soziale Unsicherheit, Aggressionshemmung, zwanghaftes Leistungsstreben, Dependenz und massive selbstaggressive Überforderung. Seltener fanden sich alternativ dazu die eher aggressiv narzisstischen Muster mit expansiver Flucht nach vorne. Dabei kam es über Selbstüberschätzung, Risikoverhalten und extremen Ehrgeiz regelmäßig zu sozialen Konflikten und Niederlagen, die dann ebenfalls Anlass für protrahierten Stress und chronische Überforderung gaben.
Beide Varianten wurden von den Betroffenen offensichtlich als Schutzmechanismen vor weiterer Verunsicherung und Selbstabwertung bzw. zur Abwehr von depressiven Gefühlen betrachtet und dementsprechend nicht nur als »normal« eingestuft, sondern oft gegenüber ihrer diagnostischen Erfassung und Veränderung energisch verteidigt. Zur besseren Überwindung dieser Tendenzen haben wir auch in der Gruppenarbeit in groben Zügen die Struktur und damit die Themenschwerpunkte des diagnostischen Arbeitsmanuals übernommen.* Speziell bei gut zusammengesetzten und dynamisch arbeitenden Gruppen entwickelte sich dadurch rasch die Erkenntnis der Zusammenhänge zwischen derartigen Kognitionen und Mustern und den daraus entstandenen Überforderungen, Stressbelastungen und Niederlagen.

---

* Diese besondere Effektivität der im Manual vorgegebenen Struktur ist auch deshalb gut zu verstehen, da wir gerade diese Inhalte als Grundlage unseres Konzeptes von Patienten aus früheren Gruppen erfahren haben.

- War das erreicht, entstanden bei den Betroffenen eigenständige Veränderungswünsche, die dann teilweise in der Gruppe gemeinsam konkretisiert werden
  konnten. Allerdings war es sinnvoll, die ersten Veränderungsschritte in zusätzlicher einzeltherapeutischer Arbeit an die individuellen Gegebenheiten anzupassen. Für einen nachhaltigen Veränderungsprozess bedurfte es deshalb neben
  einer individuell abgestimmten medikamentösen Therapie vor allem der kreati-
  ven Mitarbeit der depressiven Patienten, zu der sie nur durch stark aktivierendes
  Einbeziehen gewonnen werden konnten.
  Gute Gruppen und erfahrene Therapeuten wissen natürlich um die Gefahr neuerlicher Niederlagen und Selbstwertkrisen, speziell wenn die Veränderungsarbeit
  nicht in kleinen machbaren Schritten erfolgt. Die Konsequenzen allzu brüsker
  Änderungstendenzen – z. B. »Wir müssen ab sofort positiv denken, locker werden, uns besser durchsetzen, das Leben genießen etc.« – wie sie auch in vielen
  gut gemeinten Ratgebern empfohlen werden, waren oft Anlass für Konflikte in
  der Gruppe, Selbstaggressionen, Ärger und Resignation.
- Schließlich ergab sich gegen Ende der Therapiearbeit bei vielen Patienten das
  Bestreben, das ursprünglich als Katastrophe und Versagen interpretierte Kranksein rational besser zu verstehen zu lernen. In manchen Fällen gelang es sogar,
  in der angelaufenen Erkrankung und der nachfolgenden Therapie einen gewissen Sinn bzw. eine Funktionalität in ihrem Lebenskontext, z. B. als Alarmsignal,
  zu erkennen. Dadurch verringerte sich das Gefühl einer unverständlichen Bedrohung durch Rezidive erheblich.

Für die Gruppenarbeit ergeben sich auch aus inhaltlicher Sicht deutliche Vorteile,
da sich die Teilnehmer beim Überwinden der Abwehr gegen psychosoziale Hintergründe gegenseitig sehr unterstützen können. Besonders wertvoll sind Erfahrungen
von weiter fortgeschrittenen Gruppenteilnehmern, die über ihre speziellen Strategien bei später auftreten Problemen berichten und somit die Teilnehmer auf noch
bevorstehende vorbereiten. Darüber hinaus ergeben sich in dynamisch arbeitenden
Gruppen starke gemeinsame Impulse für erste Veränderungsschritte. Allerdings
sollten diese zusätzlich in einzeltherapeutischer Arbeit auf die speziellen Möglichkeiten des einzelnen Patienten abgestimmt werden.

Teil III: Soziale Dimensionen von Selbst-abwertung und Depression – Auswirkungen auf Familie und Arbeitsleben

Nach langjähriger Einengung der Therapieforschung auf die Patienten selbst, hat sich die Aufmerksamkeit inzwischen auch den krankheitsbedingten Interaktionen zwischen Menschen mit Depressionen und ihren Bezugspersonen zugewendet. Berücksichtigt man die im Umfeld Depressiver auftretenden Probleme, Konflikte und Ängste, kann man Reich (2003) eigentlich nur zustimmen, wenn er betont, dass Depressionen zusätzlich zum individuellen Leid der Betroffenen selbst immer auch als Faktoren für Beziehungsstörungen anzusehen sind. Dasselbe gilt für die daraus abgeleitete Konsequenz, dass eine fehlende Bereitschaft zur Beratung und Betreuung der Bezugspersonen einen ebenso schwerwiegenden Fehler darstellt, wie den Verzicht auf eine ausreichende antidepressive Medikation.

Außerdem haben sich mit den Fortschritten der Depressionsforschung auch auf diesem Gebiet deutlich veränderte Sichtweisen und Zielsetzungen ergeben.

Im Gegensatz zu den ursprünglichen Intentionen, geht es inzwischen nicht mehr nur um die Korrektur von fehlerhaften Reaktionen der Angehörigen, sondern auch um die Einschätzung allfälliger, bereits vor der manifesten Erkrankung wirksamen Risikofaktoren. Diese können zusätzlich zur Depression sehr bedeutend für die Entwicklung problematischer zwischenmenschlicher Beziehungen sein.

Da aber gerade diese problematischen Entwicklungsfaktoren im Einzelfall uneinheitlich ausgeprägt sind, macht es Sinn, zwischen ihren grundsätzlichen interpersonellen Effekten und den zusätzlichen Auswirkungen einer bereits manifesten Depression zu differenzieren.

Gehen wir beispielsweise davon aus, dass depressive Erkrankungen und Angststörungen in vielen Fällen durch selbstentwertende Kognitionen und Muster entstehen, könnte eine daraus resultierende Überanpassung mit extremer Leistungsmentalität im Umfeld vordergründig positiv wirken. Die daraus resultierenden Konsequenzen einer Dekompensation, Erschöpfung und Depression werden dann aber von den Betroffenen und ihren Bezugspersonen meist als Versagen interpretiert.

Somit ist es notwendig, Angehörige für diese unterschiedlichen Fragenkomplexe zu sensibilisieren, da ihnen ohne ausreichendes Verständnis auch keine Lösungsstrategien vermittelt werden können.

Zur Vermeidung von zusätzlichen Missverständissen ist es notwendig, zwischen den interpersonellen Auswirkungen von selbstentwertenden Reaktionsmustern und den Konsequenzen manifester Depressionen auf das Umfeld zu unterscheiden.

Deshalb macht es Sinn, vorerst auf die grundlegenden Auswirkungen auf Bezugspersonen einzugehen, die durch eine Tendenz zur übertriebenen sozialen Überanpassung zu erwarten sind.

1 Auswirkungen selbstentwertender Reaktionen auf Partnerschaft und Familie

Wie bereits am Beispiel der »Soziometerhypothese« (Leary und Baumeister 2000) beschrieben, kommt einer gut funktionierenden Selbstwertregulierung eine wichtige Funktion für eine flexible situationsgerechte soziale Anpassung zu. Dementsprechend können bei Fehlfunktionen der Selbstregulierung erhebliche zwischenmenschliche Probleme und Belastungen entstehen, wobei diese Vorgänge oftmals weder dem Betroffenen selbst, noch seiner Umgebung bewusst sind. Deshalb erscheint es sinnvoll, ergänzend zu den Darstellungen der intrapsychischen Konsequenzen ihre Auswirkungen auf die familiären Beziehungen zu beleuchten.

Ein häufig angesprochener Gesichtspunkt besteht beispielsweise in Tendenzen zu unbewusster Kongruenz, wenn Menschen mit ausgeprägter regressiver Selbstentwertung bzw. grundsätzlich niedrigem Selbstwert von ebenfalls unsicheren Bezugspersonen als Partner rekrutiert werden. Der tiefere Sinn liegt dabei in der Möglichkeit, durch beschützendes oder dominantes Verhalten eigene Schwächen zu verdrängen bzw. zu sozialisieren.

Deshalb sollte als Grundlage für das Verständnis partnerschaftlicher Interaktionen vorerst die Bedeutung der Signale verschiedener Varianten von Mustern der Reaktionskakade der Selbstabwertung für die Bezugspersonen skizziert werden:

* *Niedriger Selbstwert und extreme soziale Unsicherheit* signalisieren für Partner ein erhöhtes Bedürfnis nach eigener Bestätigung und damit auch die Gefahr verstärkter dominanter Positionen, die dann wieder eine Verstärkung dependenter Muster bei den Betroffenen bewirken können.
* Da aber Menschen mit übermäßig *starker Bereitschaft zu interpersonaler Abhängigkeit* für die Entwicklung depressiver Erkrankungen besonders vulnerabel sind (z. B. Veiel 1996), kann es dadurch ebenfalls zu einer weiteren Potenzierung der fehlerhaften partnerschaftlichen Interaktionen kommen. Auch Nietzel und Harris (1990) haben in diesem Zusammenhang auf die spezielle Bedeutung fragiler Selbstwertregulation mit einer häufig anzutreffenden starken interpersonellen Abhängigkeit hingewiesen. Diese kann zu einer extrem erhöhten Empfindlichkeit gegenüber Zurückweisung und Kritik führen (Reich 2003). Gerade dependente Menschen haben auch oft Bezugspersonen, die die Abhängigkeit des Partners bewusst für ihre Zwecke ausnützen und dabei neben einer Bestätigung der eigenen Stärke auch von der hohen Leistungsbereitschaft und Aggressionshemmung dieser Menschen profitieren.
* Bei vordergründig *dominierender Selbstaggression* mit entsprechend hoher Bereitschaft zu übertriebenen Schuldgefühlen und Selbstkritik bietet es sich für Bezugspersonen an, eigene Schwächen und Unsicherheiten durch Übernahme der »Über-Ich«-Funktion für den Betroffenen zu mindern. Daraus entwickeln sich manchmal subtile Rituale, wenn beispielsweise vermeintlich vorwurfsvolle Haltungen der Bezugsperson bereits genügen, das »schlechte Gewissen« der Betroffenen zu aktivieren. Somit sind unmotiviert vorwurfsvolle Haltungen oder auch überraschende Veränderungen der zwischenmenschlichen Spielregeln geeignet, ein ständig belastendes Klima zu schaffen, in dem die Betroffenen die Schuld stets bei sich suchen.

- Darüber hinaus existieren Befunde über die Auswirkungen von komplexeren Mustern auf partnerschaftliche Interaktionen. Nach den Befunden von Mundt et al. (1994) vermeiden *Partner mit dem Muster des Typus Melancholicus* gegenüber endogen Depressiven ohne auffällige Persönlichkeitsstruktur stärker kritische bzw. kontrollierende Interaktionen und tendieren verstärkt zur Harmonie und Identifizierung mit dem Partner.
- Besonder konfliktreich, aber in eine andere Grundrichtung, verlaufen die sozialen Interaktionen von Menschen, die auch im familiären Umfeld ihre Selbstwertprobleme durch *aggressiv narzisstisch imponierende Vorwärtsstrategien* zu bekämpfen suchen. Die anfänglich oft übertriebene Faszination und unkritische Bewunderung durch die Bezugspersonen erweist sich rückblickend oft als Hypothek und schlägt meist irgendwann in Enttäuschung und aggressive Abwertung um. Konflikte und Schwierigkeiten entstehen vor allem, wenn die Betroffenen differenzierte soziale Normen und Nuancen nicht erkennen und dementsprechend durch ihre ungebremste Überaktivität und narzisstische Selbsteinschätzung früher oder später ihre soziale und familiäre Umgebung gegen sich aufbringen. Erleben sie erstmals Widerstand und Ablehnung, wird das vielfach mit einer weiteren Steigerung ihrer Profilierungstendenzen und Überaktivitäten abgewehrt. Der dadurch ausgelöste Circulus vitiosus endet meist in einer Serie von Niederlagen, die oft von den Betroffenen über den Mechanismus eines Burn-out-Syndroms depressiv erlebt und verarbeitet werden. Erschwerend wirkt sich das meist große Unverständnis der Bezugspersonen aus, die speziell ohne Kenntnis dieses Hintergrundes dazu neigen, die Betroffenen nicht mehr ernst zu nehmen und in vielen Fällen dann für immer abzuwerten. Von da ab wirkt der Betroffene trotz hoher Kreativität und Begabungen als unverlässlich und für kontinuierliche Leistungen gänzlich unbrauchbar.

2 Standardreaktionen des familiären Umfeldes auf das Auftreten einer manifesten depressiven Erkrankung

Viele scheinbar uneinfühlbare familiäre Reaktionen auf das Auftreten manifester depressiver Erkrankungen erklären sich bereits aus den beschriebenen Konstellationen sowie aus dem kollektiven Unwissen über Natur, Verlauf und Behandlungschancen von Depressionen.

Eine wesentliche Verschärfung der partnerschaftlichen Situation ergibt sich aus charakteristischen Reaktionen der Bezugspersonen auf die für sie schwer verständlichen depressiven Krankheitsprozesse selbst:

Zu Beginn reagieren die Partner auf die erkennbaren Krankheitssymptome meist noch mit Aufmerksamkeit und verschiedenen Hilfestellungen (Coyne 1976).

Wenn damit aber meist kein erkennbar positiver Effekt erreicht wird, kommt es früher oder später zu Ratlosigkeit und aversiven Reaktionen der Bezugspersonen mit unterdrückten Schuldgefühlen und Ärger.

Besonders verwirrend für beide Seiten sind die dennoch fortgesetzten oberflächlichen Bemühungen um Trost und Unterstützung des depressiven Partners. Die damit in Gang gesetzte Fehlkommunikation kann dann neuerliche Ängste und Missverständnisse erzeugen, die ihrerseits wieder den depressiven Prozess eskalieren lassen.

In der »Bristol-Studie« (Hinchcliffe et al. 1978) zeigten sich bei Familien mit einem depressiven Angehörigen erhebliche Unterschiede in den Interaktionen im Vergleich zu Paaren mit einem chirurgisch behandelten Partner. Der Gesprächsstil der Paare mit einem depressiv Erkrankten war deutlich förmlicher, rigider und zeigte mehr Unterbrechungen und Wiederholungen sowie weniger Wechsel der Gesprächsthematik. Weit weniger ausgeprägt als in der Partnerschaft waren diese Veränderungen bei Gesprächen mit anderen Gesprächspartnern. Die Autoren schließen damit auf eine »depressionstypische« Interaktion in derartigen Partnerschaften.

Nach den Ergebnissen der »Expressed Emotions Forschung« hat sich in derartigen Partnerschaften eine rückfallsauslösende Wirkung gehäufter kritischer Haltungen und Kommentare gegenüber dem depressiven Partner gezeigt, die allerdings durch neuere Untersuchungen relativiert wurde (Hooley et al. 1986 , Vaughn und Leff 1976, Goering et al. 1992, Kronmüller und Mundt 1999, Reich 2003).

Auch in der alltäglich erlebten Praxis führt das unerwartete Auftreten einer depressiven Erkrankung bei einem nahen Angehörigen in nahezu gesetzmäßiger Abfolge fast immer zu widersprüchlichen und scheinbar unverständlichen Reaktionen. Daraus ergibt sich für alle Beteiligten das Risiko einer weiteren Eskalation der Probleme. Badger (1996) beschrieb in Analogie zu anderen Bewältigungsversuchen, z. B. bei Suchtprozessen, für Angehörige depressiv Erkrankter drei Phasen der Reaktion auf das Auftreten einer Depression:

- Am Beginn steht die Erkenntnis, dass die Beziehung durch eine fremdartige ungewohnte Belastung bedroht bzw. beeinträchtigt ist, wobei die Existenz einer Depression zumindest nach außen oft verleugnet wird. Man hofft, dass »alles wieder in Ordnung kommt«.

- Danach, in der »Kampfphase«, erfolgen anfangs stützende, Konflikt vermindernde Aktivitäten, die sich bei nicht ausreichender Problembeseitigung in erhöhtem Druck und in Kritik gegenüber dem Depressiven umwandeln können. Daraus kann sich ein oberflächliches Arrangement, aber auch eine massive Erschöpfung aller Beteiligten ergeben.
- In der dritten Phase verlagert sich die Zuwendung vom Depressiven weg zu anderen Familienmitgliedern bzw. Problemen.

Verantwortlich dafür ist neben allfälligen Hintergrundkonflikten das enorme Unwissen der Öffentlichkeit über psychische Erkrankungen und Depressionen.

Erstaunlicherweise bestehen diese Probleme auch in Familien, in denen bereits in früheren Generationen depressive Erkrankungen abgelaufen sind. Möglicherweise blockiert hier die verbreitete Tendenz zu kollektivem Verschweigen »peinlicher und möglicherweise erblicher« Belastungen die Weitergabe von Informationen und Lernprozessen zwischen den Generationen. Zusätzlich spielt die bis vor wenigen Jahrzehnten gegebene therapeutische Hilflosigkeit gegenüber depressiven Erkrankungen noch immer eine wesentliche Rolle für diese Einstellung.

Nach wie vor existieren auch heute noch zahlreiche zusätzliche belastende Vorurteile, wie z. B. »In einer guten Familie gibt es keine psychischen Probleme«, oder »Depressionen haben immer einen äußeren Grund«.

Ungebrochen ist die in allen Bildungsgraden grassierende Vorstellung, dass am Auftreten einer depressiven Störung immer jemand »schuld« sein müsse. Sehr vereinfacht dargestellt, sind das nach der Interpretation depressiv erkrankter Frauen überwiegend die Partner bzw. andere Familienmitglieder, während bei depressiven Männern mehrheitlich dem beruflichen und sozialen Umfeld die Schuld zugewiesen wird.

Analog zum Verhalten bei anderen psychischen Erkrankungen neigen viele Angehörige deshalb bei Depressionen dazu, die eigentlich bereits unübersehbaren emotionalen Veränderungen ihrer Bezugsperson zu verdrängen.

Das geschieht keinesfalls aus Herzlosigkeit oder mangelnder Zuneigung, sondern aufgrund dieser dargestellten Vorurteile. Dazu kommt die Angst, die Depression werde durch das Ansprechen des Problems erst tatsächlich »herbeigeredet« sowie die Sorge, dass eine offenkundig angesprochene Depression – abgesehen von der »Schuldfrage« – alle bisherigen Wertvorstellungen eines Bezugssystems verändern kann.

Die Frau eines ärztlichen Kollegen hat ihr offenkundiges »Übersehen« seiner bereits schwerwiegenden depressiven Symptome mit der Furcht begründet, dass »nichts in unserer Familie so bleiben könne wie zuvor«, wenn sie das Problem offen ausgesprochen hätte.

Gerade solche Vorbehalte blockieren naturgemäß die dringlichste Aufgabe, dem depressiv Erkrankten möglichst rasch den Weg zur Therapie zu bahnen. Diesen strebt er nämlich im Regelfall aufgrund seiner meist fehlenden Krankheitseinsicht selbst nicht rechtzeitig an. Daraus entstehen nicht nur sinnloses Leid und erhöhtes Suizidrisiko, vielfach ergeben sich im weiteren Verlauf auch zahlreiche weitere belastende Konflikte zwischen dem Erkrankten und seinem Umfeld.

Aufgrund dieser und anderer Missverständnisse begehen Angehörige erfahrungsgemäß einige Standardfehler im Umgang mit Depressiven. Deren Kenntnis kann zur Vermeidung weiterer Komplikationen hilfreich sein:

- Bereits angesprochen sind Tendenzen zu Verheimlichung und Verdrängung eines bereits offensichtlich vorhandenen Depressionsproblems, mit der Konsequenz, dass die notwendige therapeutische Hilfe blockiert bleibt.
- Eine besondere Form der Tabuisierung des Depressionsproblems liegt in der Verlagerung der gesamten Besorgnis und Aufmerksamkeit auf die eingangs beschriebenen körperlichen Begleitstörungen. Daraus entsteht das Problem, dass bei negativen organmedizinischen Befunden das gesamte Erklärungsmodell zusammenbricht und damit auch die notwendigen Hilfestellungen in eine falsche Richtung gelenkt werden.
- »Gutes Zureden« wird von den depressiv Erkrankten vielfach als besonders belastend empfunden, da es ihre wahren Probleme nicht berücksichtigt, sondern bagatellisiert. Aussagen, wie »Gott sei dank bist du nicht wirklich krank«, oder noch ärger: »Reiß dich zusammen, dir fehlt ja nichts«, werden in der durch die Krankheit gegebenen Situation als weitere Kritik bzw. Vorwurf aufgefasst. Darüber hinaus stellen sie einen paradoxen Befehl dar, der in der gegebenen emotionalen Lage nicht befolgt werden kann und somit wieder Schuldgefühle und Versagensängste erzeugt. Eine besonders subtile Variante dieser Tendenzen besteht in der meist gut gemeinten Empfehlung zur Lektüre von Anleitungen und Ratgebern, die dem depressiv Erkrankten Aufforderungen aufzwingen, die er in seiner emotionalen Situation keinesfalls bewältigen kann. Beispiele: »Sei spontan«, »Freu dich über dich selbst«, »Genieße das Leben«, »Liebe dich selbst« etc.. So richtig die darin enthaltenen Anweisungen auch sein mögen, es muss doch berücksichtigt werden, dass ihre Befolgung erst nach Abklingen der akuten depressiven Einengung und mit entsprechender therapeutischer Anleitung möglich wird.
- Viele Angehörige machen auch den Fehler, das bei Depressiven nahezu gesetzmäßig zu beobachtende soziale Rückzugsverhalten als ursächliches Problem zu sehen und den Betroffenen zu Aktivitäten und geselligen Kontakten zu zwingen.

So versuchten z. B. die beiden im Ausland wohnenden Töchter die vermeintliche Vereinsamung ihrer deutlich depressiven Mutter, möglicherweise auch ihre eigenen Schuldgefühle, durch die Beschaffung eines Abonnements für das etwa 50 km entfernte Landestheater zu beheben. Daraus entstanden bei der Patientin aufgrund der massiven Antriebsstörung in der akuten depressiven Situation neue Spannungen und Schuldgefühle. Hingegen konnte sie nach Abklingen der massiven Depression dieses Geschenk durchaus schätzen und genießen.

Gelingt es den Angehörigen andererseits, sich in die Grundzüge der gegebenen depressiven Problematik einzufühlen, ergeben sich daraus erhebliche Chancen für wirkungsvolle Hilfestellungen.

Allerdings muss immer von der Perspektive ausgegangen werden, dass beim depressiv Erkrankten neben den durch die Depression bedingten Krankheitssymptomen erhebliche Verheimlichungstendenzen, Ängste, Selbstwertprobleme und Schuldgefühle zu erwarten sind.

3 Was können Angehörige zur Unterstützung depressiv Erkrankter tun?

In Kenntnis der oben dargestellten verwirrenden Interaktionen zwischen depressiv Erkrankten und ihren Bezugspersonen zählt es zu den wichtigsten therapeutischen Aufgaben, den Angehörigen möglichst vertständliche und praktikable Möglichkeiten für effektive Hilfestellungen zu vermitteln.

Die wohl wichtigste Aufgabe des Angehörigen in der Anfangsphase besteht in der Anbahnung eines kompetenten therapeutischen Kontakts zur Abklärung und Förderung eines möglichst raschen Therapiebeginns. Erst dadurch kann sich nach einigen Wochen eine erste subjektive Besserung der unerträglichen Situation einstellen. Das häufigste Hindernis besteht in der bereits dargestellten Uneinsichtigkeit vieler Depressiver, die sich entweder als organisch erkrankt oder völlig wertlos und schuldbeladen fühlen.

Dennoch gelingt es, durch sanften Druck bzw. sehr bestimmtes Vorgehen bei den meisten Erkrankten einen Behandlungskontakt anzubahnen. Hilfreich dafür ist neben dem zunehmend unerträglichen Zustand sowie den körperlichen Begleitbeschwerden die oft bestehende Antriebsverminderung mit entsprechend reduzierter Abwehr gegenüber einer gut vorbereiteten therapeutischen Kontaktanbahnung. Voraussetzung zur Veränderung des unerträglichen Zustands ist eine individuell passende antidepressive medikamentöse Behandlung in Kombination mit einer gesprächstherapeutischen Veränderung von verantwortlichen psychischen Hintergründen.

Man muss dabei davon ausgehen, dass jeder depressiv Erkrankte durch den Verlust der Fähigkeit, seine Emotionen zu steuern, und wegen der begleitenden Antriebsstörung massiv verunsichert ist. Deshalb ist es für den Angehörigen immer richtig, dem Erkrankten zu signalisieren, dass er in seiner aktuellen Situation durchaus so sein darf wie er sich fühlt. Hilfreich kann es auch sein, dem Betroffenen zu bestätigen, dass seine Störung behandelbar ist und nach einer gewissen Zeit wieder abklingen wird. Dabei sollten limitierende Zeitvorgaben vermieden werden, da diese als Bedingungen und Bewährungsfristen aufgefasst werden können.

Im weiteren Behandlungsverlauf sollte der depressiv Erkrankte trotz gelegentlicher Zweifel zur Beibehaltung des Therapiekontakts motiviert werden. Auch sollte man als Angehöriger ein waches Auge auf Versuche des Depressiven haben, sich neuerlich durch extreme Leistungsangebote zu »rehabilitieren«, oder sein Problem durch die vor der Erkrankung geübten Exzesse der sozialen Überanpassung, Aggressionshemmung, Schuldgefühle oder dependentes Verhalten zu kompensieren.

In jedem Fall von Hinweisen auf massivere Selbstaggressionen bzw. Suizidtendenzen muss unbedingt eine kompetente fachpsychiatrische Abklärung der aktuellen Risikosituation durchgesetzt werden. Das auch für den Angehörigen immer im Hintergrund drohende Problem der Selbstmordgefährdung einer depressiv erkrankten Bezugsperson schafft speziell durch seine Unkalkulierbarkeit weitere schwere Spannungen. Diese wirken sich wieder negativ auf den Patienten aus. Es ist daher sinnvoll, diesbezüglich einige Orientierungsmöglichkeiten zu vermitteln.

4 Umgang des Angehörigen mit der Suizidalität bei Depressionen

Zu den besonders belastenden Gesichtspunkten depressiver Erkrankungen zählt ohne Zweifel das Damoklesschwert der Suizidalität. Dabei ist es speziell für Nahestehende schwer zu akzeptieren, dass sie eine zu dieser Erkrankung zugehörige Realität darstellt. Vielfach wird die Suizidalität durch die Vorstellung abgewehrt, der eigene Angerhörige, den man ja schließlich gut genug kenne, würde »so etwas« nie auch nur in Erwägung ziehen.

Hingegen sind in der Gedankenwelt Depressiver die Motive für die Suizidaliät gar nicht unverständlich, wenn man berücksichtigt, dass sich in dieser Situation Ängste, Stimmungsverschlechterung und ein rundum unerträglicher Gesamtzustand mit völligem Fehlen positiver Perspektiven kombinieren. Dazu kommt noch der aus Schuldgefühlen, Selbstwertverlust und Versagensängsten entstandene Wunsch, seiner Umgebung nicht mehr länger zur Last zu fallen.

Ähnlich wie die Angehörigen, haben über lange Zeit auch die Therapeuten versucht, das Suizidproblem auszublenden, indem sie es nur auf schwerste Erkrankungsbilder bezogen und es im therapeutischen Alltag oft vermieden haben, im Gespräch mit depressiven Patienten diesen Bereich direkt zu thematisieren. Dies vor allem aus Angst, man müsse jeden depressiv Erkrankten, der die Frage nach Suizidüberlegungen bejaht, zwangsläufig internieren, um ihn vor sich selbst zu schützen.

Inzwischen haben zahlreiche Untersuchungen bestätigt, dass die Gedanken depressiv erkrankter Menschen über die Sinnlosigkeit eines weiteren Existierens eigentlich einen festen Bestandteil vieler depressiver Erkrankungen darstellen.

Viel entscheidender für das tatsächliche Suizidrisiko ist die Frage, inwieweit in der aktuellen Situation eine konkrete Distanz gegenüber der tatsächlichen Realisierung der Suizidtendenzen besteht. Wie bereits im theoretischen Teil dargestellt, kann eine Klärung dieser Fragen im Sinne eines sorgfältigen Abwägens von aktuellen Gefährdungsmomenten und Schutzfaktoren, wenn überhaupt, nur durch erfahrene Psychiater erfolgen.

Vollkommen abzulehnen ist die im Volksmund verbreitete Weisheit, »Wer über Selbstmord spricht, tut es nicht«, oder die Ansicht, dass Religiosität bzw. eine enge Bindung an die Familie ein absoluter Schutz gegenüber Suizidtendenzen wären. Beides kann unter anderen Umständen manchmal zutreffen, stellt aber bei einer wirklichen depressiven Erkrankung keinen sicheren Abstand zu selbstaggressivem Handeln dar. Ebenso gefährlich ist die verbreitete Meinung, ständige Präsenz und Geborgenheit in einer guten Familie und permanente Zuwendung »rund um die Uhr« sind in der Lage, eine Selbstmordhandlung zu verhindern. Leider existieren zahlreiche Berichte über den negativen Ausgang derartiger gut gemeinter Überwachungsversuche durch übereifrige Angehörige.

Ein ebenso gefährlicher Fehlschluss liegt in der Ansicht, »Wenn ich meinen jetzt schon so stark depressiven Angehörigen auch noch in die Psychhiatrie schicke, wird er noch kränker«. Dahinter liegt vielfach die Angst vor einem Stigma, die übersehen lässt, dass bei massiven Suizidtendenzen nur eine permanente fachlich kompetente Betreuung den einzigen effektiven Schutz darstellt.

Im Gegensatz zu landläufigen Vorstellungen sind Suizidtendenzen bei älteren depressiven Menschen keinesfalls weniger ernstzunehmen. Die Erfahrung hat allzu oft das Gegenteil bewiesen. Dazu kommt, dass Depressionen im Alter aufgrund der meist weniger dramatisch verlaufenden Symptomatik oft erst sehr spät realisiert werden.

Die gefährlichste Dimension der Suizidproblematik bei depressiv erkrankten Menschen liegt in der seltenen, aber allzeit zu bedenkenden Möglichkeit des so genannten erweiterten Suizids. Gemeint ist die gelegentlich als Mord fehlverstandene Tendenz Depressiver, besonders nahestehende Angehörige (meist Kinder oder Partner) in den Tod »mitzunehmen«, um ihnen das aus ihrer Sicht hoffnungslose Schicksal im Diesseits zu ersparen. Das besonders große Problem solcher Intentionen liegt in der oft sehr perfekten Geheimhaltung der Vorbereitungshandlungen, in anderen Fällen in der Tatsache, dass sie ohne Vorahnung durch überfallsartige starke Suizidimpulse zustande kommen können.

Daraus ergeben sich erhebliche Schwierigkeiten der rechtzeitigen Identifizierung bzw. Verhinderung.

Eines Tages erschien in der Privatordination eine 38-jährige Hausfrau in Begleitung ihres Ehemanns, der eine Landwirtschaft betreibt. Nach Schilderung beider Eheleute hat sich bei der Patientin seit etwa zwei Monaten erstmals eine leichte bis mittelschwere depressive Erkrankung mit Stimmungsverschlechterung, Antriebsstörung und Durchschlafstörungen entwickelt. Da auf den ersten Blick keine Auffälligkeiten vorlagen, beschränkte sich das Therapiekonzept auf die Verschreibung eines Serotoninpräparates und das Angebot einer Gesprächstherapie. Während der Rezeptausfertigung fiel dem Therapeuten auf, dass der Ehemann der Patientin mehrfach ausgiebig gähnte. Auf die Frage, warum er so müde sei, berichtete er, ab halb vier Uhr morgens wach sein zu müssen, da seine Frau zu dieser Zeit immer sehr aufgeregt sei und mehrfach davon gesprochen habe, »vor den Zug zu gehen« und die Kinder mitzunehmen. Er habe auch festgestellt, dass seine Frau sich gegen Nachmittag wesentlich besser fühle und deshalb von Tag zu Tag hoffe, sich spontan wieder ganz zu erholen.

Somit ist hier durch einen Zufall eine überaus gefährliche Situation erkennbar geworden. Die sofort veranlasste stationäre psychiatrische Aufnahme bestätigte die aktuelle starke Tendenz der Patientin zu einem erweiterten Suizid, die unter antidepressiver Medikation und begleitender stützender Gesprächstherapie rasch abklang.

Zusammenfassend betrachtet, ergeben sich für den Angehörigen durch das Auftreten einer Depression im Nahbereich wesentlich komplexere Probleme als bei den üblichen »organischen« Krankheiten.

Andererseits kann für die meist stark verunsicherten Depressiven die rasche Zuleitung zu einer Erfolg versprechenden Therapie durch den Angehörigen sowie eine verständnisvolle und stützende familiäre Umgebung von unschätzbarem Wert sein.

5 Aufgaben der Therapeuten zur Unterstützung depressiv Erkrankter und ihrer familiären Bezugspersonen

Die hier nur auszugsweise zitierten Fakten bestätigen die Notwendigkeit einer systematischen Einbeziehung der Partner in den therapeutischen Arbeitsprozess.

Zu den wesentlichen Aufgaben der Paartherapie bei depressiven Erkrankungen zählen:

- Vorerst sollte den Partnern das notwendige Wissen über Depressionen vermittelt werden. Dafür notwendig sind neben entsprechender Informationsarbeit über die Erkrankung auch Angebote zur weiteren Zusammenarbeit, speziell bei neu auftretenden Problemen. Zweifel an der Sinnhaftigkeit einer pharmakologischen antidepressiven Therapie sollten besprochen und, wenn nötig, ausgeräumt werden. Dazu bedarf es der bereits beschriebenen verständlichen Informationsarbeit. Insgesamt sollte der therapeutische Grundstil in dieser Phase auch in der Familienarbeit stützend, jedoch keinesfalls massiv konfrontativ, angelegt werden.
- Im weiteren Verlauf verlagert sich der Schwerpunkt der Aktivitäten auch auf das gemeinsame Erkennen von depressionsspezifischen Interaktionen sowie die möglicherweise bestehenden Risikofaktoren, wie selbstabwertende Kognitionen und Muster. Erst dadurch kann dann die gemeinsame diagnostische Arbeit zur Klärung individueller Konstellationen und Konflikte als Grundlage zur Veränderungsarbeit begonnen werden. Dabei sollte immer auf die krankheitsbedingte Verunsicherung des Patienten, aber auch der Bezugspersonen eingegangen werden.
- Wie bereits mehrfach erwähnt, können bei mangelhafter Einbeziehung der Bezugspersonen auch positive therapeutische Veränderungen im Sinne größerer Eigenständigkeit des Patienten erhebliche Turbulenzen und Aggressionen der Angehörigen freisetzen. Oft haben wir erlebt, dass von den Bezugspersonen gerade diese Veränderungen zum Positiven stark pathologisiert werden, während sie das überangepasste, vorherige Verhalten für »normal« eingestuft haben. Deshalb sollte während des Therapieprozesses sorgfältig auf Zeichen für Verunsicherungen und Ängste der Angehörigen geachtet werden, da sonst die positiven Veränderungen der Patienten zu erheblichen Widerständen und partnerschaftlichen Konflikten führen.

Über mehrere Jahre hinweg kam eine massiv ängstliche Patientin zu uns, die sich trotz Attraktivität und guter sozialer Position seit langem aus jeder gesellschaftlichen Kontaktsituation zurückgezogen hatte. Auffallend war, dass sie bei jedem Therapiekontakt vom äußerst besorgten und beschützenden Ehemann begleitet wurde, der stark dazu tendierte, sich als Co-Therapeut zu betätigen. Dies ging so weit, dass er jeden Satz des Therapeuten wiederholte und der Gattin bestätigte, dass sie diesen Anweisungen unbedingt folgen müsse. Erst als es gelang, die unselbstständige und abhängige Grundhaltung der Patientin zu lockern, konnte sie zur anfänglichen Freude des Gatten die früheren sozialen Kontakte schrittweise wieder aufnehmen. Durch diesen Erfolg verstärkt, entwickelte sie rasch Eigeninitiative und erschien immer öfter allein zur Therapie. Ihr Gatte, stellte sich heraus, zeigte sich nun über den Therapeuten zunehmend weniger begeistert. Eines Tages erklärte sie, ab nun nicht mehr so kommen zu können, da ihr Ehemann selbst depressiv erkrankt sei und sie deshalb seine Pflege übernehmen müsse.

Somit ergibt sich nicht selten die paradoxe Situation, dass ein vorher unsicherer und aggressionsgehemmter Patient durch gelungene Veränderungsarbeit ein besseres Verständnis für die kongruenten Probleme seines Partners aufbringen kann. Daraus entsteht manchmal die Möglichkeit einer sinnvollen gemeinsamen Veränderung mit stabilisierendem Effekt auf die Beziehung und die individuelle Eigenständigkeit.

Aufgrund ihrer häufigen Propagierung weisen wir abschließend auf einige immer wieder angetroffenen therapeutischen Fehler hin, die unbedingt vermieden werden sollten:
Im Gegensatz zu einem weit verbreiteten Aberglauben, ist es bei allen Varianten der Selbstabwertung massivst abzulehnen, die Betroffenen zu unreflektierter aggressiver Auflehnung und Aggression gegen den scheinbar unterdrückenden Partner anzuregen. Das logische Resultat sind fast immer Gegenaggressionen mit programmierten Niederlagen der Patienten, verstärkten familiären Konflikten, Scheidungen oder Therapieabbrüchen.
Ein anderer, oft zu beobachtender therapeutischer Fehler ist die gut gemeinte Tendenz, Partner depressiv Erkrankter in jedem Fall zur therapeutischen Mitarbeit zwingen zu wollen. Die Erfahrung hat gezeigt, dass eine direkte therapeutische Zusammenarbeit nur bei ausdrücklichem Wunsch beider Partner positive Ergebnisse bringt und bei bleibenden Widerständen eher zu weiteren Problemen führen wird.
In jedem Fall sollte man aber den Angehörigen aufgrund der skizzierten Fakten eine Hilfestellung zur Bewältigung der Standardprobleme im Umgang mit depressiven Familienangehörigen anbieten.
Da in vielen Fällen neben dem Einfluss der Familie auch der Arbeitswelt eine erhebliche Bedeutung zukommt, soll abschließend noch auf diese Problematik und die für Mitarbeiter und Arbeitgeber möglichen Hilfestellungen eingegangen werden.

6 Selbstentwertung mit der Konsequenz depressiver Erkrankungen und ihre Auswirkungen auf die Arbeitswelt

In der öffentlichen Diskussion über die Auswirkungen von Depressionen auf die Arbeitswelt dominieren immer noch die Überlegungen über Kosten und Produktionsausfälle, die diese Erkrankungen aufgrund ihrer Häufigkeit zu einem wirtschaftlichen Problem hochstilisieren (z. B. Wang et al. 2004, Stewart et al. 2003).

Des Weiteren wird in letzter Zeit vermehrte Aufmerksamkeit auf die explosionsartige Zunahme von Ansuchen um vorzeitigen Ruhestand durch unipolar und bipolar affektive Störungen gerichtet.

Allerdings ist das nur die Spitze des Eisbergs, da darüber hinaus Enttäuschungen, Niederlagen und soziale Isolierung in ihren Dimensionen nicht messbare Kränkungen und Schäden bewirken. Aus allen diesen Gründen haben Kessler et al. 2006 auf den erheblichen Bedarf an Forschungsprojekten sowohl zur diagnostischen Erfassung als auch für die Reintegration ins Arbeitsleben depressiver Mitarbeiter hingewiesen.

Eine Literaturübersicht über die verschiedenen Hintergründe von durch den Arbeitsplatz bedingten Verschärfungen psychischer Probleme und damit verbundenen Ausfällen von Michie und Williams (2003) weist neben den verschiedenen Varianten der Überforderung und der meist nicht gegebenen Einbindung in Entscheidungsprozesse speziell auch auf die Konsequenzen eines schlechten Führungsstils durch das Management hin.

Tatsächlich ist aus der Perspektive aktuell dominierender Managementphilosophien nicht zu übersehen, dass es offensichtlich Betriebe gibt, in denen mittels Verunsicherung und Abwertung des Selbstwertes von Mitarbeitern auf Mehrleistungen spekuliert wird.

Dennoch sollte man sich keinesfalls der Illusion hingeben, dass durch eine Verbesserung der Managementkultur das gesamte Problem beseitigt werden kann. Damit ändert sich noch nichts an der Tatsache, dass gerade bei Arbeitnehmern mit fehlgesteuerter Selbstwertregulierung selbst starke Tendenzen zur eigenen Überforderung und Vermeidung einer selbstschützenden Abgrenzung bestehen, die ihrerseits durch Erschöpfung und ein erhöhtes Depressionsrisiko erhebliche Probleme am Arbeitsplatz bewirken können.

Deshalb scheint es auch hier sinnvoll, vor der Darstellung der Auswirkungen der bereits manifesten Depression auf die speziellen Probleme einzugehen, die sich aus den charakteristischen selbstentwertenden Verhaltensmustern zur Kompensation von Selbstwertproblemen in der Arbeitswelt ergeben können.

7 Konsequenzen fehlgesteuerter Selbstwertregulation und Selbstentwertung im Arbeitsleben

Die Auswertung psychischer Entwicklungsfaktoren bei depressiven Krankheitsverläufen zeigt deutlich, dass die Auswirkungen gestörter Selbstwertregulierungen nicht nur im familiären Umfeld, sondern auch im Berufsleben gravierend sein können.

Dafür verantwortlich ist einerseits oft der Druck am Arbeitsplatz, anderseits die bereits angesprochene Tendenz von Menschen mit gestörter Selbstregulierung, sich durch Überanpassung mit extremer Leistungsbereitschaft zu profilieren, für die sie selten ausreichend aufgewertet und belohnt werden.

Hinter diesen oft übertriebenen Anpassungsversuchen steht häufig die Vorstellung, dass sich dadurch Akzeptanz am Arbeitsplatz und somit die soziale Position »absichern« lasse. Dabei stellt sich allerdings immer wieder heraus, dass gerade diese Art der vorauseilenden Arbeitsbereitschaft von den Vorgesetzten häufig falsch verstanden wird. Oft wird den Betroffenen neben »Strebertum« nachgesagt, sie würden diese herausragenden Leistungen »brauchen«, wobei dies in letzter Konsequenz auch stimmt.

Manche Arbeitgeber neigen auch dazu, Menschen mit überdurchschnittlicher Einsatzbereitschaft zu noch größeren Leistungen anzuspornen. Sie sind dann aber nicht immer sehr verständnisvoll, wenn daraus letztlich Erschöpfung, Burn-out-Symptomatik und Überlastungsdepressionen resultieren.

Es kann dann vorkommen, dass das einstige »beste Zugpferd« mit einer unangemessenen Geringschätzung bzw. Gefahr des Verlustes des Arbeitsplatzes rechnen muss. Ähnliches gilt auch für Menschen, die sich aufgrund ihrer Aggressionshemmung nicht ausreichend gegenüber unberechtigten Aufträgen und Vorwürfen abgrenzen können. Je mehr Kompromisse sie machen, desto stärker geraten sie unter Druck von außen. Damit riskieren sie aber eine chronische Aktivierung und Stressbelastung, die dann schließlich in ein depressives Krankheitsbild überleiten kann.

Extrem interpersonell abhängige (dependente) Mitarbeiter werden somit oft ausgenutzt, erlangen dennoch kaum den Stellenwert, den sie aufgrund ihrer Leistungsbereitschaft und vielfach gegebenen Effizienz verdienen würden.

Hingegen machen Menschen, die auf die Störung der Selbstwertregulation mit einem expansiv narzisstischen Bewältigungsmodus reagieren, anfangs rasch Karriere, da auch die Umwelt ihre Fähigkeiten überschätzt. Meist geraten sie aber aufgrund ihrer autodestruktiven Tendenzen bald in erhebliche Schwierigkeiten, die neben der depressiven Reaktion auch zum beruflichen Absturz, oft mit überdimensionaler sozialer Entwertung führen können.

Somit bleibt das Arbeitsleben von Mitarbeitern mit erhöhter Tendenz zur Selbstentwertung meist risikoreich und problematisch.

Das Spektrum der Möglichkeiten reicht von einer langjährig unbelohnten und vielfach auch unterdrückten Position über eine ständige Sündenbockfunktion bis zur Kündigung bzw. Frühpensionierung, wenn nach chronischer Überlastung schließlich der Zusammenbruch erfolgt. Dazu kommen bei Ausbildung eines manifesten depressiven Zustandsbildes die auch am Arbeitsplatz häufigen Missverständnisse und Konflikte durch die depressive Erkrankung selbst, auf deren Hintergründe und Lösungsansätze anschließend besonders eingegangen wird.

8 Konflikte und therapeutische Aspekte bei bereits manifester depressiver Erkrankung im Arbeitsleben

Im Vergleich zu »ordentlichen« Erkrankungen, z. B. mit erkennbarem Zusammenhang zwischen körperlichen Störungen und der Einschränkung der Arbeitsfähigkeit, können Depressionen somit auch im Arbeitsleben erhebliche Missverständnisse und manchmal katastrophale Fehlbeurteilungen bewirken.

Die wichtigste Botschaft der therapeutischen Informationsarbeit liegt anfangs darin, aufzuzeigen, dass in der Mehrzahl der Fälle weder die direkt Betroffenen noch ihr Umfeld den wahren Charakter plötzlich eintretender Antriebsverminderung, Müdigkeit, Nervosität und verringerter Belastbarkeit erkennen und deshalb aus dem Nicht-können vielfach ein Nicht-wollen ableiten.

Es ist unvermeidbar, dass das Ignorieren dieser Hintergründe gerade in der Therapie zu vielen Fehlbeurteilungen und Ungerechtigkeiten beiträgt.

Dies gilt vor allem für den depressiv erkrankten Mitarbeiter selbst, der aufgrund seiner auf Leistung und Pflichterfüllung fokussierten Charakterstruktur vorerst immer nach einer äußeren Ursache für seine Leistungsminderung sucht.

Weil damit in dieser Situation kein vernünftiges Ergebnis zu erzielen ist, entstehen neue Ängste und Schuldgefühle. Dadurch wird auch meistens jede Bereitschaft blockiert, mit dem Arbeitgeber über das eigentliche Problem zu sprechen.

Ärztliche Hilfe wird bestenfalls wegen der Müdigkeit und den begleitenden körperlichen Störungen gesucht, während die seelischen Probleme ängstlich geheim gehalten werden, falls sie von den Betroffenen überhaupt als solche erkannt werden.

Dazu kommt noch die falsche Ansicht vieler depressiv Erkrankter, sie würden durch einen Kurzurlaub oder eine Kurbehandlung bald wieder gesund. Schließlich seien sie nicht krank, sondern nur überfordert.

Ein ähnlicher Ausdruck der Abwehr gegenüber der wahren Natur ihrer Erkrankung sind die vielfach zu beobachtenden Tendenzen von Depressiven, sich unmittelbar nach der ersten therapeutisch bewirkten Verbesserung ihres Zustands so schnell wie möglich wieder an den Arbeitsplatz zu begeben.

In »logischer« Folge des Scheiterns all dieser Bemühungen ergibt sich vielfach der Wunsch nach krankheitsbedingter Frühpensionierung. Gelingt diese mittels medizinischer Gutachten, so steht der Betroffene Monate später oft ohne Beschäftigung, somit ohne Tagesplan und vielfach ohne ausreichende finanzielle Ausstattung im Abseits. Auf diese Problematik, die speziell auch bei bipolar affektiven Erkrankungen besteht, haben Brieger et al. 2004 deutlich hingewiesen.

Das klassische Dilemma gegenüber dem Therapeuten entsteht, wenn sich der Patient in seinem akuten depressiven Denken eine Wiederaufnahme der Berufstätigkeit nicht mehr vorstellen kann, seine Berentungswünsche aber nicht offen anzusprechen wagt. Er »darf« dann bei erfolgreicher Therapie nicht »besser« werden, weil damit der Grund für die Flucht in die Pensionierung wegfallen würde.

Eine der in dieser Situation oft schwierige ärztliche Aufgabe ist es, dem Betroffenen die Konsequenzen deutlich zu machen und ihn zu motivieren, eine derartige Entscheidung auf einen späteren Zeitpunkt zu verschieben. Denn eine wesentliche

Besserung der Depression kann am ehesten voreilige Berentungswünsche verhindern.

Ein weiterer häufiger Konfliktpunkt ist das Unverständnis von Arbeitgebern, die nicht begreifen wollen, »dass ein körperlich gesunder Mensch« so lange im Krankenstand bleiben muss. Darüber hinaus bestehen auch in der Arbeitswelt die üblichen Vorurteile gegen depressiv Erkrankte, Krankheitshintergründe und Prognose der Erkrankung.

Dies gilt auch noch immer für breite Kreise, auch mit »höherem« Bildungsgrad, und sogar in bestimmten Bereichen der Medizin. So meinte der Chefarzt einer großen chirurgischen Abteilung in einem Gespräch über einen gerade in erfolgreicher Therapie stehenden erkrankten Mitarbeiter: »Leider weiß ich ja als Mediziner, dass jemand mit Depressionen nie mehr ordentlich arbeiten wird. Schuld an der Sache ist sicher seine Partnerin…« Tatsächlich war die Depression des genannten Mitarbeiters bereits lange vor Beginn seiner Beziehung aufgetreten. Gefördert wurde sie durch die ausgeprägt abhängige und extrem leistungsorientierte Haltung gegenüber seinem Chef. Nach Abschluss der Therapie war er bald wieder der verlässlichste Mitarbeiter im Team dieser Klinik und konnte sich besser gegen Aggression und Überforderung abgrenzen.

9 Therapeutische Hilfestellungen bei Depressionen mit dem Hintergund selbstentwertender Reaktionen im Arbeitsleben

Grundsätzlich sollten speziell bei Hinweisen auf Tendenzen zur Selbstentwertung die therapeutischen Veränderungen erkennbarer Hintergrundstörungen auch auf den Bereich des Arbeitslebens ausgedehnt werden. Da der Therapeut meist keine ganz genaue Kenntnis der speziellen Arbeitssituation des Patienten hat, müssen gerade Empfehlungen auf diesem Gebiet besonders sorgfältig geplant und in ihren Auswirkungen abgewogen werden.

Ein Anlass besteht hier oft im Beeinflussen von Konflikten, die sich ergeben, wenn der Arbeitgeber durch Kritik die krankheitsbedingte Leistungsminderung und damit die Schuldgefühle des Erkrankten massiv verstärkt hat.

Wenn sich durch den betriebsärztlichen Dienst die Möglichkeit einer direkten Zusammenarbeit mit den Verantwortlichen am Arbeitsplatz ergibt, sollte bei Verdacht auf eine bereits manifeste depressive Erkrankung dafür gesorgt werden, dass betroffene Mitarbeiter mit Nachdruck zu einer antidepressiven Behandlung motiviert werden. Die wirksamste Argumentation liegt in der Erfahrung, dass gerade aufgrund der charakteristischen pflichtbewussten Struktur dieser Menschen dem Unternehmen nach einer erfolgreichen Therapie ein besonders guter und verlässlicher Mitarbeiter erhalten bleibt.

Die ersten wesentlichen Schritte der therapeutischen Veränderungsarbeit sollten darin bestehen, dass die Betroffenen von der Meinung abrücken, ausschließlich durch ihre enormen Leistungsangebote eine verbesserte soziale Sicherheit zu gewinnen. Das Gleiche gilt für alle anderen Muster der Überanpassung.

Erst danach wird es möglich, die weitgehend verloren gegangene Fähigkeit zur Abgrenzung schrittweise wieder zu »erlernen«.

Auch hier sollten die gelegentlich empfohlenen allzu brachialen Tendenzen vermieden werden. Es geht keinesfalls darum, den Patienten zu Aggression und brüsker Ablehnung zu motivieren, da der Therapeut die daraus nahezu zwingend erfolgenden negativen Konsequenzen nicht verantworten wird. Man muss sich schon die Mühe machen, mit dem betroffenen Patienten geeignete Argumente und Strategien zu erarbeiten, mit denen er nicht notwendige Belastungen zu delegieren lernt.

Besonders wichtig ist es auch, dass depressiv strukturierte Menschen zunehmend vermeiden, sich für alle im Betrieb vorkommenden Misserfolge und Fehler verantwortlich zu fühlen und damit aktiv die Rolle des »Sündenbocks« anstreben.

In geeigneten Fällen ist es mit Zustimmung des Patienten sinnvoll, zur Klärung von Missverständnissen sowohl mit dem Personalchef als auch mit dem Betriebsarzt zu kommunizieren.

Damit es gar nicht zu Krankheitsentwicklungen kommen kann, sollten Arbeitgeber frühzeitig für Hinweise auf offenkundige Leistungsängste von Mitarbeitern sensibilisiert werden, die sich trotz erkennbaren Zeichen der Erschöpfung mit zusätzlichen Aufgaben belasten.

Damit wäre gewährleistet, bei plötzlichen und nicht begründeten Kündigungswünschen und Pensionsansuchen an die Möglichkeit einer dahinter liegenden depressiven Störung zu denken und gegebenenfalls eine rasche therapeutische Hilfe anzubahnen.

Zusammenfassend gesehen weisen Menschen mit der Tendenz zur Selbstentwertung auch in der Arbeitswelt ein hohes Risiko gegenüber Erschöpfung, Burn-out und depressiven Erkrankungen auf. Bei entsprechend fördernder Haltung des Arbeitgebers kann die Mithilfe zur Veränderung des ursächlichen selbstentwertenden Verhaltens nach Überwindung der depressiven Krise zur entscheidenden Unterstützung eines motivierten und loyalen Mitarbeiters führen.

Zusammenfassung

Menschen mit Depressionen fühlen sich grundlegend anders als körperlich Erkrankte. Sie können ihre Emotionen weder verstehen noch steuern, sind deshalb ratlos und stark verunsichert und fürchten nichts mehr als unnormal und damit als wertlos betrachtet zu werden. Das erklärt ihren dringenden Wunsch, für ihre Störungen eine »vernünftige Erklärung«, wie z. B. Überarbeitung oder eine körperliche Ursache, zu finden. Die Betroffenen entwickeln deshalb auch erhebliche Widerstände gegenüber einer Diagnostik von möglicherweise verantwortlichen psychischen Hintergrundfaktoren.

Gerade in diesem Zusammenhang fällt auf, dass sich die derzeit in den Klassifikationssystemen gegebene Definition des »depressiven Syndroms« vorwiegend auf die aktuellen emotionalen und vegetativ/somatischen Veränderungen beschränkt, die am ehesten auf eine pharmakologische Therapie ansprechen. Das hat auch zu einer einseitigen Kausalitätssicht beigetragen, nach der Depressionen nicht selten als neurobiologische »Transmitterkrankheit« erklärt und behandelt wurden.

Eine andere, aufgrund der heute noch bestehenden Scheu vor »psychischen Erkrankungen« verständliche Konsequenz sind die daraus entstandenen Tendenzen zur Inflationierung des Begriffs Depression. Die vordergründige Umdeutung der Depression in eine medikamentös behandelbare »körperliche« Erkrankung hat dazu geführt, dass inzwischen auch zahlreiche andere psychische Erkrankungen als »Depression« bezeichnet werden. Allerdings bewirkt die notwendig erscheinende Konsequenz einer antidepressiven Medikation keinen therapeutischen Effekt und kann somit kontraproduktiv sein.

Angesichts dieser Entwicklung wird eine Präzisierung des Depressionsbegriffs mit besserer Einbindung der offensichtlich stark verdrängten psychischen bzw. psychodynamischen Hintergründe zu fordern sein. Damit wäre nicht nur eine bessere Abgrenzung des Krankheitsbildes gewährleistet, sondern auch das Fundament für eine wesentlich komplexere therapeutische Grundhaltung.

Trotz der inzwischen allgemein akzeptierten Notwendigkeit mehrdimensionaler Therapieangebote ist nicht zu übersehen, dass einige bereits länger etablierte kognitive bzw. interpersonell orientierte Konzepte trotz ihrer nachgewiesenen Effizienz in ihrer Verbreitung überwiegend auf spezialisierte Zentren beschränkt geblieben sind.

Daraus ergab sich für uns die Notwendigkeit, ein überschaubares und für die allgemeine therapeutische Routine praktizierbares Therapieprogramm zu entwickeln, das sich auf die wesentlichsten psychischen Kernbereiche bei depressiven Erkrankungen beschränkt:

- Es versteht sich als Kombinationselement in Synergie mit einer möglichst optimalen pharmakologischen antidepressiven Therapie.

- Zu den ersten Aktivitäten zählt eine Verbesserung der Compliance durch Verminderung der durch die depressive Erkrankung bedingten Verunsicherung und Abwehrhaltung.
- Es konzentriert sich, zusätzlich zur medikamentösen Therapie, auf relevante psychosoziale Hintergründe mit besonderer Beachtung depressiogener Fehlentwicklungen des Selbstkonzepts. Verzichtet man auf diese Interventionen, muss auch bei optimaler pharmakologischer Therapie in Kauf genommen werden, dass durch neuerliche Selbstentwertung nahezu zwingend weitere Rezidive angebahnt werden.

Die inhaltliche Thematik fokussiert sich auf die Problematik einer nachhaltigen Störung des Selbstkonzepts, deren Bedeutung für die Entwicklung und Verschärfung depressiver Erkrankungen in nahezu allen bisherigen Erklärungshypothesen depressiver Erkrankungen angesprochen wird. In diesem Zusammenhang hat eine von uns durchgeführte faktorenanalytische Untersuchung zahlreiche bereits publizierten Befunde bestätigt, nach denen das depressive Syndrom zusätzlich durch ausgeprägte selbstentwertende Einstellungen und Muster mit den damit verbundenen spezifischen, kognitiven und interpersonellen Konsequenzen gekennzeichnet ist.

Das Kernproblem für die Entwicklung depressiver Erkrankungen besteht dabei – im Gegensatz zu bisher vorherrschenden Ansichten – nicht im niedrigen Selbstwert an sich, da dieser bei einem normal funktionierenden Selbstkonzept in konstruktiver Weise kompensiert werden kann. Vielmehr finden sich oft schon lange vor Ausbruch der depressiven Erkrankung bereits Hinweise auf gravierende Fehlregulierungen des Selbstwertsystems auch bei gegebener sozialer Kompetenz. Es scheint, dass in diesen Fällen das Selbstwertsystem Kränkungen, Traumatisierungen oder andere Beeinträchtigungen aus verschiedenen Gründen nicht mehr kompensieren konnte.

Die Folge sind Tendenzen zur regressiven Überanpassung mit erheblicher Selbstentwertung oder narzisstische Gegenregulation im Sinne einer Flucht nach vorne mit der Konsequenz programmierter Niederlagen.

Gelingt es nicht, diese kaskadenhaften Fehlentwicklungen ausreichend zu reduzieren, entwickeln sich über eine Dekompensation vegetativer, humoraler und zentralnervöser Funktionssysteme depressive Krankheitssymptome, die dann neuerlich Selbstwertkrisen und im Sinne eines Teufelskreises weitere analoge Fehlreaktionen bedingen.

Zur Verdeutlichung der Entwicklungsdynamik, aber auch der Konsequenzen der manifesten Depression haben wir versucht (vgl. **Abb. 1**), die wichtigsten Veränderungen, die sich im Vorfeld der Depressionsentwicklung bzw. als Reaktionen auf die manifeste Erkrankung ergeben, aufzuzeigen.

Depressionen: Entwicklung und Folgereaktionen

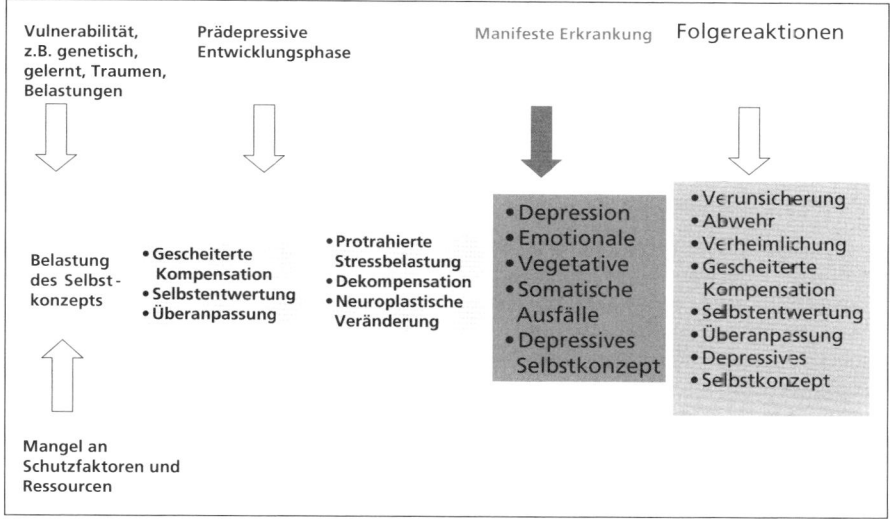

Abb. 1: Verlaufsorientierte Darstellung der Depressionsentwicklung und ihrer Konsequenzen

Somit hat unsere kritische Betrachtung des »depressiven Syndroms« und seiner Entstehungsdynamik letztlich doch einige wesentliche zusätzliche Aspekte gezeigt. Wie in Abbildung 1 ersichtlich, müssen die manifeste depressive Erkrankung und ihre neurobiologischen Veränderungsprozesse keinesfalls als Beginn, sondern vielmehr als Folge einer oft langzeitig vorhergehenden Fehlentwicklung gesehen werden:

Individuelle Vulnerabilitätsfaktoren aus Genetik, Lerngeschichte bzw. durch Belastungen, Traumen, aber auch fehlende Schutzfaktoren, können zu einer Belastung des Selbstkonzepts führen. Wenn dessen Funktion als Anpassungs- und Regulationsorgan keine ausreichende Kompensation ermöglicht, entwickeln sich die beschriebenen selbstentwertenden Reaktionskaskaden, die über protrahierte Stressbelastung zur neurohumoralen Dekompensation und schließlich zur manifesten depressiven Erkrankung führen. Damit ist aber die Entwicklung noch keinesfalls zu Ende, da sie auf die für die meisten Betroffenen völlig unverständliche Manifestation des depressiven Syndrom und die damit verbundene Verunsicherung neuerliche Kompensationsversuche entwickeln, die ihrerseits wieder in Stress und Erschöpfung enden müssen.

Aus dieser Perspektive betrachtet, kann von einer therapeutische Veränderung der entgleisten selbstentwertenden Muster auch ein gewisser Schutz gegenüber einer weiteren Eskalation und der Entwicklung von Rezidiven erwartet werden.

Dementsprechend konzentriert sich das Therapiekonzept zusätzlich zur antidepressiven Medikation auf die Identifizierung und Revision der Folgeerscheinungen einer gestörten Selbstwertregulation. Im Einzelnen sind das die sich gegenseitig verstärkenden Komponenten einer selbstentwertenden Reaktionskaskade. Speziell sind es die Muster:

- Tiefgreifende Selbstwertminderung
- Soziale Verunsicherung
- Tendenzen zu erhöhter interpersoneller Abhängigkeit (Dependenz)
- Erschwerte Bereitschaft zur Abgrenzung
- Aggressionshemmung
- Unerfüllbarer Leistungsdrang mit Insuffizienzdenken
- Zwanghaftigkeit
- Selbstaggressionen mit unbegründeten Schuldgefühlen

Wie in den Fallbeispielen dargestellt, prägen diese Muster je nach ihrem vordergründigen Überwiegen im Einzelverlauf das aktuelle Störungsbild.

Alternativ dazu muss die Therapie sich gelegentlich auch auf die weniger häufige expansiv-narzisstische Variante eines gestörten Selbstkonzepts einstellen, da auch bei diesem Abwehrmodus durch Selbstüberschätzung und Überschreitung sozialer Normen Niederlagen und chronische Stressbelastungen zu erwarten sind. Erschwerend für Diagnostik und Veränderungsarbeit ist die Tatsache, dass diese Mechanismen von den Betroffenen als vermeintlicher Schutz gegen eine weitere Abwertung gesehen werden.

Weil den Betroffenen somit mehrheitlich die Zusammenhänge zwischen speziellen Eigenschaften bzw. Verhaltensmustern und der Depression nicht bewusst sind, bedarf es zur Überwindung der angesprochenen Widerstände einer Modifizierung der traditionellen therapeutischen Rollen und Strategien:

Will man, dass Menschen Eigenschaften, die sie bisher für normal oder nützlich hielten, als problematisch erkennen, ist es sehr sinnvoll, sie zu eigenem Nachdenken zu aktivieren. Analog zur diagnostischen Arbeit bei psychosomatischen Störungen sollten die Patienten anstelle forensischer Befragung zu einer »neugierigen Entdeckungsreise« ihrer Denk- und Verhaltensweisen und deren Zusammenhänge mit ihrer Problematik angeregt werden.

Ergänzend zu der üblichen Gesprächsarbeit haben wir deshalb auch ein auf diese Thematik zugeschnittenes diagnostisches Manual entwickelt. Es soll die Patienten anregen, ihre problematischen Kognitionen und Verhaltensweisen selbst zu identifizieren und damit ihre Abwehrhaltungen zu unterlaufen. Da im Fragenkatalog auch positive, kompensatorische Einstellungen und Fähigkeiten zur Selbstwertregulation erfasst werden, ergeben sich neben konkreten Hinweisen auf individuelle Ressourcen im Therapieverlauf auch stark zur Veränderung motivierende Aspekte.

Die Hilfestellung des Therapeuten ist demnach nicht pathologisierend, sondern motivierend, anleitend und manchmal korrigierend, mit dem Ziel, den Patienten bei der eigenständigen Erkenntnis selbstentwertender Mechanismen zu unterstützen.

Analog dazu wird diese veränderte Rollenverteilung auch in der Therapiearbeit beibehalten. Der Therapeut verzichtet weitgehend auf Ge- und Verbote und setzt nicht eigenständig die notwendigen Veränderungsschritte fest, sondern erarbeitet diese in ständiger Zusammenarbeit und Diskussion mit dem Patienten. Damit erhöht sich die Motivation des Betroffenen zur aktiven Veränderung seiner problematischen Einstellungen und Muster. Gleichzeitig reduziert sich für ihn das Risiko einer Vorschreibung von für ihn noch nicht zu bewältigenden Aufgaben.

Durch diesen Rollenwechsel verzichtet der Therapeut zwar auf den Nimbus des dominanten Experten, andererseits erreicht der Patient eine wesentlich höhere Eigenständigkeit und damit auch einen aktiven Erfahrungsgewinn bei analogen zukünftigen Belastungen.

Inhaltlich enthält das hier vorgestellte Programm somit zahlreiche Elemente der kognitiven und interpersonellen Therapiekonzepte sowie der Schematherapie und der ressourcenorientierten Therapieführung, allerdings mit dem Schwerpunkt der Rekonstruktion des depressiv veränderten Selbstwertsystems.

Die jeweils notwendigen Veränderungstechniken für die einzelnen Eskalationsstufen der Selbstentwertung werden im Text an konkreten Fallbeispielen dargestellt und anschließend kommentiert.

Im üblichen Therapieverlauf wird der beschriebene Arbeitsprozess unter Einbeziehung der Effektivität der antidepressiven Medikation in den folgenden drei bis sechs Monaten kontinuierlich fortgesetzt.

Abschließend erfolgt eine Bilanzierung, die sich sowohl mit den erreichten Therapieergebnissen sowie dem oft noch anstehendem Veränderungsbedarf auseinandersetzt.

Zur angstfreien Einstellung gegenüber der abgelaufenen Erkrankung empfiehlt sich in jedem Fall vor Abschluss der Therapie ein Gespräch über die individuelle Funktionalität und somit den möglichen »Sinn« der depressiven Erkrankung. Dabei sollen nicht nur die soziale Dimensionen angesprochen werden, sondern auch Zusammenhänge mit eigenen selbstschädigenden Einstellungen und Mustern. Gegebenenfalls sollte die Bedeutung von selbstentwertenden Reaktionskaskaden mit Rückzug, Aggressionshemmung, Dependenz u. a. m. für die manifeste Erkrankung hervorgehoben werden.

Zur Sicherstellung der notwendigen breiten Anwendbarkeit besteht einerseits die Möglichkeit einer kombinierten medikamentösen und psychotherapeutischen Therapieführung »aus einer Hand«. Anderseits bietet sich auch ein arbeitsteiliges Verfahren im Sinne einer Aufteilung der psychopharmakologischen und psychotherapeutischen Arbeit auf mehrere Instanzen, z. B. zwischen Ärzten, Psychologen und Psychotherapeuten an, wenn die notwendige Kommunikation gewährleistet ist.

Als besonders erfolgreiches und rationelles Instrument hat sich auch ein analoges Gruppenkonzept erwiesen. In diesem Setting kann die Zusammenarbeit von Menschen mit korrespondierenden Störungen der Selbstwertregulierung eine wesentlich intensivere Motivation für die Selbsterkenntnis und die notwendige Veränderungsarbeit bewirken.

Da sich selbstentwertende Tendenzen und Depressionen nahezu immer auch der Umgebung mitteilen, befassen sich die beiden abschließenden Kapitel mit den Möglichkeiten einer therapeutischen Einbeziehung bzw. Beratung von Bezugspersonen aus Familie und Arbeitswelt. Gerade in diesen Bereichen ist es notwendig, die auch dort herrschende Ratlosigkeit und Verunsicherung zu minimieren sowie unerwünschte Interaktionen in den Therapieprozess zu vermeiden. Dabei wird zusätzlich zu den Auswirkungen der Depressionen auf das Umfeld, speziell auf die interpersonellen Konsequenzen der selbstentwertenden Verhaltensweisen eingegangen, da hier besonders viele Risiken für gegenseitige Missverständnisse, Konflikte und Ausgrenzungen bestehen.

Literaturverzeichnis

Abela JR, Webb CA, Wagner C, Ho MH, Adams P (2006) The role of self-criticism, dependency, and hassles in the course of depressive illness: a multiwave longitudinal study. Pers Soc Psychol Bull 32: 328–38.

Abraham K (1912) Ansätze zur psychoanalytischen Erforschung und Behandlung des manisch-depressiven Irreseins und verwandter Zustände. Zentralblatt für Psychoanalyse II, 6.

Abramson LY, Metalsky GI, Alloy LB (1989) Helplessness depression: A Theory-based subtype of depression. Psychological Preview 96 (2): 258–372.

Akiskal HS (2002) From Dysthymia to the Bipolar Spectrum: Bridging Practice and Research. XII. World Congress of Psychiatry, Pleanary Lecture 4 August 28. Yokohama. Japan.

Angst J (1987) Begriff der affektiven Erkrankungen; In: Krisker KP, Lauter H, Meyer J-E, Müller C, Strömgren E (Hrsg.) Affektive Psychosen, Psychiatrie der Gegenwart 5. 3. völlig neue gestaltete Auflage. Berlin, Heidelberg, New York, London, Paris, Tokio: Springer Verlag.

Arieti S, Bemporad J (1983) Depression, Krankheitsbild, Entstehung, Dynamik und psychotherapeutische Behandlung. Stuttgart: Klett-Cotta-Verlag.

Badger TA (1996) Family member's experiences living with members with depression. Western J Nursing Res 18, 149–171.

Bandura A (2001) Social cognitive theory: An agentic perspective. Annual Review of Psychology 52, 1–26.

Barolin GS (1979) Die Begleitdepression und ihre Behandlung unter besonderer Berücksichtigung des höheren Lebensalters. Wiener Med. Wschr. 21, 614–620.

Baumeister RF, Smart J, Boden J (1996) Relation of threatened egotism to violence and aggression: The dark side of high self-esteem. Psychological Review 103, 5–33.

Beck AT (1974) The development of depression: a cognitive model. In: Friedman RJ, Katz MM (eds.) The psychology of depression. New York: Wiley.

Beck AT, Rush AJ, Shaw BF, Emery G (1981) Kognitive Therapie der Depression. München, Wien, Baltimore: Urban & Schwarzenberg.

Beck AT (1983) Cognitive therapy of depression: new perspectives. In: Clayton PJ, Barrett JE (eds.) Treatment of depression. New York: Raven. 265–284.

Benedetti G (1981) Zur Psychodynamik der Depression. Nervenarzt 52, 621–628.

Besedowski HO, del Reya (1991) Physiological simplications of the immune-neuro-endocrine network. In: Ader R, Felten DL, Cohen N (eds.), Psychoneuroimmunology 2nd ed. San Diego: Academie Press 589–608.

Bibring E (1953) The mechanism of depression. In: Greenacre P (ed) Affective Disorders. New York: Int. Univ. Press. 14–47.

Blalock JE (1994) The syntax of immune-neuroendocrine communiation. Immunol Tody 15: 504–511.

Bleichmar HB (1996) Some subtypes of depression and their implications for psychoanalytic treatment. Int J Psychoanal 77(5): 935–61.

Bohus M (1998) Persönlichkeit und Übertragung im therapeutischen Prozeß. In: Schramm E.: Interpersonelle Psychotherapie. Schattauer, Stuttgart, New York.

Braun K, Bogati B (2001) Erfahrungsgesteuerte neuronale Plastizität. Bedeutung für Pathogenese und Therapie psychischer Erkrankungen. Nervenarzt 72: 3–10.

Brieger P, Blöink R, Röttig S, Marneros A (2004) Die vorzeitige Berentung von unipolar depressiv und bipolar affektiv Erkrankten. Psychiatrische Praxis 31: 203–206.

Brown GW (2000) Die Rolle von Lebensereignissen als Ursache affektiver Störungen. In: Psychiatrie der Gegenwart. Schizophrene und affektive Störungen. Berlin, Heidelberg: Springer.

Brown GW, Andrews B, Bifulco A, Veiel H (1990 a): Self-esteem and depression. 1. Measurement issues and prediction of onset. Soc Psychiatry Psychiatr Epidemiol 25: 200–209.

Brown GW, Bifulco A, Veiel H, Andrews B (1990 b) Self-esteem and depression. 2. Social correlates of self-esteem. Soc Psychiatry Psychiatr Epidemiol 25: 225–234

Burke RJ (2004) Workaholism, self-esteem, and motives for money. Psychol Rep 94(2): 457–63.

Camus V, de Mendonca Lima CA, Gaillard M, et al (1997) Are personality disorders more frequent in early onset geriatric depression? J Affect Disord (Netherlands) 46(3), 297–302.

Cantor N, Smith E, French R de S, Mezzich J (1980) Psychiatric diagnosis as a prototype categorization. Journal of Abnormal Psychology 89: 181–193.

Carver CS, Scheier MF (1981) Attention and self-regulation: A control-theory approach to human behaviour. New York: Springer.

Cervera S, Lahortiga F, Martinez-Gonzalez MA, Gual P, de Irala-Estevez J, Alonso Y (2003) Neuroticism and low self-esteem as risk factors for incident eating disorders in a prospective cohort study. Int J Disord 33(3): 271–80.

Cole DA, Warren DE, Dallaire DH, Lagrange B, Travis R, Ciesla JA (2007) Early predictors of helpless thoughts and behaviors in children: developmental precursors to depressive cognitions. Clin Child Psychol Psychiatry 12(2): 295–312.

Cornwall PL, Scott J (1997) Partial remission in depressive disorders. Acta Psychiatr Scand 95: 265–71.

Coyne JC (1976) Depression and the response of others. J. Abnorm Psychol 85(2), 186–193.

Crits-Christoph P (1992) The efficacy of brief dynamic psychotherapy: A meta-analysis. Am J Psychiatry 149: 151–158.

Darwin CH (1964) On the Origin of Species by Meaus of Natural Selection, ort he Preservation of Favoured Races in the Struggle for life Facsimile von 1859, Cambridge, Mass. London (15. Kapitel).

De Jong PJ (2002) Implicit self-esteem and social anxiety: differential self-favouring effects in high and low anxious individuals. Behav Res Ther 40(5), 501–8.

Delay J (1960) Perspectives psychosomatiques. Discurs inangural du 1er Congres de Med. Psychosom. De Langue Fr., Presse Medicale 68: 1607–1612.

Di Clemente RJ, Wingood GM, Lang DL, Crosby RA, Salazar LF, Harrington K, Hertzberg VS (2005) Adverse health consequences that co-occur with depression: a longitudinal study of black adolescent females. Pediatrics 116: 78–81.

Donnellan MB, Trzesniewski KH, Robins RW, Moffitt TE, Caspi A (2005) Low self-esteem is related to aggression, antisocial behaviour, and delinquency. Psychol Sci 16(4): 328–35.

Dunkley DM, Grilo CM (2007) Self-criticism, low self-esteem, depressive symptoms, and over-evaluation of shape and weight in binge eating disorders patients. Behav Res Ther 45(1): 139–49.

Ehlers A (1999) Posttraumatische Belastungsstörung. GöttingenHogrefe.

Ehrenberg A (2004) Das erschöpfte Selbst. Depression und Gesellschaft in der Gegenwart. Frankfurt: Campus.

Eiber R, Vera L, Mirabel-Sarron C, Guelfi JD (2003) Self-esteem: a comparison study between eating disorders and social phobia. Encephale 29(1): 35–41.

Elkin I, Shea MT, Watkins JT, Imber SD, Sotsky SM, Collins JF, Glass DR, Pilkonis PA, Leber WR, Docherty JP et al. (1989) National Institute of Mental Health Treatment of Depression Collaborative Research Program: General effectiveness of treatments. Archives of General Psychiatry 46: 971–982.

Farabaugh A, Fava M, Mischoulon D, Sklarsky K, Petersen T, Alpert J (2005) Relationships between major depressive disorder and comorbid anxiety and personality disorders. Compr Psychiatry 46(4): 266–71.

Fennell MJ (2004) Depression, low self-esteem and mindfulness. Behav Res Ther 42: 1053–67.

Fiedler P (2003) Integrative Psychotherapie bei Persönlichkeitsstörungen. 2. Aufl. Göttingen, Bern, Toronto, Seattle: Hogrefe.

Fiedler P (2004) Ressourcenorientierte Psychotherapie bei Persönlichkeitsstörungen. Psychotherapeutenjournal 1: 4–12.

Flückiger Ch, Wüsten G (2008) Ressourcenaktivierung. Ein Manual für die Praxis. Bern:Verlag Hans Huber.

Frank R (2007) Therapieziel Wohlbefinden. Ressourcen aktivieren in der Psychotherapie. Heidelberg: Springer Medizin Verlag.

Franke GH (2002) SCL-90-R. Symptom-Checkliste von L.R. Derogatis – Deutsche Version (2. vollständig überarbeitete und neu normierte Auflage). Göttingen: Beltz.

Frankl VE (1975) Die Psychotherapie in der Praxis. Wien: Franz Deuticke Verlag.

Franklin J, Denyer G, Steinbeck KS, Caterson ID, Hill AJ (2006) Obesity and risk of low self-esteem: a statewide survey of Australian children. Pediatrics 118(6): 2481–7.

Freud S (1917) Trauer und Melancholie. G.W. Band 10: 427.

Gebsattel V von: zitiert nach Lauter H

Goering P, Lancee W, Freeman S (1992) Marital support and recovery from depression. Br J Psychiatry 160: 76–82.

Grawe K (1998) Psychologische Therapie. Göttingen: Hogrefe.

Grawe K, Donati R, Bernauer R (1994) Psychotherapie im Wandel. Von der Konfession zur Profession (1. Aufl.). Göttingen: Hogrefe. 169–242.

Greden JF (2001) Recurrent depression: is overwhelming burden. In: Treatment of Recurrent Depression. Washington DC: American Psychiatric Publishing.

Hartlage S, Arduino K, Alloy LB (1998) Depressive personality characteristics: state dependent concomitants of depressive disorder and traits independent of current depression. J Abnorm Psychol (US) 107(2): 349–54.

Hartmann H (1950) Bemerkungen zur psychoanalytischen Theorie des Ichs. In: Hartmann H (Hrsg.) Ich-Psychologie. Stuttgart: Klett, 1972.

Hautzinger M (1995) Psychotherapie und Pharmakotherapie bei Depressionen. Psychotherapeut 40: 373–380.

Hautzinger M (1998) Depression. Fortschritte der Psychotherapie. Göttingen: Hogrefe.

Hautzinger M (2003) Kognitive Verhaltenstherapie bei Depressionen.Weinheim: Beltz PVU.

Hell D (2007) Welchen Sinn macht Depression? Ein integrativer Ansatz. Reinbek bei Hamburg: Rowohlt.

Hermann AD, Leonardelli GJ, Arkin RM (2002) Self-doubt and self-esteem: A threat from within. Personality and Social Psychology Bulletin 28: 395–408.

Hinchcliffe MK, Hooper D, Robert JF (1978) The melancholy marriage. Depression in marriage and psychosocial approaches to therapy. Chichester New York:Wiley.

Holsboer F (2002) The corticosteroid receptor hypothesis of depression. Neuropsychopharmakologie 23: 477–501.

Horwath E, Johnson J, Klerman GL, Weissman MM (1992) Depressive Syndroms as relative and attributable risk factors for first-ouset major depression. Arch. Gen. Psychiatry 49: 817–823.

Hooley JM, Orley J, Teasdale JD (1986) Levels of expressed emotion and relapse in depressed patients. Br J Psychiatry 148: 642–647.

Hubel DM, Wiesel TN (1977) Fernier lecture: Functional architecture of macagne visual cortex. Roc. R. Soc. Lond. 198: 1–5.

Iacoviello BM, Alloy LB, Abramson LY, Whitehouse WG., Hogan ME (2007) The role of cluster B and C personality disturbance in the course of depression: a prospective study. J Personal Disord 21(4): 371–83.

Jacobson E (1971) Depression. New York: Int. Univ. Press .

Jacoby M (1991) Scham – Angst und Selbstwertgefühl. Ihre Bedeutung in der Psychotherapie. Düsseldorf: Walter Verlag.

James W (1890) The Principles of Psychology. New York: Henry Holt.

Johnson JG, Cohen P, Kasen S, Brook JS (2005) Personality disorder traits associated with risk for unipolar depression during middle adulthood. Psychiatry Res 136(2–3): 113–21.

Kanfer FH, Reinecker H, Schmelzer D (1996) Selbstmanagement –Therapie (2. Aufl.). Berlin: Springer.

Kast V (2004) Selbstwertgefühl und narzisstische Störungen. Psychotherapie im Dialog 5. Stuttgart: Thieme-connect. 215–223.

Keller MB, Klerman GL, Lavori PW (1984) Long-term outcome of episodes of major depression. Clinical and public health significance. JAMA 252: 788–92.

Keller MB, Lavori PW, Mueller TI, Endicott J, Coryell W, Hirschfeld RMA, Shea T (1992) Time to recovery, chromicity and levels of psychopathology in major depression. A 5. year prospective follow-up of 431 subjects. Arch. Gen. Psychiatry 49: 809–816.

Kendell RE (1976) The classification of depression: A review of contemporary confusion. Br J. Psychiatry 129: 15–28.

Kernberg OF (1970) Factors in the Psychoanalytic Treatment of Narcissistic Personalities. Journal of the American Psychoanalytic Association 18: 51–85.

Kernberg OF (1989b) Narzißtische Persönlichkeitsstörungen. Stuttgart: Schattauer.

Kessler RC et al. (2006) Prevalence and effects of mood disorders on work performance in a nationally representative sample of U.S. workers. Am J Psychiatry 163: 1561–8.

Klerman GL, Weissman MM, Rounsaville BJ, Chevron ES (1984) Interpersonal Psychotherapy of Depression. New York: Basic Books.

Knowles R, Tai S, Jones SH, Highfield J, Morriss R, Bentall RP (2007) Stability of self-esteem in bipolar disorder: comparisons among remitted bipolar patients, remitted unipolar patients and healthy controls. Bipolar Disord 9: 490–5.

Kohut H (1971) The Analysis of the Self. Intern. Univ. Press.

Kraepelin E (1913) Das manisch-depressive Irresein. In: Psychiatrie. Ein Lehrbuch für Studierende und Ärzte. 8. Aufl. Bd. III/II. Leipzig: Barth. 1183–1395.

Kraus A (1987) Rollendynamische Aspekte bei Manisch-Depressiven, In: Krisker KP, Lauter H, Meyer J-E, Müller C, Strömgren E (Hrsg.), Affektive Psychosen, Psychiatrie der Gegenwart 5. 3. völlig neue gestaltete Auflage, Berlin, Heidelberg, New York, London, Paris, Tokio: Springer Verlag.

Kretschmer E (1921) Körperbau und Charakter. Berlin, Heidelberg, New York: Springer.

Kronmüller KT, Mundt C (1999) Interaktionsmuster bei unipolaren und bipolaren Patienten. In: Marneros A. (Hrsg.) Handbuch der unipolaren und bipolaren Erkrankungen. Stuttgart: Thieme.

Kuehner C, Buerger C (2005) Determinants of subjective quality of life in depressed patients: the role of self-esteem, response styles, and social support. J Affect Disord 86: 205–13.

Leary MR, Baumeister RF (2000) The nature and function of self-esteem: Sociometer theory. In: Zanna MP (ed) Advances in experimental social psychology. Academic Press 33: 1–62.

Lauter H (1962) Die anankastische Depression. Arch. Psychiatr. 203: 433–451.

Leichsenring F (2001) Comparative effects of short-term psychodynamic psychotherapy and cognitive-behavioral therapy in depression: a meta-analytic approach. Clin Psychol Rev 21(3): 401–19.

Leucht S, Wada M, Kurz A (1997) Sind negative Kognitionen Symptome einer Depression oder auch Ausdruck von Persönlichkeitszügen? Der Nervenarzt 68(7): 563–568. Berlin, Heidelberg: Springer.

Lindahl M, Theorell T, Lindblad F (2005) Test performance and self-esteem in relation to experienced stress in Swedish sixth and ninth graders-saliva cortisol levels and psychological reactions to demands. Acta Paediatr 94(4): 489–95.

Mann M, Hosman CM, Schaalma HP, de Vries NK (2004) Self-esteem in a broad-spectrum approach for mental health promotion. Health Educ Res 19: 357–72.

Markowitz JC, Skodol AE, Petkova E, Cheng J, Sanislow CA, Grilo CM, Gunderson JG, McGlashan TH (2007) Longitudinal effects of personality disorders on psychosocial functioning of patients with major depressive disorder. J Clin Psychiatry 68(2): 186–93.

Matussek PA, Halbach A, Froeger U (1965) Endogene Depression. München, Berlin 1987, 1988: Urban und Schwarzenberg.

Mentzos St (2001) Depression und Manie. Psychodynamik und Therapie affektiver Störungen., Göttingen: Vandenhoeck & Ruprecht .

Mentzos St (2002) Psychodynamische Modelle in der Psychiatrie. Vandenhoeck & Ruprecht, Göttingen.

Michie S, Williams S (2003) Reducing work related psychological ill health and sickness absence: a systematic literature review. Occup Environ Med 60: 3–9.

Miller JD, Campbell WK, Pilkonis PA (2007) Narcissistic personality disorder: relations with distress and functional impairment. Compr Psychiatry 48(2): 170–7.

Mummendey HD (2006) Psychologie des »Selbst«. Theorien, Methoden und Ergebnisse der Selbstkonzeptforschung. Hogrefe, Göttingen.

Mundt C, Fiedler P, Ernst S, Kohlhoff A (1994) Premorbid personality and observed marital interaction of endogenous patients: first results. Neurol Psychiatr Brain Res 2: 81–86.

Mundt Ch, Fiedler P (1996) Konzepte psychosozialer Vulnerabilität für affektive Erkrankungen. In: Möller H-J, Deister A (Hrsg.) Vulnerabilität für affektive und schizophrene Erkrankungen. Wien: Springer.

Neumann W, Süfke B, Reinisch S, Wittmann AJ, Flassbeck J (2005) Wi(e)der die Ohnmacht. Ressourcenorientierte Psychotherapie in schwierigen Fällen. Tübingen: Dgvt-Verlag.

Nietzel MT, Harris MJ (1990) Relationship of dependency and achievement/autonomy to depression. Clin Psychol Rev 10: 279–297.

Nolen-Hoeksema S, Girgus JS, Seligman ME (1992) Predictors and consequences of childhood depressive symptoms: a 5-year longitudinal study. J Abnorm Psychol 101(3): 405–22.

Ohayon MM, Schatzberg AF (2003) Using chronic pain to predict depressive morbidity in the general population. Arch Gen Psychiatry 60: 39–47.

Oldham JM, Skodol AE, Kellman HD, Hyler SE, Doidge N, Rosnick L, Gallaher PE (1995) Comorbidity of axis I and axis II disorders. Am J Psychiatry 152 (4): 571–8.

Pakriev S, Poutanen O, Salakangas RK (2002) Causal and pathoplastic risk factors of depression: findings of the Tampere Depression Project. Nord J Psychiatry 56(1): 29–32.

Parfy E, Schuch B, Lenz G (2003) Verhaltenstherapie. Moderne Ansätze für Theorie und Praxis. Wien: Facultas Verlag.

Perry A, Tarner N, Morriss R, McCarthy E, Limb K (1999) Randomised controlled trial of efficacy of teaching patients with bipolar disorder to identify early symptoms of relapse and obtain treatment. Br Med J 318: 149–53.

Philipp M, Maier W (1987) Diagnosensystem endogener Depression. Berlin, Heidelberg, New York, Tokio: Springer, .

Piko BF, Fitzpatrick KM (2003) Depressive symptomatology among Hungarian youth: a risk and protective factors approach. Am J Orthopsychiatry 73: 44–54.

Pruessner JC, Lord C, Meaney M, Lupien S (2004) Effects of self-esteem on age-related changes in cognition and the regulation of the hypothalamic-pituitary-adrenal axis. Ann N Y Acad Sci 1032: 186–90.

Pruessner JC, Baldwin MW, Dedovic K, Renwick R, Mahani NK, Lord C, Meaney M, Lupien S, et al. (2005) Self-esteem, locus of control, hippocampal volume, and cortisol regulation in young and old adulthood. Neuroimage 28: 815–26.

Rado, S (1928) The Problem of Melancholy. Intern. J. of Psychoanal. 9: 420–438.

Rees A, Hardy GE, Barkham M (1997) Covariance in the measurement of depression/anxiety and threee Cluster C personality disorders (avoidant, dependent, obsessive-compulsiv). J Affect Disord (Netherlands) 45(3): 143–53.

Reich G (2003) Depression und Paarbeziehung. Psychotherapeut 48: 2–14.

Rhode-Dachser C (1999) Theorie der Neurosen und Persönlichkeitsstörungen. In: Machleidt W, Bauer M, Lamprecht F, Rose HK, Rohde-Dachser C (Hrsg.) Psychiatrie, Psychosomatik und Psychotherapie. Stuttgart, New York: Thieme.

Roberts JE, Gotlib IH, Kassel JD (1996) Adult Attachment Security and Symptoms of Depression: The Mediating Roles of Dysfunctional Attitudes and Low Self-Esteem. Journal of Personality and Social Psychology 70: 310–320.

Roth G (2003) Wie das Gehirn die Seele macht. In: Schiepek G (Hrsg.) Neurobiologie der Psychotherapie- Stuttgart, New York: Schattenauer .

Rudolf G (1977) Narzißtische Kompensationen und ihre Krisen. In: Rudolf G (Hrsg.) Krankheiten im Grenzbereich von Neurose und Psychose. Göttingen: Vandenhoeck & Ruprecht. S. 130–137.

Rudolf G (1995) Diagnostik strukureller Störungen. In: Schneider G, Seidler GH (Hrsg.) Internalisierung und Strukturbildung in Psychoanalyse und Psychotherapie. Opladen: Westdeutscher Verlag.

Rudolf G (2000) Psychotherapeutische Medizin und Psychosomatik. Stuttgart: Thieme.

Ruf GD (2005) Systemische Psychiatrie. Ein ressourcenorientiertes Lehrbuch. Stuttgart: Klett-Cotta.

Rush AJ, Ryan ND (2002) Current and emerging therapeutics for depression. In: Charney DS. et al. (Hrsg) Neuropsychopharmacology. The Fifth Generation of Progress.Baltimore: Lippincott Williams & Wilkins. P. 1081–1096.

Sandler J, Joffe WG (1965) Notes on childhood depression. International Journal of Psychoanalysis 46: 88–96.

Sassaroli S, Ruggiero GM (2005) The role of stress in the association between low self-esteem, perfectionism, and worry, and eating disorders. Int J Eat Disord 37(29): 135–41.

Scarpa A, Luscher KA (2002) Self-esteem, cortisol reactivity, and depressed mood mediated by perceptions of control. Biol. Psychol 59(2): 93–103.

Schauenburg H, Beutel M, Bronisch T, Hautzinger M, Leichsenring F, Reimer Ch, Rüger U, Sammet I, Wolfersdorf M (1999) Zur Psychotherapie der Depression. Psychotherapeut 44: 127–136.

Schemmel H, Schaller J (2003) Ressourcen: Ein Hand- und Lesebuch zur therapeutischen Arbeit. Tübingen: Dgvt-Verlag.

Schiavone P, Dorz S, Conforti D, Scarso C, Borgherini G (2004) Comorbidity of DSM-IV Personality Disorders in unipolar and bipolar affective disorders: a comparative study. Psychol Rep 95(1): 121–8.

Schramm E (1996) Interpersonelle Psychotherapie. Stuttgart: Schattauer Verlag.

Schramm E (1998) Interpersonelle Psychotherapie. Stuttgart:Schattauer Verlag.

Schramm E, Berger M (1994) Zum gegenwärtigen Stand der interpersonellen Therapie. Nervenarzt 65: 2–10.

Schur S (2008) Validierung eines Manuals zur Identifikation selbstabwertender depressiogener Hintergrundfaktoren als Grundlage zur ressourcenorientierten therapeutischen Veränderung. Universität Klagenfurt.

Seligman ME (1975) Helplessness. San Francisco: W.H. Freeman and Company.

Seligman ME (1999) Erlernte Hilflosigkeit. Weinheim: Beltz.

Seligman ME., Rashid T., Parks AC.: Positive psychotherapy. Am Psychol 61(8), 774–88 (2006).

Silverstone PH, Salsali M (2003) Low self-esteem and psychiatric patients: Part I – The relationship between low self-esteem and psychiatric diagnosis. Annals of General Hospital Psychiatry 2: 2.

Simon GE, von Knorff M, Piccinelli M, Fullerton C, Ormel J (1999) An international study of the relation between somatic symptoms and depression. N Engl J Med 341: 1329–1335.

Skodol AE, Gallaher PE, Oldham JM (1996) Excessive dependency and depression: is the relationship specific? J Nerv Ment Dis 184(3): 165–71.

Söldner ML (1994) Depression aus der Kindheit. Göttingen, Zürich: Vandenhoeck & Ruprecht.

Steck P (1988) Sind endogene und neurotische Depressionen psychopathologisch unterscheidbar? Ergebnisse statistischer Analysen. Z. Klin. Psychol. Psychother. 36: 337–356.

Stewart WF, Ricci JA, Chee E, Hahn SR, Morganstein D (2003) Cost of lost productive work time amoung US workers with depression. JAMA 289: 3135–44.

Stiles WB, Shapiro DA, Elliott R (1986) Are all psychotherapies equivalent? American Psychologist 41: 165–180.

Stiles WB, Barkham M, Twigg E, Mellor-Clark J, Cooper M (2006) Effectiveness of cognitive-behavioural, person-centred and psychodynamic therapies as practised in UK National Health Service settings. Psychological Medicine 36: 555–566.

Storch M, Krause F (2007) Selbstmanagement – ressourcenorientiert. Grundlagen und Trainingsmanual für die Arbeit mit dem Zürcher Ressourcen Modell (ZRM) 4. Auflage. Bern, Göttingen, Toronto, Seattle: Hans Huber Verlag.

Strauman TJ, Woods TE, Schneider KL, Kwapil L, Coe CL (2004) Self-regulatory cognition and immune reactivity: idiographic success and failure feedback effects on the natural killer cell. Brain Behav Immun 18(6): 544–54.

Stucke TS (1999) Der Zusammenhalt zwischen Selbstwert und aggressivem Verhalten nach Selbstwertbedrohungen. Institut für Sozialpsychologie der Justus-Liebig-Universität Giessen.

Stucke TS, Sporer SL (2002) When a grandiose self-image is threatened: narcissism and self-concept clarity as predictors of negative emotions and aggression following ego-threat. J. Pers. 70(4): 509–32.

Taylor LD, Davis-Kean P, Malanchuk O (2007) Self-esteem, academic self-concept, and aggression at school. Aggress Behav 33(2): 130–6.

Teasdale JD (1985) Psychological Treatments for Depression: How to they work? Behav. Res. Ther. 23: 157–165.

Tellenbach H (1977) Psychophatologie der Cychothymie. Nervenarzt 43: 335–341.

Tellenbach H (1983) Melancholie. Berlin: Springer.

Thase ME, Friedman ES (1999) Is psychotherapy an effective treatment for melancholia and other severe depressive states? J Affect Disord 54(1–2): 1–19.

Thommasen HV, Self B, Grigg A, Zhang W, Birmingham CL (2005) The relationship between self-rated health, stress, health care, overall quality of life and weight in a rural population. Eat Weight Disord 10: e66–9.

Trzesniewski KH, Donnellan MB, Moffitt TE, Robins RW, Poulton R, Caspi A (2006) Low self-esteem during adolescence predicts poor health, criminal behaviour, and limited economic prospects during adulthood. Dev Psychol 42(2): 381–90.

Vaughn C, Leff JP (1976) The measurement of expressed emotion in the families of psychiatric patients. Br J Soc Clin Psychol 15(2): 157–65.

Vaughn C, Leff JP (1976) The influence of family and social factors on the course of psychiatric illness. A comparison of schizophrenic and depressed neurotic patients. The British Journal of Psychiatry 129, 125–137.

Veiel HOF (1996) Gender differences in the role of interpersonal dependency in depression. In: Mundt C, Goldstein MJ, Hahlweg K, Fiedler P (eds.) Interpersonal factors in the origin and course of affective disorders. Dorchester: Gaskell P. 168–192.

Von Zerssen D (1994b) Persönlichkeitszüge als Vulnerabilitätsindikatoren: Probleme ihrer Erfassung. Forschr Neurol Psychiatr 62: 1–13.

Von Zerssen D (1999) Der »Typus melancholicus« (Tellenbach) – neuere Aspekte. In: Nissen G. (Hrsg.) Depressionen. Ursachen – Erkennung – Behandlung. Stuttgart: Kohlhammer.

Von Zerssen D (2000) Persönlichkeit und affektive Störungen. In: Krisker KP, Lauter H, Meyer J-E, Müller C, Strömgren E (Hrsg.) Affektive Psychosen, Psychiatrie der Gegenwart 5. 3. völlig neue gestaltete Auflage Berlin, Heidelberg, New York, London, Paris, Tokio: Springer.

Walcher W (1969) Die larvierte Depression. Wien: Verlag Brüder Hollinek.

Wang PS, Beck AL, Berglund P, McKenas DK, Pronk NP, Simon GE, Kessler RC (2004) Effects of major depression on moment-in-time work performance. Am J Psychiatry 161: 1885–91.

Ward NG (1991) Psychosocial Approaches to Pharmacotherapy. In: Bernhard Beitman D, Klermann GL (eds.) Integrating Pharmacotherapy and Psychotherapy. Washington DC London: American Psychiatric Press, Inc.

Warner M, Wickramaratne R (1992) Incidence of psychiatric disorder in offspring at high and low risk. I Am Acad Child Adolesc Psychiatry: 31: 640–648.

Weissman MM, Prusoff BA, DiMascio A, Neu C, Gohlaney M, Klerman GL (1979) The efficacy of drugs and psychotherapy in the treatment of acute depressive episodes. Am J Psychiatry 136: 555–8.

Weitbrecht HJ (1966) Psychiatrische Fehldiagnosen in der Allgemeinpraxis. Fibel der Differentialdiagnostik. Stuttgart: Georg Thieme.

Weitbrecht HJ (1972) Depressive und manische endogene Psychosen. In: Kisker KP, Meyer JE, Müller M, Strömgren E (Hrsg.) Psychiatrie der Gegenwart, Bd. II, Teil 1. Berlin, Heidelberg, New York: Springer Verlag.

Wells KB, Burnam MA, Rogers W, Hays R, Camp P (1992) Course of depression in adult outpatients. Results from the Medical Outcome study. Arch Gen Psychiatry 49: 788–794.

Widiger TA, Trull TJ (1991) Diagnosis and clinical assessment. Annual Review of Psychology 42: 109–133.

Wild LG, Flisher AJ, Lombard C (2004) Suicidal ideation and attempts in adolescents: associations with depression and six domains of self-esteem. J Adolesc 27: 611–24.

Will H, Grabenstedt Y, Völkl G, Banck G (1998) Depression. Psychodynamik und Therapie. Stuttgart, Berlin, Köln: Kohlhammer. (3. Auflage 2009)

Winokur G (1991) Mania and depression: a classification of syndrome and diseases. Baltimore: Johns Hopkins Univ. Press.

Winokur G, Clayton PJ, Resch T (1969) Manie depressive illness. Saint Louis: Mosby.

Wittchen HU (2000) Epidemiologie affektiver Störungen. In: Helmchen H, Henn F, Lauter H, Sartorius N (Hrsg.) Schizophrene und affektive Störungen. Psychiatrie der Gegenwart: 4. Auflage. Berlin, Heidelberg, New York: Springer.

Wolpe J (1990) The Practice of Behavior Therapy. New York, Oxford, Beijing, Frankfurt: Pergamon Press.

Wurmser L (1987) Flucht vor dem Gewissen. Berlin: Springer.

Young EA, Clopton JR, Bleckley MK (2004) Perfectionism, low self-esteem, and family factors as predictors of bulimic behaviour. Eat Behav 5(4): 273–83.

Young JE, Klosko JS, Weishaar ME (2005) Schematherapie. Paderborn: Junfermann Verlag.

Zapotoczky HG, Hofmann P (2002) »Age at ouset« – Ein Hinweis für das Verständnis psychopathologischer Phänomene. In: Zapotoczky HG, Fischhof BK (Hrsg.). Psychiatrie der Lebensabschnitte. Wien, New York: Springer.

Zerbin-Rüdin E (1968): Neuere Befunde und Probleme in der Genetik der endogenen Psychosen. Archiv für Psychiatrie und Zeitschrift für die ges. Neurologie 210: 340–358.

Zerbin-Rüdin E (1980) Psychiatrische Genetik. In: Kisker KP, Meyer JE, Müller C, Strömgren E (Hrsg.). Grundlagen und Methoden der Psychiatrie, Teil 2,. 2. Auflage, Bd 1/2 (Psychiatrie der Gegenwart). Berlin, Heidelberg, New York: Springer S 545–618.

Anhang

(Der hier abgedruckte Fragebogen kann in elektronischer Form gegen eine Schutzgebühr zur ausschließlichen Verwendung in der eigenen Praxis oder Klinik über die Website des Verlags heruntergeladen werden (www.kohlhammer.de → Buchshop → Scholz, Zapotoczky, Manual …).)

Codenummer/Name: .... Datum: ....

Alter: .... **Geschlecht:** m   w

Familienstand: ledig   verheiratet   geschieden   verwitwet

Bildungsstand: Pflichtschule   Lehre/Fachschule   Matura   StudentIn
abgeschlossenes Studium

Beruf: Arbeiter/in   Angestellte/r   Beamter/in   Pensionist/in   Arbeitslos

Auf den folgenden Seiten werden sie gebeten zu einer Reihe von Aussagen über Verhaltensweisen, Einstellungen und Gewohnheiten, Stellung zu beziehen.

Bitte kreuzen Sie jeweils an, ob eine der folgenden Aussagen für Sie »gar nicht« »mäßig«, »stark« oder »sehr stark« zutrifft. Es gibt keine richtigen oder falschen Antworten – kreuzen Sie jeweils das Kästchen an, das Ihrer persönlichen Meinung nach **derzeit** für Sie am besten zutrifft!

Trifft für mich...	gar nicht zu	mä-ßig zu	stark zu	sehr stark zu
Für meine Umgebung bin ich völlig unattraktiv und un-bedeutend.	1	2	3	4
Ich denke, ich bin mindestens gleich viel wert wie andere.	1	2	3	4
So wie ich bin, kann ich mich nicht akzeptieren.	1	2	3	4
Im Großen und Ganzen bin ich mit mir zufrieden, so wie ich bin.	1	2	3	4
Ich befürchte, dass man meine tatsächlichen Fehler durch-schaut und erkennt.	1	2	3	4
Es gibt Situationen, in denen ich ohne ersichtlichen Grund die Fassung verliere.	1	2	3	4
Ich habe mich bei Belastungen gut im Griff.	1	2	3	4

171

Trifft für mich...	gar nicht zu	mä- ßig zu	stark zu	sehr stark zu
Ich muss verhindern, dass meine Umgebung erkennt, wie es wirklich um mich steht.	1	2	3	4
Ich darf genauso meine Schwächen haben und zeigen wie jeder andere.	1	2	3	4
Ich habe das Gefühl, dass mich meine Umgebung ablehnt.	1	2	3	4
Ich kann es gut verkraften, wenn mich manche Menschen nicht mögen.	1	2	3	4
Es gibt Situationen, in denen alle anderen viel sicherer und selbstbewusster sind als ich.	1	2	3	4
Im Vergleich zu anderen kann ich auch in kritischen Situationen einigermaßen ruhig bleiben.	1	2	3	4
Ich bemühe mich mehrheitlich so zu sein, dass meine Umgebung mit mir zufrieden ist.	1	2	3	4
Ich halte an meinen Überzeugungen fest, auch wenn das andere stört.	1	2	3	4
Ich wechsle zuvor eingenommene Meinungen und Standpunkte, wenn ich von meiner Umgebung Unverständnis oder Ablehnung erhalte.	1	2	3	4
Ich beharre auch bei äußeren Widerständen auf meiner Meinung.	1	2	3	4
Wenn möglich, meide ich Menschenansammlungen und Gruppen, auch wenn es sich um Freunde und Bekannte handelt.	1	2	3	4

Trifft für mich...	gar nicht zu	mä- ßig zu	stark zu	sehr stark zu
Trennungen machen mir so große Schwierigkeiten, dass ich sie um jeden Preis zu vermeiden versuche.	1	2	3	4
Kritik von Nahestehenden wird von mir als sehr schmerzhaft empfunden.	1	2	3	4
Ich kann auch bei unberechtigten Vorwürfen von mir nahe stehenden Personen recht gelassen bleiben.	1	2	3	4
Selbständiges Arbeiten und Führungsrollen machen mich ängstlich und unsicher.	1	2	3	4
Ich fühle mich erst wohl, wenn ich eigenverantwortlich arbeiten kann.	1	2	3	4

Trifft für mich...	gar nicht zu	mä-ßig zu	stark zu	sehr stark zu
Der Gedanke, abgelehnt oder verlassen zu werden, ist für mich unerträglich.	1	2	3	4
Ich halte es aus, wenn man sich von mir abwendet.	1	2	3	4
Wenn mich meine Angehörigen und Freunde im Stich lassen, bin ich verloren.	1	2	3	4
Ohne Lob und Anerkennung durch andere fühle ich mich unsicher.	1	2	3	4
Wichtig ist vor allem, wie ich mich selbst beurteile.	1	2	3	4
Ich übernehme freiwillig Aufgaben anderer in der Hoffnung, dafür Anerkennung zu finden.	1	2	3	4
Ich habe gelernt, mich auf meine eigenen Aufgaben zu beschränken.	1	2	3	4
Es fällt mir schwer, zu Forderungen »Nein« zu sagen, auch wenn sie unberechtigt sind.	1	2	3	4
Ich kann mich gegen unberechtigte Forderungen gut abgrenzen.	1	2	3	4
Ich habe die Tendenz, Hilfestellungen anzubieten, auch wenn das fallweise über meine Grenzen geht.	1	2	3	4
Hilfestellungen leiste ich nur, wenn sie mich nicht belasten.	1	2	3	4
Ich stelle mich Anderen in schwierigen Situationen als RatgeberIn zur Verfügung, obwohl mich das sehr belastet.	1	2	3	4
Für Probleme anderer fühle ich mich nicht zuständig.	1	2	3	4
Ich habe einen Ehrgeiz, den ich nie ausreichend befriedigen kann.	1	2	3	4
Wenn ich ein angestrebtes Ziel erreicht habe, kann ich mich gut entspannen.	1	2	3	4
Um von anderen anerkannt und geschätzt zu werden, muss ich etwas leisten.	1	2	3	4
Meine Umgebung akzeptiert mich so wie ich bin, auch wenn ich nicht ständig Höchstleistungen erbringe.	1	2	3	4
Wenn andere um mich herum Erfolg haben, beunruhigt mich das.	1	2	3	4
Ich freue mich über Erfolge und gute Leistungen anderer.	1	2	3	4

Trifft für mich...	gar nicht zu	mä- ßig zu	stark zu	sehr stark zu
Wenn ich noch mehr leiste, werde ich meine Schwierigkeiten in den Griff bekommen.	1	2	3	4
Häufig bin ich am Ende des Tages unzufrieden, da ich nichts Befriedigendes geleistet habe.	1	2	3	4
Ich bin mit mir auch zufrieden, wenn ich nicht ständig Höchstleistungen erbringe.	1	2	3	4
Ich versuche, nach Möglichkeit andere zu übertreffen.	1	2	3	4
Wenn andere besser sind als ich, akzeptiere ich das ohne größere Probleme.	1	2	3	4
Wenn ich viel für andere getan habe, fühle ich mich sicherer und zufriedener.	1	2	3	4

Trifft für mich...	gar nicht zu	mä- ßig zu	stark zu	sehr stark zu
Ich fühle mich erst beruhigt, wenn ich meine Arbeit genau kontrolliert habe.	1	2	3	4
Ich traue mir zu, meine Arbeit richtig zu machen, auch ohne ständige Kontrolle.	1	2	3	4
Es kostet mich viel Energie, Ordnung in meinen Tagesablauf zu bringen.	1	2	3	4
Vieles regle ich nach dem Gefühl.	1	2	3	4
Wenn ich nicht alles in der gewohnten Reihenfolge absolviere, fühle ich mich unsicher und schuldbewusst.	1	2	3	4
Ich habe gelernt zu improvisieren, wenn es nötig ist.	1	2	3	4
Meine Genauigkeit kostet mich viel Zeit und Kraft.	1	2	3	4
Wenn ich eine Aufgabe locker bewältige, erziele ich die besten Resultate.	1	2	3	4
Spontane Entschlüsse, die von der Alltagsroutine abweichen, fallen mir sehr schwer.	1	2	3	4
Ich folge lieber spontanen Eingebungen anstatt einem starren Schema.	1	2	3	4

Trifft für mich...	gar nicht zu	mä-ßig zu	stark zu	sehr stark zu
Bei Konflikten kann ich mich selten durchsetzen.	1	2	3	4
Ich habe keine Probleme, bei Konflikten meinen Standpunkt zu vertreten.	1	2	3	4
Es fällt mir schwer, meine/n GesprächspartnerIn zu kritisieren, auch wenn es berechtigt ist.	1	2	3	4
Ich habe kein Problem, Meinungen anderer kritisch zu hinterfragen.	1	2	3	4
Ich habe Schwierigkeiten, persönliche Angriffe in ruhiger Art und Weise richtig zu stellen.	1	2	3	4
Ich kann unberechtigte Kritik direkt und in aller Ruhe zurückweisen.	1	2	3	4
Wenn ich aus Ärger tatsächlich einmal explodiere, bereue ich anschließend meine Reaktion.	1	2	3	4
Wenn das Maß voll ist, kann ich meinen Zorn auch ohne Schuldgefühle zeigen.	1	2	3	4
Ich lasse mir Ungerechtigkeiten im Alltag lieber gefallen als darüber zu diskutieren.	1	2	3	4
Wenn es nötig ist, kann ich mich auch wehren.	1	2	3	4
Es fällt mir schwer, mich zu entspannen und zu erholen.	1	2	3	4
Es gelingt mir gut, in meiner Freizeit Belastungen und Sorgen abzuschalten.	1	2	3	4
In Freizeit und Urlaub erhole ich mich rasch vom Arbeitsstress.	1	2	3	4
Wenn in meiner Umgebung etwas schief geht, habe ich das Gefühl, dafür irgendwie verantwortlich zu sein.	1	2	3	4
Ich bin in der Lage, bei Misserfolgen zwischen meiner Verantwortung und der Schuld anderer zu unterscheiden.	1	2	3	4
Ich ärgere mich oft über mich selbst.	1	2	3	4
Wenn mich etwas ärgert, sind es meist die Fehler der Anderen.	1	2	3	4
Es ärgert mich, dass mich andere nicht ausreichend anerkennen.	1	2	3	4
Wichtig ist, dass ich mich selbst richtig einschätzen kann.	1	2	3	4

Anmerkung zur Auswertung:

Im Fragebogen sind die einzelnen Items, wie bei psychometrischen Fragebögen allgemein üblich, nicht nach ihren Ladungen auf den ermittelten vier Faktoren gruppiert. Vielmehr folgt die Anordnung der Items auf dem Fragebogen **inhaltlichen Gemeinsamkeiten** bzw. **Themen** oder **Leitmotiven** in folgender Reihenfolge:

Thema 1: Selbstwert   Kürzel: SW
Thema 2: Soziale Unsicherheit   Kürzel: SU
Thema 3: Dependenz   Kürzel: DE
Thema 4: Abgrenzungs(fähigkeit)   Kürzel: AG
Thema 5: Leistungsstreben   Kürzel: LS
Thema 6: Zwanghaftigkeit   Kürzel: ZW
Thema 7: Aggressionshemmung   Kürzel: AH
Thema 8: Selbstabwertung   Kürzel: SA

Die Kürzel der hier thematisierten Muster sind dem jeweils zugehörigen Fragenkatalog unterlegt.

Stichwortverzeichnis

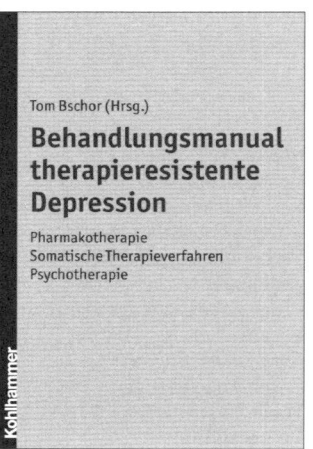

Tom Bschor (Hrsg.)

Behandlungsmanual therapieresistente Depression

Pharmakotherapie – somatische Therapieverfahren – Psychotherapie

2008. 430 Seiten mit 39 Abb., 38 Tab. und Anhang. Kart. € 39,90 ISBN 978-3-17-019465-6

Mit Beiträgen von M. Adli, C. Baethge, M. Bajbouj, M. Bauer, E.-M. Biermann-Ratjen, H. Böker, E.-L. Brakemeier, T. Bschor, S. Erbe, L. Gold, H.-D. Hartung, M. Hautzinger, C. Hiemke, J. Kirchheiner, U. Köberle, U. Lewitzka, A. Mackert, A. Pfennig, E. Schramm, B. Steinacher, K. Wiethoff

Ein Drittel der depressiv Erkrankten spricht nicht auf eine adäquate Depressionsbehandlung an, ein weiteres Drittel nur unvollständig. Die Behandlung dieser Patienten ist die eigentliche professionelle Herausforderung.
Dieses Behandlungsmanual vermittelt wissenschaftlich fundierte Konzepte für den klinischen Alltag und gibt Antworten auf die Fragen, wann und wie der Behandlungserfolg überprüft und nach welchen Kriterien die Behandlung verändert werden soll.

Priv.-Doz. **Dr. Tom Bschor** ist Chefarzt der Abteilung für Psychiatrie und Psychotherapie des Jüdischen Krankenhauses Berlin. Die Autoren sind die deutschsprachigen Experten für das jeweilige Gebiet.

▶ **www.kohlhammer.de**

W. Kohlhammer GmbH · 70549 Stuttgart
Tel. 0711/7863 - 7280 · Fax 0711/7863 - 8430

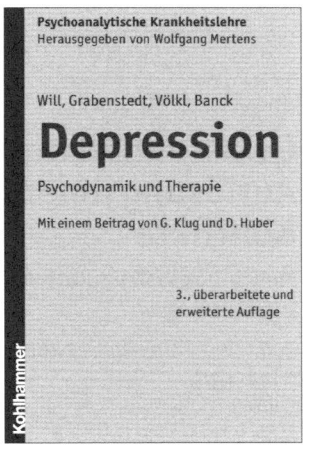

Herbert Will/Yvonne Grabenstedt
Günter Völkl/Gudrun Banck

Depression

Psychodynamik und Therapie

3., überarb. und erw. Auflage 2008
224 Seiten. Kart.
€ 28,–
ISBN 978-3-17-020122-4
Psychoanalytische Krankheitslehre

Depressive Störungen gehören zu den häufigsten Erkrankungen unseres Kulturkreises. Die Autoren stellen die Phänomenologie, Psychogenese und -dynamik des Krankheitsgeschehens dar, diskutieren Indikation und Settingfragen und erläutern ausführlich die Möglichkeiten der Behandlungstechnik. Sie gehen auf das Phänomen der Übertragung und Gegenübertragung ein und berichten vom Umgang mit Aggression, Negativität und Suizidalität. Fallbeispiele bereichern die Darstellung. Die aktuelle Auflage enthält ein neues Kapitel von G. Klug und D. Huber zur Psychotherapieforschung.

„Es gibt (…) derzeit keine umfassendere und bessere Darstellung der Depression und ihrer Behandlung. Dieses sehr informative, ehrliche und hilfreiche Buch besticht durch eine klare Gliederung und durch einen guten und leicht lesbaren Stil." (Der Psychotherapeut, zur 1. Aufl.)

Dr. med. Mag. theol. Herbert Will und die Diplom-Psychologen **Yvonne Grabenstedt, Günter Völkl** und **Gudrun Banck** sind in eigener Praxis und als Dozenten bzw. Lehranalytiker an der Akademie für Psychoanalyse und Psychotherapie in München tätig.

▶ **www.kohlhammer.de**

W. Kohlhammer GmbH · 70549 Stuttgart
Tel. 0711/7863 - 7280 · Fax 0711/7863 - 8430

Kohlhammer

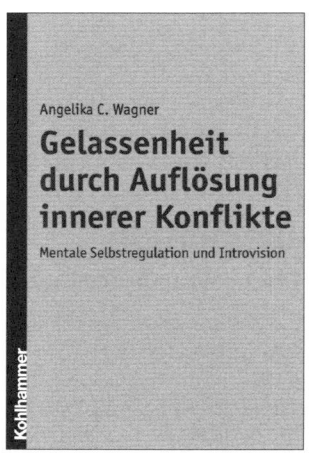

Angelika C. Wagner

Gelassenheit durch Auflösung innerer Konflikte

Mentale Selbstregulation und Introvision

2007. 252 Seiten mit 11 Abb. und 5 Tab. Kart.
€ 28,–
ISBN 978-3-17-018929-4

Was lässt sich tun, wenn sich – z. B. bei Angst oder Ärger – die Gedanken endlos im Kreis drehen? In diesem Buch wird erstmals zusammenfassend eine neue Methode des Selbstmanagements, die Introvision, dargestellt, die darauf abzielt, in Konfliktsituationen Gelassenheit und Handlungsfähigkeit wiederherzustellen. Das Vorgehen der Introvision wurde im Rahmen eines umfangreichen Forschungsprogramms entwickelt und hat sich in verschiedenen Bereichen empirisch und praktisch bewährt.

Das Buch dient als Basis für einen Einführungskursus in mentale Selbstregulation und Introvision. Grundlegende Übungen und praktische Anwendungsmöglichkeiten werden ausführlich dargestellt und anhand von vielen Fallbeispielen erläutert.

Professor Angelika C. Wagner, Ph. D., lehrt Pädagogische Psychologie an der Universität Hamburg.

▶ **www.kohlhammer.de**

W. Kohlhammer GmbH · 70549 Stuttgart
Tel. 0711/7863 - 7280 · Fax 0711/7863 - 8430